中国口腔医学年鉴

YEARBOOK OF CHINESE STOMATOLOGY

2013 年卷

主　编　周学东

副主编　王　兴　俞光岩　张志愿
赵铱民　边　专　凌均棨
王松灵　夏　刚

四川科学技术出版社

·成都·

图书在版编目(CIP)数据

中国口腔医学年鉴.2013年卷/周学东主编. -成都:四川科学技术出版社,2014.10

ISBN 978-7-5364-7976-0

Ⅰ.①中… Ⅱ.①周… Ⅲ.①口腔科学-中国-2013-年鉴 Ⅳ.①R78-54

中国版本图书馆CIP数据核字(2014)第226855号

中国口腔医学年鉴2013年卷

出 品 人　钱丹凝
主　　编　周学东
责任编辑　任维丽
责任校对　吴　婷
责任出版　欧晓春
出版发行　四川科学技术出版社
成都市三洞桥路12号　邮政编码610031
官方微博:http://e.weibo.com/sckjcbs
官方微信公众号:sckjcbs
传真:028-87734039
成品尺寸　185mm×260mm
印张18.5　字数450千　插页2
印　　刷　成都市富生实业有限公司
版　　次　2014年9月第一版
印　　次　2014年9月第一次印刷
定　　价　82.00元
ISBN 978-7-5364-7976-0

《中国口腔医学年鉴》第十二届编辑委员会

李长义　天津医科大学
李宁毅　青岛大学
李秉琦　四川大学
李铁军　北京大学
李新春　开封大学
李德华　第四军医大学
杨丕山　山东大学
沈　刚　上海交通大学
谷志远　浙江中医药大学
邱蔚六　上海交通大学
陆支越　卫生部北京医院
陈　力　哈尔滨医科大学
陈　刚　天津医科大学
陈　智　武汉大学
陈万涛　上海交通大学
陈吉华　第四军医大学
陈扬熙　四川大学
陈　江　福建医科大学
陈谦明　四川大学
周　洪　西安交通大学
周　健　安徽医科大学
周　诺　广西医科大学
周延民　吉林大学
周学东　四川大学
周曾同　上海交通大学
屈志国　内蒙古自治区人民医院
易新竹　四川大学
林　野　北京大学
罗颂椒　四川大学
郑立舸　泸州医学院
郑家伟　上海交通大学
金　岩　第四军医大学
侯玉东　滨州医学院
俞立英　复旦大学
俞光岩　北京大学
宫　苹　四川大学
胡　敏　解放军总医院
胡　静　四川大学
胡勤刚　南京大学
赵　今　新疆医科大学
赵士芳　浙江大学
赵云凤　四川大学
赵守亮　同济大学
赵志河　四川大学
赵怡芳　武汉大学
赵铱民　第四军医大学
钟良军　浙江中医药大学
钟德钰　广东省口腔医院
倪龙兴　第四军医大学
凌均棨　中山大学
唐瞻贵　中南大学
夏　刚　国家卫生计生委
徐　欣　山东大学
徐礼鲜　第四军医大学
徐　韬　北京大学
栾文民　卫生部北京医院
聂敏海　泸州医学院
高　军　银川市口腔医院
宿玉成　北京协和医学院
巢永烈　四川大学
康　宏　兰州大学
曹选平　郑州大学
梁景平　上海交通大学
章锦才　广东省口腔医院
章魁华　北京大学
麻健丰　温州医科大学
黄世光　暨南大学
黄建文　台湾牙医师协会
黄洪章　中山大学
傅民魁　北京大学
彭贵平　澳门牙医学会
曾祥龙　北京大学
温玉明　四川大学
程祥荣　武汉大学
葛建埔　台北牙医师公会
董福生　河北医科大学
蒋欣泉　上海交通大学
谢志坚　浙江大学
路振富　中国医科大学
漆　明　宁夏医科大学
樊明文　武汉大学
潘亚萍　中国医科大学
蒯新春　中南大学
魏奉才　山东大学

序　言

《中国口腔医学年鉴》是中国口腔医学领域唯一一部史记性、综合性、实用性和资料密集型的连续出版物，自1984年创刊至2013年已连续出版了21卷。本卷为2013年卷，选材基础时限为2013年1月至12月。该书的编纂出版旨在客观、公正、全面地向国内外读者介绍中国口腔医学界的历史与现状。其汇集的重要资料主要体现于学科建设、人才培养、科学研究、医院建设等领域，是了解和研究中国口腔医学发展史的珍贵资料，也是中国口腔医学与国际口腔医学广泛交流的重要平台。

本卷栏目主要内容按照回顾与论坛、口腔医疗工作、口腔医学教育和科学研究、口腔医学学会工作分类。"回顾与论坛"栏目特别邀请了中国工程院邱蔚六院士作了开篇论著，口腔医学设备器材分会、预防口腔医学专业委员会、口腔医学计算机专业委员会的相关专家对各自领域近年取得的成果进行了回顾，并对未来进行了展望。"医疗工作"栏目汇总了2013年度中国开展口腔疾病预防与治疗的相关文献。"教育"栏目汇总了2013年度中国高等学校口腔医学专业学生的培养文献，介绍了2013年度中国高等学校口腔医学博士、硕士研究生及本科生招生培养简况。"科学研究"栏目重点介绍中国高等院校口腔医学院、口腔医院科技成果获奖和获得的科研基金资助项目，介绍了2013年公开出版发行的口腔医学专著、教材等。"学会工作"栏目更新了2013年中华口腔医学会及其口腔医学专业委员会与学组组织机构名录、中国医师协会口腔医师分会组织机构名录、地方口腔医学会组织机构，记载了2013年度在中国召开的口腔方面国内外学术会议和各类展会。

《中国口腔医学年鉴》在编纂出版过程中得到了全国口腔医学院（系）、口腔医院以及众多口腔医学专家们的鼎力支持和热心帮助，受到广大读者的厚爱和关心，出版单位与编委会保持着长期友好的合作，在此谨致衷心谢意。为进一步办好《中国口腔医学年鉴》，不断丰富和充实内容，提高质量，欢迎广大读者提出宝贵的建议和意见。

借史鉴今，奋发图强；革故鼎新，开创未来。我们当砥砺前行，共创中国口腔医学事业的辉煌明天。

《中国口腔医学年鉴》第十二届编辑委员会

2014年7月

目　次

回顾与论坛

漫谈医学科学的“上帝粒子”

中国工程院院士
中华口腔医学会名誉会长　邱蔚六
上海交通大学口腔医学院

“上帝粒子(God Particle)”系在粒子物理界探讨宇宙物质本质中以前尚未发现和证实的粒子之一。2013 年 7 月 4 日,欧洲核子中心宣布已经获得了疑似“上帝粒子”的原子粒子,引起了全世界科学家的关注。《自然》杂志在 2012 年 3 月号亦以“生物学的希格斯粒子”为题提出了在生命科学界如何寻找“上帝粒子”的命题。我国的《康复 · 生命新知》杂志则在 2012 年 12 月号增刊上也以“寻找医学科学的上帝粒子”为题进行了全面的介绍和讨论。笔者就这一主题介绍了有关的内容,并结合自己从事的科学领域进行了讨论,并望口腔界同道大家共同努力一起来寻找口腔医学中的“上帝粒子”。

一、什么是“上帝粒子”?

“上帝粒子”亦称“希格斯(Higgs)粒子”或“希格斯波色(Higgs Bosaon)粒子”。它是由英国科学家 Peter Higgs 在 1964 年提出[1]。

宇宙是由物质构成的,在探讨宇宙起源的科学中,物理粒子学蓬勃兴起。据称,在众多不同的粒子中还有未发现的物质,希格斯粒子就是其中重要的一个。

2011 年 12 月,位于瑞士的大型对撞机中心(LHC)公开宣布找到了希格斯粒子,并于 2012 年 2 月,得到了美国费米实验室的重复证实。消息传来,时年 83 岁的希格斯流下了幸福的眼泪。要知道,在这长达近 50 年的研究中,据称花费数十亿美元,有 6 000 多位科学家投入到这一研究中。曾认为该设想不可能成功的美国著名物理学家霍金曾以 100 美元与美国密歇根大学的另一名物理学家凯恩打赌。在成功的消息传出后,霍金立即汇了 100 美元给凯恩以示信用。自此,“上帝粒子”成了发明、发现和创新的同义词。

二、“上帝粒子”的影响和辐射

虽然发现证实“上帝粒子”是物理学界的事,但它的意义是有指导性的,自然会影响到其他科学界。

2012 年 3 月英国《自然》(*Nature*)杂志发表了以“生物学的希格斯”(The Biological Higgs)为题的论文,并提出了生命科学中可以“希格斯粒子”为参照探索的点:①地球之外的宇宙是否还有生命存在?②地球上是否还有其他的生命形式?③生命是如何起源的?④人类如何延缓衰老及延长生命?显然,这些问题的难度恐怕不亚于物理学上“上帝粒子”的发现。特别是前两项,其需要动员的科学家恐怕也不会止于 6 000 人,花费也不会仅仅只有几十亿美元之多。在这浩瀚的宇宙空间要在众多星球去探索,更不知道会花多少时间才能有结论。至于,延缓衰老,延长生命也许是最可行的。探索生命的起源则还可能受到更多伦理问题的限制。

国内著名杂志《康复 · 生命新知》已于 2012、2013 年[1,2]两次发表过关于“寻找医学领域的上帝粒子”的文章非常有启示。由于从事医学科学研究的每个人从事专业的局限性,更应该结合自己的专业来认识寻找自己专业的“上帝粒子”可能更为现实。

三、什么是过去生命科学中的“上帝粒子”?

在过去的数百年中,生命科学取得公认的“上帝粒子”不外乎:

1. 进化论　当以华莱士的“适者生存”(1858)和达尔文的“物竞天择,自然淘汰(1859)”为代表。直到现在,生物界的进化仍在继续。

2. 遗传定律　由孟德尔于1865年提出,继后由摩尔根通过果蝇试验而形成的染色体遗传理论(1933)使遗传学更加完善。

3. 人类基因结构DNA的双螺旋发现　这更是沃森与克里克(1953)做出的类似“上帝粒子”的功劳。因为它促使生命科学进入到分子水平的基因组学时代,并带动了其他组学诸如蛋白质组学、代谢组学等等的发展。

四、什么是过去医学科学中的“上帝粒子”

医学科学中过去的“上帝粒子”是什么,是一个科学工作者应该知道、探索和必须借鉴的问题。窃认为:

1. 解剖学　纵览医学的发展,有一个从宏观到微观,从大体到细胞,再到分子的过程。因此,作为医学科学的“上帝粒子”,首先应该是解剖学。解剖学的进步不但促进了医学的进步,而且对科学无神论的解释有着比较大的影响。

2. 生理学　从解剖形态到生理功能无疑又前进了一大步。其中如赫菲(William Hervey)发现的血液循环如何运行,以及伊万·巴甫洛夫(Pavlov)发现条件反射等等。

3. 微生物学　微生物学的建立,对病原体的研究和其致病原因在人类历史上的贡献也是极大的。传染病的预防控制都得益于微生物学的进展,并由此还带动了免疫学的发展,以及生态学,微生态学学科的建立。迄今为止,微生物学、免疫学、微生态学中上有很多未被发现的物种、物质需要了解和进一步的探索。

4. 组织病理学　从大体解剖到人体组织结构,可以是一个典型的从宏观到微观的过程。从1590年荷兰人詹森(Z. Jansen)的简单放大到1665年罗伯特·虎克制造出的复式显微镜,使人体组织结构能被放大至肉眼观察层面。在此基础上,异常的变化也能确切地被反映在病理图像中。在病理学方面,Rudolf Virchow无疑是一位顶尖的人物,被WHO称誉为最伟大的病理学家。

5. 细胞生物学　18世纪后期,Robert Brown率先借助显微镜描述了细胞由细胞核、细胞浆构成。这应是对细胞结构认识的开端,并在以后逐步加深认识而形成的细胞生物学学科。

6. 分子生物学　从细胞到分子,医学进入到了分子生物学时代,随着DNA双链结构到目前各组学(omics)的形成,不但使生命科学有巨大的意义,对医学科学的发展更是创新,是现代医学理念形成的重要依据和动力,促使医学科学形成跨越式的发展。

五、什么是过去外科学中的“上帝粒子”?

在医学史上外科学的发展远滞后于内科学,国内外无不如此。外科学的发展与战争、创伤密切相关,从简单的处理创口到后来的快速发展离不开以下几种因素:

1. 麻醉　特别是全身麻醉术的建立。19世纪氧化亚氮(nitrous Oxide,亦称笑气)和乙醚(ether)的发现和临床应用,促使着外科学各领域的“无痛手术”得到快速地发展。为了纪念乙醚全身麻醉的第一次手术地——美国麻省总医院(MGH)的一座建筑物一直保留至今。第一次全麻手术的油画也至今仍保存在哈佛大学内。

2. 无菌和抗菌术　早年，外科手术的施行是没有无菌和抗菌概念的。无论是主刀或助手、麻醉师、参观者都没有着手术衣和戴橡皮手套。以致手术后感染或为术后并发症的主要来源，严重者可以致命，导致手术死亡率增高，影响手术效果。一直到18世纪末叶和19世纪初叶方才有手术室碳酸蒸汽喷雾(carbolic spray)消毒法消毒手术室。且在此35年后，才出现手术者穿消毒手术衣，戴消毒橡皮手套，以达到无菌和抗菌的基本要求。

3. 抗生素　在外科界这又是一个里程碑式的发展。第一个发现并被应用于外科临床的当数19世纪英国科学家弗莱明(Alexander Fleming)的青霉素。一直到今天，青霉素亚类仍在临床被广泛使用。由此，各种新型抗生素的问世，更提高了外科手术的成功率。

4. 组织器官的修复重建和移植外科　从20世纪60年代显微外科的建立和发展以来，大大促进了组织器官缺失或毁损修复重建的手术范围和立即整复的效果。笔者曾将显微外科的临床应用看作为修复重建外科历史上的一种飞跃[3]。因为它可以一次手术完成复合组织器官缺损的修复重建；也为自体和同种器官移植的再血管化提供了一项最根本的外科手术技术。

5. 外科重症监护室(ICU)　20世纪后期，ICU的建立最先开始于外科系统，多由麻醉科管理。自从ICU建立后更大大提高了外科手术后的安全性。在此基础上ICU被普及到各专科。除外科ICU外，还有内科ICU，甚至心血管ICU，只是在ICU之前冠以不同的科室名称。这种专业ICU当更有利于结合各专科的特点进一步提高针对性。

六、什么是过去口腔医学的“上帝粒子”？

口腔医学领域内有哪些可以称为“上帝粒子”？笔者的答案是：全身麻醉、氟素防龋和牙、颅颌面种植术。

1. 全身麻醉　在外科学中的“上帝粒子”已明确提及。为什么也作为口腔医学的“上帝粒子”呢？因为笑气、乙醚的发明人Well. H(1844)、Green. Morton, WT(1846)都是牙科医师，而且都将它们首先用于拔牙手术。1846年10月16日在MGH进行的所谓第一例乙醚麻醉术，其手术也是在下颌下区进行；至于是什么手术则莫衷一是，有谓是血管瘤切除术，有称也许是下颌下腺手术。总之，它是属于现今口腔颌面外科的手术。为此，将全身麻醉术的贡献归为口腔医学的“上帝粒子”决不为过。

2. 氟素防龋　龋病曾是牙病中之最。自从Scheele(1771)发现氟素，近百年之后，Erhadt(1874)首次报道了氟素可以增强牙釉质的防龋作用，以及实行饮水加氟以后，使得西方国家的龋病发病率大幅下降。虽然目前龋病并未能获得根除，但从预防角度来说，这是一件了不起的事情。

3. 牙、口腔颅颌面种植术　钛种植体的出现和成功被应用于临床是一项划时代的成就，并催生了“种植学(Implantology)”的开创性发展。创始人瑞典的Brånemark所做的贡献使他获得了2011年欧洲发明大奖——终身成就奖。牙、口腔颅颌面种植体从理论和实践上改变了以前牙及牙列缺失或缺损的修复重建理念；也增强和改变了口腔颅颌面赝复体的设计理念。种植术的功能恢复和固位效果都此以前的方法大为提高，惠及了大量患者。

4. 对于口腔医学中的各类亚科当有自身的“上帝粒子”　限于笔者是口腔颌面外科专业，只能从本业务范围提出口腔颌面外科领域的“上帝粒子”。概括来讲：由于口腔颌面外科的属性，涉及临床医学和口腔医学两个方面，因而临床医学、口腔医学以及外科学中的“上帝粒子”也都是口腔颌面外科学中的

"上帝粒子"。

七、未来的"上帝粒子"是什么?

时至 21 世纪 10 年代,除生命科学提出的四个方向(已如上述)之外,2012 年以来脑科学以及认知科学研究已被提上议事日程。美国及欧盟业已作专项研究投入。如能攻克,无疑也应该是生命科学与医学科学中的"上帝粒子"之一。

近期的研究指出:除"Higgs 粒子"外,物理学界还有些类似"上帝粒子"的更小的粒子有待发现。微生物学与基因组学中也有宇宙间类似的"暗物质"存在着。

从科研角度看,"上帝粒子"就是站在历史和时代的至高点上来选择课题。

就医学科学而论,以外科为出发点,笔者认为应该以以下几项作为寻找"上帝粒子"的方向。

1. 精确医学(precision medicine) 无论是诊断或治疗,要做到精确医学必需依赖和综合当前各种科技的发展,应用学科交叉的方法,才能达到"精确"的结果。其中又可包含微创医学、数字医学(包括导航技术、机器人手术等)以及信息医学等现代先进手段。

2. 干细胞与再生医学 自 20 世纪 60 年代发现造血干细胞以来,从小鼠干细胞的建立(1981),多利克隆羊的诞生(1997),到诱导多能干细胞(IPS)的成功(2006 年问世,2012 年获得诺贝尔奖),都充分显示了干细胞在再生医学方面的无限潜力,为今后成功应用组织、器官工程打下了一定的基础。

3. 异种移植 从 20 世纪中期开始的同种异体移植已被应用到各种组织器官的替代或修复重建中。然而由于供体及某些伦理原因的限制,基本上是供不应求。出路将会逐渐集中到异种移植方面。如果能攻克将大大造福人类。

八、如何认识和寻找"上帝粒子"?

寻找"上帝粒子"或被承认为"上帝粒子",实质上与科学技术的发明、发现创新及创造有关。根据何传启等[3]的分析,目前世界正处在第五次科技革命的终末期;其类型与主要标志是"电子和计算机,信息和互联网"。预计 2020 年将进入第六次科技革命期,即以再生革命为主要标志的,以信息转换、仿生、创生、再生为主体,并能带动信息、材料、智能等学科的发展。他们的观点可以总结为一句话,即:以生命科学、医学科学为主题的"仿生、再生和创生革命"即将到来[4]。

什么是"科技革命"? 科技革命就是科学、技术范式的转变。"科技革命"不等同于"政治革命":后者是一个取代一个,将现状颠覆;前者则是发现(将内在秘密挖掘出来)或发明,以新的方法代替或辅助旧的方法[1,2]。

借鉴前述的"上帝粒子"内容,笔者认为:寻找"上帝粒子"的方法似应按照以下标准:①从自己从事的领域内寻找现存的主要问题;②解决的问题能达到较宽广的受益面;③具有科技革命的性质或价值;④能指导研究和实践;⑤解决的问题可带动兄弟学科的进步和发展。

作为科技界的一名成员都可以寻找"上帝粒子"。但不是每个人都能成功,但你可以思考,可以参与。

"上帝粒子"可大可小。"上帝粒子"应成为每个人的梦想。梦想什么,梦想的价值,梦想的大小,都随着各人的专业和环境而定。立足本职,本工作,每个人都可以圆自己的梦,包括科学梦。

什么是梦想,窃认为梦想就是理想。有理想才能圆梦想! 有个人梦才能圆中国梦!

笔者试以前故美国总统肯尼迪说过的两句话作为本文的结尾:

"一切从我们开始(Let us begin)"

"人生自古谁无死,信念不可无(A man may die, but an idea lives on)"

[关键词] 上帝粒子; 希格斯粒子; 希格斯波色粒子; 医学科学

参考文献

[1] 肖飞. 思考医学科学的“上帝粒子”[J]. 康复·生命新知,2013,1(380):1.

[2] 程民,沈颖. 生物学的希格斯子[J]. 康复·生命新知,2012,12(增刊):5-9.

[3] 邱蔚六. 口腔颌面外科理论与实践[M]. 北京:人民卫生出版社,1998:1031.

[4] 何传启. 第六次科技革命的战略机遇(第 2 版)[M]. 北京:科技出版社,2012:3-36.

口腔设备与装备技术进展

中华口腔医学会口腔医学设备器材分会
四川大学华西口腔医学院
刘福祥

由于口腔器官的特殊性,其具有的语言、美观和咀嚼功能使其进化为一个以牙体硬组织器官、可精细活动的下颌为与固定于颅底的上颌为标志的特殊生命结构。这是一个具有高度复杂功能的生物工程结构:既有一般生命特征,又是一个高效的生物力学系统、美学系统和声学系统。因此,口腔诊疗所需的技术设备器材方法和策略远比想象要复杂。

口腔医学的发展从来都是伴随着大科学技术的发展而发展的。在口腔医学的知识体系中,口腔生物医学、口腔材料和口腔医学设备与装备是口腔医学的三大重要组成部分。我们通过整体观察和研究口腔颌面部的形态、结构和机能,有了口腔解剖生理学的知识;通过对口腔颌面部组织、细胞和分子生物学的微观研究,建立了口腔组织学的知识系统;通过对生物种群口腔颌面部形态与机能的比较研究,建立了人类颌面部组织胚胎学和生长发育的知识系统。口腔医学的生物医学内容是大科学技术在口腔局部的应用。通过借鉴工程技术,建立了诸多口腔诊疗设备基于装备的知识与技术系统。应该说,口腔的诊疗技术在很大程度上是建立其他工程技术学科的基础上。

高新技术是一个相对概念,某领一域所具有的科学技术与工程方法相对于其之前和其他技术领域的内容较为先进、高效和新颖,这些技术方法在其本身的领域也可能是成熟而常用的,转移到另外领域则可能是先进和高新的。近来在其他技术领域发生的一系列技术创新和技术革命带给口腔医学发展的贡献是巨大的。口腔医学引入这些先进、高效、新颖的技术方法,促进了口腔医学的高速发展。口腔医学中引进高新技术与开发包含两层含义:一是我国口腔医学与国际先进水平尚存在一定差距,引进国际先进口腔医疗技术为我所用;二是从其他学科引进先进技术与方法,发展口腔医学。事实上科学的、系统的、规模化的吸收引进融合其他领域的科学技术为口腔医学所用,本身就是目前口腔医学设备与装备领域的一个重大进展。

在口腔生命科学和医疗原理没有突破的前提下,一些先进技术的引用确实给口腔医学发展带来了进步,以下方面是口腔医学引进高新技术获得快速发展的典型例子。

一、牙体牙髓疾病的治疗

牙体牙髓疾病是口腔最常见的疾病,基于根管治疗基本原理的逐渐成熟,引进融合了一整套技术方法形成现代根管治疗技术,包括以橡皮障隔离为主的根管感染控制技术,改进扩锉系统形成机动根管预备技术,超声波荡洗、水激光荡洗技术,根管化学灭菌技术,根管 3D 充填技术、根管桩及其他冠修复材料、新型树脂、全瓷冠、根尖刮治与植骨术等 新老技术融合为解决牙体牙髓疾病的技术系统,在现有医学理论基础上有效地解决了牙体牙髓疾病的治疗。

二、可视化医疗

医学特别是口腔医学信奉“看得见才能做得好”的观念,可视化技术在大科学技术飞速发展的背景下得到了快速发展。根管显微镜可在一定程度上窥视根管,牙周袋显微镜使医生可直视患者牙周袋,鼻腔镜、关节镜在口腔颌面外科正在显示威力、特别是 CBCT 的出现和普及,使口腔医学诊断从平面进入空间,带来了划时代的进步。

三、先进修复技术

以种植为代表的先进修复技术,是工程高科技与口腔生命过程深度融合而发展起来的先进技术的一个典范。突破传统修复方式,植入牙槽(颌)骨的种植体牙根将咬合力直接传递到齿槽骨并分布到颌骨上,在人体组织中引入外部人工器官并获得成功应用。发现骨整合现象是一个真正意义上的医学进步,但种植体能够与人体器官协同行使咀嚼功能则是高科技在生命科学上的成功。

基于牙体保存技术的发展,各类陶瓷修复技术带动了冠桥修复体制作技术 CAD/CAM 的发展,从模型扫描到 CAD/CAM 集约化制作,瓷修复体的工业化制造时代来临,并推动了数字化口腔医学的快速发展。

四、逆向工程技术在口腔医学领域的应用

逆向工程技术是工业领域发展很快的一项先进技术。借助对真实物体结构测量获得物体的三维数据,在计算机中对该物体运算仿真,生成人们想要获得的加工数据,再通过计算机控制的 CAM 系统加工出实体。这一技术流程很适合医学上对机体器官的仿真制作过程,例如下颌骨肿瘤患者,用 CT 机扫描获得肿瘤与下颌骨关系数据,在计算机上通过虚拟手术确定手术入路、手术切除范围和颌骨重建,然后再造一个缺损下颌骨的人工替代体,用 CAM 加工出这块人工颌骨,在手术中按照预定方案切除瘤体后植入人工下颌骨替代体,一次完成肿瘤切除与下颌骨重建,其技术优势不言而喻。未来当这一技术能够即时制造具有生物活性及生物效应的人工器官时,将显示出更加巨大的技术优势。

事实上,失牙修复中采用的 CAD/CAM 就是逆向工程技术在口腔医学中的成功应用,最新的进展是通过口内扫描获得患者失牙区的空间位置信息,在计算机中完成修复体设计,送入加工机完成修复体制作,这一技术的最大优势是在修复体制作上,依靠柔性制造技术可以形成义齿加工的工业化规模。

五、安全无痛治疗

随着高龄化、系统性疾病和慢性疾病患者的生存质量的提高,这部分患者对口腔健康的需求也在增加,口腔疾病诊疗过程中的不安全因素与日俱增,口腔医疗的安全性成为现今口腔医疗技术发展的一个重要部分。口腔医生必须具备系统医学关于安全的理念知识和技能,在实施治疗前详细了解患者机体各系统状况并对其实施安全管理;治疗过程中实时监控和管理患者生命体征,使用抗焦虑技术,降低患者对治疗的紧张和恐惧,选择使用基础镇静技术,使用安全的局麻药和无痛注射技术,使用防止感染向血液扩散的技术,不使用对胚胎生长发育有影响的药物和检查手段,加强治疗后对患者的观察和追踪随访及健康管理。口腔医师在麻醉师的配合下使用全身镇静技术,或笑/氧气吸入镇静技术,使患者接受没有痛苦及心理压力的治疗体验等。通过完善的医疗感染控制技术,预防和控制患者治疗过程中的医源性感染。

上诉种种安全医疗技术并不是高新技术,但对于口腔医生来讲,是近年来在口腔临

床中逐渐得到重视的技术，比较引进一些其他新技术更加重要，希望引起口腔学界的高度重视。

六、口腔健康管理

医学的核心意义在于预防疾病发生、保障人类健康。口腔医学也应秉承同样的价值观。随着我国经济与社会文化水平的高速持续发展，大部分的口腔疾病经过有效治疗及功能重建，口腔疾病预防及口腔健康管理的重要性愈发显得重要。应该借鉴全身健康管理的理念知识及技术，针对口腔疾病谱建立口腔健康管理的医学技术系统，将现有的单个病种的预防保健扩展为口颌系统的全面的健康管理。这一技术领域的发展引进的虽然是其他领域成熟的知识理念和本领域已有的技术方法，但从单一零散的医学知识到形成系统的科学理论和完整的技术系统是一次高新技术引进的重大现实性突破。针对全体社会公众口颌系统的全面健康管理并不是一个简单技术方法可以解决的，这一问题的真正解决应该是社会、科学、医学、口腔医学各个领域相关学科理论知识碰撞产生新的知识系统的过程。高新技术向口腔医学领域的引进，其核心问题的是多领域知识交叉融合成新的知识与技术的过程。这对口腔医学工作者提出了更高的要求。

七、数字化技术

数字化技术是口腔医学高技术化的一个真正挑战，它是口腔医学技术模式的一个根本性变革：依靠数字技术大部分的口腔医疗过程变成了可视化的，对患者口腔系统的观察从平面时代进入空间时代，对修复体的制作从个体化进入工业化集约制造，可以整体快速复制人体颌骨等器官。在数字导航下精细化完成颌面部手术，可在虚拟现实环境中培训医生、实施手术训练及手术预演。网络、云计算和大数据可以高效管理大型分布式医疗机构，可以从对有限个体的健康管理转为对全民的口腔健康管理，在数字环境中实施安全口腔医疗更方便更有效。我们正处于从模拟口腔医学进入数字口腔医学时代的关键点，口腔医学面对数字医学时代的到来，应该重新构建自己的医学科学结构和知识结构，构建并发展数字时代的口腔医学。

八、口腔医学装备

随着口腔医疗教学科研机构的大型化、连锁化、数字化，单纯用设备学的观念进行医疗机构设备器材的规划、设计、采购、配置、应用、管理已远远不能满足口腔医疗机构的对设备器材配置使用管理的需求，应该采用装备学的理论方法对口腔医疗设备器材于其他资源的进行系统规划与科学实施。装备理论技术方式在口腔医疗机构建设与运营中的应用，使口腔医学设备学发展为口腔医学设备与装备学。

口腔医学装备学是以口腔医疗系统为对象，从系统总体目标出发，规划系统的论证、设计、采购、安装、使用和保障，实现口腔医疗系统装备优化的方法。使用系统学的理论与方法，以全系统观念、全寿命过程、从用户到用户、以设计为中心、工程专业综合等技术方法对工作目标进行设备器材人员的系统规划、优化配置与协同实施，在过程中注重系统的可靠性工程、维修性工程、综合保障工程、安全性工程、人素工程和价值工程的运用，保证系统的优化和高效。口腔医学装备技术是口腔医学设备技术领域的一个重要进展。

九、关于口腔医学引进高新技术的其他问题

口腔医学的近代发展表明，有关牙颌系统生命知识的增长速度相对较慢。对疾病的诊疗技术则发展较快。口腔医学本身更偏向于工程技术学科，从其他领域引入新理念、新

材料、新技术、新方法、新设备，转化为口腔医学的组成部分是其发展模式之一。在大科学时代，口腔医学吸纳新技术的方式发生了变化，应该引起口腔医学工作者的重视。

在进入大科学时代之前，学科多是离散的，处于当时前沿的尖端科技与其他领域的联系较少。口腔医学引进的高新技术往往是单一技术，关注的是技术的本身。如引进电动机驱动牙钻，用气动涡轮驱动高速牙钻都是单一技术直接转化为新的口腔医疗设备技术。大科学时代的工程技术，常常是多个技术紧密关联的技术系统和技术群落的有机集合。需要更加广博的科学、工程和多学科知识背景的支撑，才能引入、吸收并系统的使用这些知识和技术。例如：口腔 CBCT，除了提供 3D 空间数据的影像应用之外，还可用于医学逆向工程、有限元研究、数据融合应用等，远非仅据医学知识进行阅片的简单临床应用能力能够适应的。具体技术、由此为核心构成的技术系统及其所植根的科学基础构成了口腔医学所面对的科学技术范畴，口腔高新技术引入首先需要的是广博科学知识的积累和准备。一个具体技术就是高技术全部的传统想法在大科学时代应该改变，这是大科学时代口腔医学引入高新技术的重要特征。

引进高技术首先需要培养具有高知识的人。当今的口腔医学教育以医学本体教育为主，工程技术教育的不足甚至缺失形成了口腔医学教育的固有缺陷。一个离开了材料和设备无法进行疾病诊疗的学科，极少进行设备及材料学的系统教育，对其所涉及的科学背景知识不甚了了，这是口腔医学主动引入高新技术的巨大障碍根源。与口腔医学密切相关的工程技术及背景科学知识是口腔医学的重要内容，应作为口腔医学的主体纳入口腔医学教育。这不仅是大科学时代口腔医学引入高新技术的知识基础，也促使口腔医学从狭义的医学转变为广义的医学科学，完善口腔医学的科学结构。

口腔医学不仅是与口腔疾病打交道的科学，也是与人打交道的科学。当口腔医学进入社会层面，与人的社会行为打交道时，人的社会科学的理念、知识和技术方法更应该引起口腔医学的高度重视。诸如口腔医学发展的社会问题预见，口腔医学资源配置与社会文化经济水平发展的关系等，已经远远超越了口腔医学科学技术的范畴，进入到更广阔的社会科学领域。社科范畴中的技术方法带给口腔医学的影响可能比单一技术系统带来的影响更加深远。社会科学中一些新的技术方法甚至有可能成为口腔医学引入其他高新技术的根本，这应该引起口腔学领域的高度重视。

[关键词]　口腔医学；设备与装备；可视化医疗；修复技术；逆向工程技术；数字化技术

预防口腔医学专业工作回顾与展望

中华口腔医学会预防口腔医学专业委员会
武汉大学口腔医学院
台保军

预防口腔医学是以人群为主要研究对象，通过研究群体的口腔健康状况，发现并掌握预防口腔疾病的发生与发展的规律，研究群体预防措施和个人预防的保健方法，并促进整个社会口腔健康水平的提高。因此除口腔专业人员与卫生工作者之外，它还要求政府的支持与投入，社会的关注及个人的参与，具有很强的社会实践性。

我国的预防口腔医学工作经历了口腔专业人员的民间行为、政府指导、专业人员参与实施的半官半民结合的阶段,2007 年 4 月原卫生部设立了口腔卫生处,从此将口腔卫生工作纳入卫生部的工作范畴,使我国口腔卫生工作步入了一个新的发展时期。

一、口腔预防理念的变化

传统医学将预防和医疗分成两个部分,随着医学科学的发展和与其他科学的相互渗透,医学模式的演变以及人们健康观念的转变,预防口腔医学的观点也随之发生变化,口腔预防不仅仅是预防疾病的发生,还包括控制口腔疾病的发展,及时治疗已有的口腔疾病,全面提高口腔健康水平。

(一)口腔预防的原则

口腔预防的原则就是秉持三级预防的理念。第一级预防亦称为病因预防,这是最积极最有效的预防措施。第二级预防亦称“三早”预防,即早期发现、早期诊断、早期治疗。它是在疾病初期采取的预防措施,是临床前期预防。三级预防亦称临床预防,是对疾病进入后期阶段的治疗措施及功能康复,“治疗就是预防”。

(二)注重口腔临床医疗环节中预防干预

现代医学开始由重点医治已患病人向预防、治疗和康复的全方位发展。口腔医学也经历了从治疗为重点向预防疾病为主的观念转变,注重在口腔临床医疗环节中加强预防干预可减少口腔治疗中出现的损害,切实提高医疗质量。

(三)提高龋病系统管理的意识

在口腔医疗过程中,龋病的系统管理是将口腔卫生指导、采用有效的防龋措施、龋齿的早期发现与控制、龋齿治疗后随访检查与后续治疗、终生疗效维护等融为龋病防治的整体进行综合考虑。

(四)搭建口腔公共卫生平台

我国口腔疾病的患病现状决定了只有从公共卫生角度着手才能最大程度的防治口腔常见病的发生和发展。2013 年首次将口腔监测纳入全国慢性病及其危险因素监测,将口腔健康指标纳入慢病综合防控示范区考核。

(五)加强队伍建设,完善口腔卫生服务体系

2010—2013 年,连续三年以《口腔预防适宜技术操作规范》为蓝本,对全国县级口腔医师[2 人/(县·年)],从技术和管理两个层面加强对基层人员的培训和队伍建设。

二、口腔健康促进与口腔健康教育

(一)口腔健康促进

口腔健康促进是指“为改善环境使之适合于保护口腔健康或使行为有利于口腔健康所采取的各种行政干预、经济支持和组织保证等措施”包括保证和维护口腔健康所必需的条例、制度与法律等。也包括专业人员建议与协助有关职能部门将有限的资源合理分配,支持把口腔预防保健措施纳入发展计划,财政预算和组织培训等工作。

1. 中国中西部地区儿童口腔疾病综合干预项目　为改善儿童口腔健康状况,提高其健康水平,卫生部、财政部从 2008 年起设立了中国中西部地区儿童口腔疾病综合干预项目,支持在项目地区建立儿童口腔卫生工作机制,对中西部 22 省、市、自治区的 7～9 岁儿童进行口腔健康教育、口腔健康检查和实施窝沟封闭防龋措施,同时对基层口腔卫生专业人员进行培训,建立基层口腔保健队伍。该项目已成为政府主导、口腔医疗机构参与、儿童受益的具有公共卫生特征的口腔健康促进项目。6 年来已覆盖中西部 22 省 453 个县,经费投入从 2008 年的 880 万到 2013 年达 4 654 万,总计达 17 084 万。

2. 学龄前儿童乳牙龋综合干预试点项目　为降低学龄前儿童乳牙患龋率,探索建立乳牙龋综合干预工作机制,2012 年起卫生部下发了《卫生部疾控局关于印发学龄前儿童乳

牙龋综合干预试点工作方案》项目,在中西部13个省(直辖市、兵团)开展为期两年的学龄前儿童乳牙龋综合干预试点工作,即为40万学龄前儿童进行口腔健康检查、口腔健康教育,并为他们提供局部用氟防龋服务,同时对基层口腔卫生专业人员进行培训,建立基层口腔保健队伍。

3. 孤残儿童口腔疾病综合干预项目 为了解孤残儿童口腔健康状况,提高口腔健康水平,弥补以往各项口腔卫生服务项目中对孤残儿童弱势群体的关注不足,2012、2013年中国牙病防治基金会开展孤残儿童口腔疾病综合干预项目,项目范围覆盖23个省市。项目指定区域口腔医院作为唯一执行医疗机构,负责项目在该区域的管理、实施和复查;项目将对纳入范围的孤残儿童开展全面口腔卫生教育和检查,实施窝沟封闭、早期龋齿充填、牙髓病治疗等。

(二)口腔健康教育

口腔健康教育是口腔健康促进的核心组成部分,贯穿整个口腔健康促进的全过程。目的是通过口腔保健知识和技术的传播,鼓励人们树立正确的口腔健康意识,提高自我保健能力,主动采取有利于口腔健康的行为,终生维护口腔健康。

1. 全国"爱牙日"活动　全国"爱牙日"是我国开展群众性口腔健康教育活动的一个创举,也是推动我国口腔预防保健事业发展的一项重要举措。"爱牙日"活动的永久主题是"爱牙健齿强身",每年都有不同的主题宣传口号。2011—2013年卫生部积极推动口腔常见病防治与慢性病防控相结合,以全民健康生活方式行动和慢性病综合防控示范区创建为平台开展口腔健康教育和健康促进。在全民健康生活方式行动平台上,启动开展"健康口腔,幸福家庭"活动。这三年的"爱牙日"主题是"健康口腔,幸福家庭";副主题分别是:关注儿童、预防龋齿,关爱自我、保护牙周,孝敬父母、镶复失牙。要求全国已经启动"全民健康生活方式行动"的县区(占全国40%的县区)开展以社区为基础、以家庭为目标的口腔健康教育活动,并在全国建立14个口腔健康示范社区试点,探索依托社区开展家庭口腔健康促进和行为干预的最佳模式。

2. "健康口腔,微笑中国"　2011年中华口腔医学会启动了"健康口腔,微笑中国"的全国口腔健康教育项目,探索"健康口腔,微笑中国"口腔健康教育模式。旨在通过开展全国性的口腔健康教育项目,动员政府部门和全社会的力量,营造有益于口腔健康的环境,传播口腔健康的信息,提高人们口腔健康的意识和自我口腔保健的能力,建立良好的口腔健康行为和生活方式,从而达到提高全民口腔健康水平,预防和控制口腔疾病,健康长寿的目的。项目实施对象涵盖所有年龄段人群。重点人群包括幼儿园儿童、小学生、在校大中专学生、妊娠期妇女、中老年人、非口腔专业的医务人员等,以《中国居民口腔健康指南》内容为主线,对所有人群进行不同形式的口腔健康教育。

三、建章制标,规范口腔保健工作

(一)制订《口腔预防适宜技术操作规范》

口腔预防适宜技术是指防治龋病和牙周病等口腔常见疾病的技术和方法,具有安全、有效、经济、简便的特点,适于基层口腔专业人员在设备和器械相对简单的条件下应用。随着口腔预防适宜技术在我国的逐步推广,为加强口腔卫生医疗机构技术操作的规范化,指导和规范口腔医务人员开展口腔疾病预防工作,2009年卫生部组织制订并印发了《口腔预防适宜技术操作规范》。口腔预防适宜技术操作规范主要包括局部用氟、窝沟封闭、非创伤性充填(ART)、预防性树脂充填、龈上洁治。口腔专业人员应严格遵循该规范,提供高质量的口腔卫生服务,保护人民群众的口腔健康。

（二）编撰《中国居民口腔健康指南》

2009 年 9 月 14 日，卫生部为更好贯彻落实《卫生部办公厅关于加强口腔卫生工作的通知》精神，规范医疗卫生机构口腔健康教育工作，帮助我国群众掌握正确的口腔卫生保健知识，养成良好的口腔卫生习惯，印发了编撰《中国居民口腔健康指南》（简称《指南》）文件，并组织编写了相对应的《口腔健康指导丛书》。《指南》共 55 条，分普通人群篇、孕产妇篇、婴幼儿篇、学龄前儿童篇、学龄儿童篇、老年篇、残疾人篇，供相关人群使用。

（三）完成了推荐性卫生行业标准《牙膏功效评价》

2011 年 7 月 4 日，卫生部公布了由中华口腔医学会组织、四川大学华西口腔医学院教授胡德渝等为主起草的推荐性卫生行业标准《牙膏功效评价》。该标准适用于声称具有某种功效，并且理化性能、卫生安全性指标符合相应国家标准的牙膏产品。标准对牙膏功效的评价原则、实验室评价方法、临床评价方法等进行了具体规定。

《牙膏功效评价》共分为 4 部分，分别为：总则、防龋、抑制牙菌斑和（或）减轻牙龈炎症、抗牙本质敏感。总则部分规定了牙膏功效的定义、功效评价的范围和一般原则、临床试验的要求；分则规定了防龋、抑制牙菌斑和（或）减轻牙龈炎症、抗牙本质敏感牙膏的功效评价及评价方法。

（四）《口腔健康调查的检查方法》标准的建立

2013 年，受卫计委政策法规司委托，上海交通大学医学院附属第九人民医院冯希平教授牵头承担卫计委《口腔健康调查的检查方法》标准的起草和编写工作。该标准规定了口腔健康调查中的基本检查方法、评判标准、记录代码和记录方法。并且适用于全国或局部地区针对人群开展的口腔健康调查或疾病监测。

四、开展口腔健康流行病学研究

（一）第三次全国口腔健康流行病学调查

2005 年卫生部组织开展了全国第三次口腔健康流行病学调查。该调查首次在全国 30 个省、市、自治区开展，在人群和地区覆盖面上比 1983、1995 年开展的两次口腔健康流行病学调查范围更为广泛，更具代表性。调查年龄为 5、12、35 ~ 44 和 65 ~ 74 岁，共调查了 93 826 人。具有以下特点：①不单独作口腔卫生状况调查，而是用牙龈出血和牙石反映口腔卫生状况；②首次增加了口腔黏膜的检查，其中包括口腔恶性肿瘤；③牙周状况首次包括牙周附着丧失的检查；④检查和统计全口 32 颗牙；⑤龋齿检查使用 CPI 探针；⑥不再使用社区牙周指数（CPI）按区段检查指数牙，而通过检查牙龈出血、牙石、牙周袋和附着丧失，检查全口牙齿（牙周附着丧失只检查半口牙）来评价牙周健康状况；⑦全部 4 个年龄组都进行问卷调查，其中 5 岁年龄组调查儿童的父母；⑧饮水氟浓度的调查只在具备集中供水条件的地区收集饮水氟含量的记录资料。

（二）牙本质敏感的流行病学调查及防治指南

2008 年和 2009 年中华口腔医学会预防口腔医学专业委员会在我国 6 个城市和 8 个城镇乡村地区的 20 ~ 69 岁成人随机抽样，开展成人牙本质敏感的流行病学调查，调查人数 14 782 人，了解和分析我国成年人牙本质敏感的患病情况和流行特征，以及相关风险因素，并结合我国实际情况提出有效的诊断标准、预防和治疗措施。2008 年调查结果显示：40.7% 的受检者自述有牙齿敏感的症状，结合气枪吹气诊断并且排除龋病等其他引起疼痛的疾病，受检人群牙本质敏感的患病率为 29.7%，人均牙本质敏感牙数为 1.43 颗；50 ~ 59 岁年龄组牙本质敏感的患病率最高，为 39.1%。并在此数据基础上，制订了我国《牙本质敏感防治指南》，提高了口腔医师对牙本质敏感的诊治水平。

（三）监测儿童口腔健康状况及危险因素

2010—2012 年，连续 3 年在全国选定的 54 调查点内建立 3、6 及 12 岁三个年龄组的城乡常住儿童口腔健康调查队列，对 5 400 人通过进行口腔健康检查和问卷调查，连续采集对象的口腔健康知识信息、相关生活习惯信息、就医行为信息、牙齿生长发育和口腔疾病患病情况信息等，观察和分析调查对象口腔疾病、医疗服务利用和相关行为的动态变化以及影响因素，为制订我国儿童口腔疾病防治对策，强化儿童口腔保健措施提供科学依据。

（四）义齿清洁状况及护理指南

2010 年在我国北京、四川、湖北、陕西、福建五个省、市进行的义齿佩戴者口腔健康调查，结果显示义齿佩戴者的义齿清洁状况不容乐观，义齿佩戴者的义齿护理知识缺乏。在 918 名佩戴可摘义齿的中老年人中，只有 26% 的义齿清洁状况良好，68% 的义齿上都有菌斑堆积和色素沉着；49% 的义齿修复者选择使用牙膏和牙刷清洁义齿，使用义齿清洁产品的人不到 1%；82% 的义齿修复者认为义齿和天然牙一样可以使用普通牙膏和牙刷清洗，75% 的义齿修复者摘下义齿后仅用清水浸泡义齿，26% 的义齿修复者很少或者从不摘下义齿。为此中华医学会组织专家组编写了《义齿护理指南》，从科学的角度明确缺牙修复、义齿护理的重要性，为口腔医师的继续教育和患者的健康教育提供依据，促进我国人民口腔健康水平的提高。

五、展望

2013 年 6 月，国家卫生计生委疾控局将口腔卫生工作职能并入慢病处，将口腔防控工作与慢病工作更紧密地结合在一起。我们期待着在更高更大的平台上为全人群的口腔健康做出更多的贡献。

（一）进行第四次全国口腔健康流行病学调查

2014 年由中华口腔医学会、中国疾病预防控制中心、中国牙病防治基金会等组织申报“2015 年度公益性行业科研专项”项目资助，启动全国第四次口腔健康流行病学调查。该调查涵盖全国 31 个省、直辖市、自治区（不包括台湾省、香港特别行政自治区、澳门特别行政自治区）。预期成果是：通过流行病学调查和问卷调查，掌握我国居民口腔健康状况和口腔常见疾病的流行趋势，建立居民口腔健康数据库。为国家有针对性的制定口腔卫生规划和口腔公共卫生政策，将口腔健康纳入慢病防控体系、合理调配口腔卫生资源提供依据。该项研究创新性是：首次应用我国新建立的行业标准《口腔健康调查的方法》开展口腔健康流行病学研究；首次采用全国大样本数据探讨影响我国城乡居民口腔健康的相关危险因素。

（二）探索口腔健康教育新模式

随着移动互联网时代的到来，口腔健康教育正从传统的教育方式向移动新媒体的转化，移动社交媒体在我国医疗行业中的应用越来越普遍，许多医院和医务工作者利用微博、微信等方式进行医患沟通和健康知识普及，取得了不错的效果。我们将探索如何利用新手段、新方法、新媒介、新平台建立社交媒体网络圈，形成公众口腔健康传播立体效应，使更多的人关注口腔健康，获得相关知识，促进人群的口腔健康。

（三）维护口腔健康、促进全身健康

依托慢病防治体系监测平台，将口腔疾病与慢性病和营养监测相结合，探讨口腔健康与全身健康的相互关系，获得口腔健康与营养的相关关系和口腔疾病与慢性病的共同危险因素。探索特定人群的口腔预防方式，包括早期龋齿防治和牙龈炎综合干预等，明确多种干预措施预防口腔常见病的效果。

[关键词] 口腔疾病三级预防；口腔健康促进；口腔健康教育；龋病综合干预；口腔健康指南；口腔流行病学研究

建立中国口腔固定修复 CAD/CAM 行业标准的必要性

中华口腔医学会口腔医学计算机专业委员会
北京大学口腔医学院
吕培军

近年来，全球口腔医疗市场发展迅速。中国作为世界第一人口大国、第二大经济体，在中国经济快速发展的前提下，中国大陆的口腔医疗设备与材料的发展更加迅速。仅口腔修复计算机辅助设计与计算机辅助控制加工系统（Computer Assistant Design/Computer Assistant Milling，CAD/CAM）（下文简称口腔修复 CAD/CAM 系统）产品一项，据初步市场调研，每年市场增长率达到 30% 以上。

口腔修复 CAD/CAM 系统，是通过三维扫描仪扫描牙科模型数据，再通过 CAD 设计软件基于扫描获得的模型数据进行冠桥修复体设计。然后，再将设计数据输出到 CAM 控制软件，由 CAM 软件控制数控机床自动化完成牙科修复体的切削制作。通过 CAD/CAM 技术和相应的设备，可明显提高口腔临床冠桥修复体的制作效率和医疗质量。

20 世纪 70 年代，法国牙医 Francois Duret 教授开创性地将工业领域中最先进的 CAD/CAM 概念和方法引入到口腔修复体的设计与制作中，标志着数字化口腔医学时代的开端。1983 年，Duret 的第一台牙科 CAD/CAM 样机在法国问世。1986 年德国西门子公司生产了世界上第一台商业用的牙科 CAD/CAM 系统——Cerec I。21 世纪 80 年代末，我国学者开始跟踪和研发相关的技术，明确了我国自主研发口腔固定修复 CAD/CAM 技术的战略方向。

口腔修复 CAD/CAM 技术在国内外口腔医疗领域的应用日趋广泛。应用口腔修复 CAD/CAM 技术提升冠桥嵌体等口腔固定修复体的设计制作质量、标准化和规范化程度，是国际牙科技术发展的主流方向之一。截至 2012 年，我国已完成首套完全自主知识产权口腔固定修复 CAD/CAM 系统的产业化研发，掌握了牙颌模型三维扫描、口腔修复体 CAD、口腔修复体 CAM 和口腔专用多轴数控加工设备 4 个核心技术单元的关键技术体系，但尚缺乏相关的行业技术标准。

国际上，以美国为代表的发达国家也正在针对牙科 CAD/CAM 系统研究制定相关的国际标准，但考虑到与应用此类系统设计制作修复体时，中国人牙齿解剖形态特征、国内口腔临床操作流程等因素，我国应制定适宜中国人民族特征，符合中国国情的相关行业标准体系，支撑我国口腔修复 CAD/CAM 自主知识产权技术的产业化发展。相关必要性详述如下。

一、国内外口腔固定修复 CAD/CAM 技术发展和市场推广现状

2004 年之前，支撑口腔修复 CAD/CAM 技术临床大范围推广应用的一些关键技术尚未完善，例如 CAD 软件功能的完整性、智能化自动化程度，可切削氧化锆材料的美学性能等。国内对应用的口腔固定修复 CAD/CAM 系统以德国 Sirona 公司的 Cerec 椅旁系统为代表。可加工材料以玻璃陶瓷、树脂为主。氧化锆强度低、美学效果不具备明显优势，国内临床对 CAD/CAM 认知程度不足。

国产系统研发处于初期阶段，尚无自主技术产品。2004—2009年，氧化锆材料强度、半透性提升，扩大了临床适应证，国内专科口腔医院、高端诊所和加工厂开始推广此类业务，初步建立修复体加工、应用工作链。但大多CAD/CAM系统仍以封闭式为主(以德国Kavo Everest为代表)。在国家政策引导和科技基金支持下，我国开始全面系统研发自主技术(北大、清华、南航、二炮和山东新华医疗协同攻关)。2009—2011年，氧化锆坯料制作工艺、二次烧结精度、多色坯料技术、染色技术和临床认知渐趋成熟，我国口腔固定修复CAD/CAM技术临床应用呈现爆发式发展，国内市场年增长率达30%。开放式系统理念被广泛接受并付诸实践。

从2012年至今，我国已掌握口腔修复CAD/CAM技术流程中的扫描、设计、加工完整技术体系，获得近30项核心关键技术专利著作权，推出首套完全自主知识产权的口腔固定修复CAD/CAM系统(北京大学Goldent系统)，与国营上市公司合作建立生产装配线，具备了批量生产能力。与此同时，以深圳爱尔创、秦皇岛爱迪特为代表的国产中、低端氧化锆批量生产能力渐趋成熟，降低了CAD/CAM氧化锆材料应用成本(占国内约50%市场份额)，带动口腔固定修复CAD/CAM技术推广应用进一步发展。

目前国内外典型的口腔修复CAD/CAM系统特点如下：

(一)开放性

以德国Exocad为主的独立义齿修复CAD软件厂商的强势介入，使得原来主流的集成系统都不得不开放，同时也推动工业扫描仪厂商开始进入口腔扫描仪市场。

(二)单元模块成本大幅下降

由于竞争的加剧，许多国外厂商看好中国未来3年内庞大的市场需求潜力，开始了第一轮的价格竞争。目前，国外主流扫描设备集成口腔CAD软件的价格已经接近其成本价(经销商的价格5万~7万RMB)，口腔CAM软件的价格也已经随着HyperMill等工业加工软件商的市场经销商价格降到3万~4万/套。

(三)功能模块日趋完善

随着种植牙技术的发展应用，以个性化种植基台、种植连杆、虚拟颌架等口腔修复CAD软件的衍生功能都已经不断进入设计模块，使得口腔数字化设计的功能不断完善和加强。

(四)国内技术发展不平衡

国内的模块化单元技术主要集中在加工设备，主要是由于我国机床行业的技术已经相对成熟，目前存在一定利润空间。国产口腔扫描仪产业面对国外竞争，由于售价普遍较低，生存困难。在国外口腔CAD/CAM软件低价政策的倾销下，本来就最为薄弱的国产口腔CAD/CAM软件产业将面临巨大发展危机。

口腔修复CAD/CAM市场发展迅速，根据最近一次国际IDS展览会调查，全球口腔修复CAD/CAM制造商已经超过100家。2012年，国内市场销售量在200套以上，销售额超过1.5亿元人民币。其中，50%的销售量、70%以上的销售额来源于国外厂商的进口CAD/CAM系统，比如德国威兰德、西诺德、卡瓦等。

二、行业发展存在的问题

国外进口的口腔修复CAD/CAM系统其性能指标均在根据市场需求不断改善和提升，但技术性能总体良莠不齐。系统精度、操作方法和数据库等标准不统一，缺乏中国人标准牙齿形态数据库，操作流程设计未充分考虑国内口腔临床特点，软件专业词汇中文翻译不准确等，均在影响着此类技术惠及我国广大基层，并可能对行业健康发展造成潜在危害。

国外进口产品占据了绝大部分国内市

场,尽管有很多设计、制作精良的优秀产品,但也有相当一部分技术含量和功能效果相对较差,但价格虚高的产品,单套在 50 万 ~ 100 万 RMB,但实际应用效果良莠不齐,盲目购买和应用,缺乏相关准入标准的约束,导致大量设备闲置甚至重复投资。我国缺乏相关行业标准,政府缺乏对相关进口产品性能进行专业检测和评价的依据,无法设定相关进口准入条件,导致一些国外二、三流技术设备大量进入中国。这势必影响我国口腔医疗事业的健康发展。

三、口腔修复 CAD/CAM 系统功能模块分别建立相关标准的必要性

尽管实际应用中常将口腔修复 CAD/CAM 系统作为一个整体进行描述,但其性能决定于构成该系统的四个关键功能模块,分别为牙颌模型三维光学扫描模块、口腔修复 CAD 模块、口腔修复 CAM 模块和多轴数控加工模块。4 个功能模块的单独性能与上下游功能模块衔接的适宜性,均会对 CAD/CAM 系统的临床应用适宜性产生重要影响。

应根据口腔修复临床要求,分别针对 4 个功能模块的关键指标进行评价和要求,详述如下:

(一)牙颌模型三维光学扫描仪技术要求

牙颌模型三维光学扫描设备是口腔数字化修复系统中的重要组成部分,也是整个系统的唯一数据输入单元。此类设备多利用多轴运动机构控制具有规则几何形状的光源,用三角测量法获取被测物体表面各点的空间坐标。对表面结构复杂时的盲区,可通过分区域扫描和多轴运动机构得以弥补。其数据输出的准确性决定了数字化修复结果的最高精度,同时由于该设备精度高、数据算法复杂,设备生产商必须提供简易友好的操作方法和校准方案。目前国内外均无相关标准,产品结构、功能混乱,所以本标准制定后可以规范国内市场的该类产品,提高数字化口腔修复体制作的水平,并为中国数字化口腔发展提供技术基础。

(二)口腔固定修复体 CAD 软件技术要求

口腔修复专用 CAD 软件是口腔修复体数字化设计软件。通过自动或交互式操作,软件能对模型数据进行自动的分析、提取与义齿设计相关的标志点、线、面以及坐标系等,从而精确定量地设计义齿的咬合、邻接、边缘以及组织面,避免了手工雕蜡,并可以确保实现临床治疗规划,实现义齿设计、制作的标准化。

此类软件需要先将设计对象三维造型相关的定性或半定量、多参照系、描述性为主的医学经典理论、专家经验“转换”成逻辑关系明确且充分必要的数学、几何、拓扑和三维图形学定量约束条件,然后用适宜的三维图形学基本算法函数进行诠释,最后根据口腔医学思维习惯、工作流程开发为向导式功能化软件。

应用口腔数字化设计软件时,主要包括三个阶段:

1. 三维扫描数据输入与预处理阶段 对多源口腔三维扫描、重建和融合数据,利用数据降噪、孔洞修复、数据拼接、曲面重建等技术,获得完整、精确的口腔工作区的数字模型。

2. 个性化设计阶段 通过输入设计对象的细节控制参数(例如基底冠颈环的宽度),或用鼠标交互式操作,逐步完成口腔假体或诊疗辅助装置全表面三维形态的计算机辅助设计和建模过程。

3. 数据封装与输出阶段 将通过三维扫描获取的设计对象组织面,与设计完成的功能面的边界进行拼接,形成一个无缝过渡的整体,并输出为可用于数字化加工的标准格式数据例如 STL、PLY 等。

此类软件常以标准数据库的牙冠形态为依据,结合修复体制作过程的不同步骤,将修复体传统经验目测设计、手工制作过程在软件中定量实现,提高了质量和效率,降低了设

计难度,提高了修复效果的标准化程度。目前国内外均无相关标准,产品结构、功能混乱,所以本标准制定后可以规范国内市场的该类产品,提高数字化口腔修复体制作的水平,并为中国数字化口腔发展提供技术依据。

(三)口腔固定修复体 CAM 软件技术要求

口腔修复体专用 CAM 软件是数字化口腔修复体制作过程中生成数控加工代码的软件,由于口腔修复体的表面为个性化自由曲面,存在较多的沟、窝、点、隙等细节解剖形态,因此口腔修复体专用的 CAM 软件应在加工对象特点、刀轨规划、对加工设备要求等方面有别于工业 CAM 软件。目前国内外均无相关标准,产品结构、功能混乱,所以本标准制定后可以规范国内市场的该类产品,提高数字化口腔修复体制作的水平,并为中国数字化口腔发展提供技术基础。

(四)口腔固定修复体雕铣设备技术要求

口腔固定修复体雕铣设备是数字化口腔修复过程中用于修复体加工的设备,根据口腔固定修复体 CAM 软件输出的加工代码,通过雕铣等途径在对应材料上铣削加工得到目标修复体,设备性能直接决定了最后修复体的加工精度。由于冠桥等口腔固定修复体外形存在许多精细的解剖结构,对加工的精确度、稳定性要求更高,目前国内外均无相关标准,产品结构、功能混乱,所以本标准制定后可以规范国内市场的该类产品,提高数字化口腔修复体制作的水平,并为中国数字化口腔发展提供技术基础。

四、当前是建立我国口腔修复 CAD/CAM 相关标准的良好时机

口腔固定修复 CAD/CAM 技术在欧美普及程度高,国际同行也发现上述问题,并正在制定相关行业标准。美国 FDA 针对牙科 CAD/CAM 技术专门设立了独立的标准体系,对此类系统制作口腔修复体的精度等关键指标进行了规定。

同时,我国十二五科技产业相关政策导向,发改委对口腔数字化医疗技术和材料国家工程实验室的任务指标要求,以及我国口腔数字化医疗器械产业健康发展需要等,均呼唤着中国口腔固定修复 CAD/CAM 行业标准的制定!

此类标准的制定需要从设备外观、结构材质、功能组件、数据接口、应用安全防护等几个方面进行相关技术标准的研究讨论,并提出行之有效的检测方法。

通过 2013 年中华口腔医学会口腔医学计算机专委会的"口腔修复 CAD/CAM 系统标准专题研讨会",汇集了国内行业专家的意见和建议,并正式开始启动我国口腔固定修复 CAD/CAM 标准的研究。设定国外同类产品的准入条件,从而提升我国在国际相关学术领域的地位和水平,并促进我国口腔数字化医疗事业的健康、蓬勃发展!

[关键词] 口腔医学; 固定修复; 必要性; 标准建立

参考文献

[1] Duret F. et al. CAD/CAM in Dentistry[J]. JADA,1988,117:715-720.

[2] 吕培军,孙玉春. 口腔修复计算机辅助设计/制作的过去、现在和将来[J]. 北京大学学报(医学版),2010,42(1):14-19.

[3] van Noort R. The future of dental devices is digital[J]. Dental materials,2012,28(1):3-12.

医疗工作

口腔健康核心信息和知识要点

中华人民共和国国家卫生和计划生育委员会

一、维护口腔健康促进全身健康

(一)世界卫生组织对口腔健康的定义是"牙齿清洁、无龋洞、无痛感,牙龈颜色正常、无出血现象。"

(二)口腔是人体的重要组成部分,是消化道和呼吸道的起端,具有咀嚼、吞咽、言语、感觉和维持颌面部形态等功能。口腔健康是全身健康的基础。

(三)口腔疾病与全身疾病可相互影响,常见的牙周病会诱发或加重全身性疾病,如心脑血管疾病、糖尿病、早产、老年痴呆等。全身系统性疾病如糖尿病、艾滋病、某些血液病等也会在口腔有所表现。

(四)口腔疾病是可以预防、控制和治疗的,良好的口腔卫生习惯与定期口腔专业保健相结合可维护口腔健康,促进全身健康,提高生命质量。

二、牙周病和龋病是最常见的口腔慢性感染性疾病

(一)牙周病和龋病是最常见的口腔疾病,第三次全国口腔健康流行病学调查显示,我国中老年人牙周健康率不足 15%,5 岁儿童乳牙龋病的患病率为 66%,中年人和老年人龋病的患病率分别为 88.1% 和 98.4%。

(二)牙菌斑是黏附在牙齿表面的细菌膜,是龋病和牙周病的致病因素。有效刷牙是减少和控制牙菌斑最主要的方法。如果牙菌斑没有被及时清除,就会钙化形成牙石,增加牙周病发生的风险。

三、龋病、牙周病如不及时治疗,最终会导致牙齿丧失

(一)龋病早期没有自觉症状,只有通过定期检查才能发现,及时治疗效果好;如任其发展,会出现疼痛、牙根发炎,肿胀,治疗复杂、费用高,甚至导致牙齿丧失。

(二)牙周病包括牙龈炎和牙周炎,是成人牙齿丧失的首位原因。牙龈炎主要表现为牙龈出血,可治愈但易反复发生。牙周炎是牙龈炎进一步发展的结果,可出现牙龈红肿出血或退缩、牙齿松动、移位、口腔异味等。及时治疗可控制病变,但需长期维护,否则会加重或复发。

四、龋病是可以预防和控制的

(一)氟化物可有效预防龋病,应用方法包括全身及局部用氟,局部用氟主要有使用含氟牙膏、含氟漱口液,以及口腔医生使用的含氟涂料和氟化泡沫等。

(二)窝沟封闭可有效预防窝沟龋,窝沟封闭的适宜年龄:乳磨牙在 3 ~ 4 岁,第一恒磨牙(六龄齿)在 6 ~ 7 岁,第二恒磨牙在 11 ~ 13 岁。

(三)减少吃糖的次数,少喝碳酸饮料,避免口腔内细菌利用其产酸破坏牙齿从而产生龋齿。

五、牙周病是可以预防和控制的

(一)养成良好的口腔卫生习惯,早晚刷牙、餐后漱口,使用牙线或牙间刷。

(二)刷牙是控制牙菌斑的主要方法,提

倡用水平颤动拂刷法，重点刷牙龈边缘和牙缝处的牙面，刷牙要面面俱到，每次至少刷牙 2 分钟。

（三）洁治（洗牙）是清除牙石最有效的方法。提倡每年一次到具备执业资质的医疗机构洁治，预防牙周病的发生。

（四）吸烟是牙周病的主要危险因素之一，吸烟者患牙周病的概率较不吸烟者高。戒烟对防治牙周病是非常重要的。

六、及时修复缺失牙，康复口腔功能

（一）缺失牙在我国中老年人群中很常见，约一半的老年人缺失的牙没有得到修复，且大多数修复的义齿没有得到正确的护理。

（二）牙齿缺失会影响美观、发音和咀嚼功能，应当及时修复。修复后要正确戴用、注意维护和清洁。

关于印发儿童眼及视力保健等儿童保健相关技术规范的通知

卫办妇社发［2013］26 号

各省、自治区、直辖市卫生厅局，新疆生产建设兵团卫生局：

为落实《全国儿童保健工作规范（试行）》（卫妇社发［2009］235 号），提高儿童保健工作质量，进一步规范相关领域儿童保健服务的内容、方法、流程和考核评估，我们组织制定了儿童眼及视力保健、儿童耳及听力保健、儿童口腔保健和儿童心理保健 4 个方面的儿童保健技术规范（可从国家卫生和计划生育委员会网站下载）。现印发给你们，请遵照执行。

附件：

1. 儿童眼及视力保健技术规范（办公厅发）
2. 儿童耳及听力保健技术规范（办公厅发）
3. 儿童口腔保健指导技术规范（办公厅发）
4. 儿童心理保健技术规范（办公厅发）

国家卫生和计划生育委员会办公厅

二〇一三年四月九日

儿童口腔保健指导技术规范

一、目的

通过定期对儿童进行口腔健康检查，并对家长进行口腔保健指导，提高家长和儿童的口腔健康意识，帮助家长掌握正确的口腔卫生保健知识和技能，培养儿童养成良好的口腔卫生习惯，预防儿童龋病等口腔疾病，提高儿童健康水平。

二、服务对象

辖区内 0 ~6 岁儿童。

三、内容与方法

在儿童健康检查时，进行口腔保健指导和口腔疾病筛查，并指导选择相应的干预措施。

（一）问诊

询问儿童的喂养、饮食及口腔护理情况，了解是否喜食甜食、进食甜食的频率，是否有吮指、咬唇、吐舌、口呼吸等不良习惯，是否使用安抚奶嘴，口腔清洁、刷牙等卫生习惯。

（二）口腔疾病筛查

1. 面部检查。检查是否有唇裂、腭裂等

颜面发育异常。

2. 牙齿、口腔黏膜和舌系带的检查。检查牙齿的数目、形态、颜色、排列、替换及咬合情况,乳牙有无早萌、滞留、反咬合。检查有无口腔溃疡、鹅口疮、舌系带过短等异常。

3. 龋齿检查。检查牙齿是否有褐色或黑褐色改变,或者出现明显的龋洞。

(三)口腔保健指导

根据儿童的年龄阶段,从牙齿发育、饮食、口腔卫生指导等方面予以宣传教育。

1. 喂养。提倡母乳喂养,牙齿萌出以后规律喂养,逐渐减少夜间喂养次数。人工喂养儿应当避免奶瓶压迫其上下颌,不要养成含着奶瓶或含着乳头睡觉的习惯。牙齿萌出后,夜间睡眠前可喂服 1 ~2 口温开水清洁口腔;建议儿童 18 个月后停止使用奶瓶。

2. 饮食习惯。减少每天吃甜食及饮用碳酸饮品的频率,预防龋病的发生;牙齿萌出后,进行咀嚼训练;进食富含纤维、有一定硬度的固体食物;培养规律性的饮食习惯,注意营养均衡。

3. 牙齿萌出。乳牙萌出时婴儿可能出现喜欢咬硬物和手指、流涎增多,个别婴儿会出现身体不适、哭闹、牙龈组织充血或肿大、睡眠不好、食欲减退等现象。待牙齿萌出后,症状逐渐好转。建议这一时期使用磨牙饼干或磨牙棒以减轻症状。

4. 口腔清洁。注意儿童的口腔清洁,尤其在每次进食以后。牙齿萌出后,家长应当用温开水浸湿消毒纱布、棉签或指套牙刷轻轻擦洗婴儿牙齿,每天 1 ~2 次。当多颗牙齿萌出后,家长可选用婴幼儿牙刷为幼儿每天刷牙 2 次。3 岁以后,家长和幼儿园老师可开始教儿童自己选用适合儿童年龄的牙刷,用最简单的“画圈法”刷牙,其要领是将刷毛放置在牙面上,轻压使刷毛屈曲,在牙面上画圈,每部位反复画圈 5 次以上,牙齿的各个面(包括唇颊侧、舌侧及咬合面)均应刷到。此外,家长还应每日帮儿童刷牙 1 次(最好是晚上),保证刷牙的效果。当儿童学会含漱时,建议使用儿童含氟牙膏。

5. 纠正不良习惯。幼儿期尽量不用安抚奶嘴;纠正吮指、咬唇、吐舌、口呼吸等不良的习惯。

6. 口腔健康检查。儿童应该在第一颗乳牙萌出后 6 个月内,由家长选择具备执业资质的口腔医疗机构检查牙齿,请医生帮助判断孩子牙齿萌出情况,并评估其患龋病的风险。此后每半年检查一次牙齿。

7. 局部应用氟化物预防龋病。3 岁以上儿童可接受由口腔专业人员实施的局部应用氟化物防龋措施,每年 2 次。对龋病高危儿童,可适当增加局部用氟的次数。

8. 窝沟封闭预防龋病。窝沟封闭是预防磨牙窝沟龋的最有效方法。应当由口腔专业人员对儿童窝沟较深的乳磨牙及第一恒磨牙进行窝沟封闭,用高分子材料把牙齿的窝沟填平,使牙面变得光滑易清洁,细菌不易存留,达到预防窝沟龋的作用。

(四)转诊

出现以下情况之一者,应当予以及时转诊至上级妇幼保健机构或其他医疗机构的相关口腔专业门诊进一步诊治。

1. 唇裂、腭裂等颜面发育异常。

2. 舌系带过短。

3. 乳牙早萌或滞留。

4. 乳牙反咬合。

5. 龋齿。

四、流程图(见下页)

五、工作要求

(一)社区卫生服务中心和乡镇卫生院应当为儿童和家长提供口腔健康指导,为儿童提供定期口腔疾病筛查服务,宣传口腔卫生保健知识,发现异常及时进行转诊。

(二)从事儿童口腔保健工作的医护人员应当接受儿童口腔保健专业技术培训,并且取得培训合格证书。工作中应当严格按照原卫生部疾控局印发的口腔保健相关技术规范执行。

（三）口腔检查应当在自然光线或良好照明条件下进行。认真填写检查记录，追访转诊结局。

六、考核指标

0～6 岁儿童口腔疾病筛查覆盖率 =（该年辖区内接受口腔疾病筛查的 0～6 岁儿童人数/该年辖区内 0～6 岁儿童人数）×100%

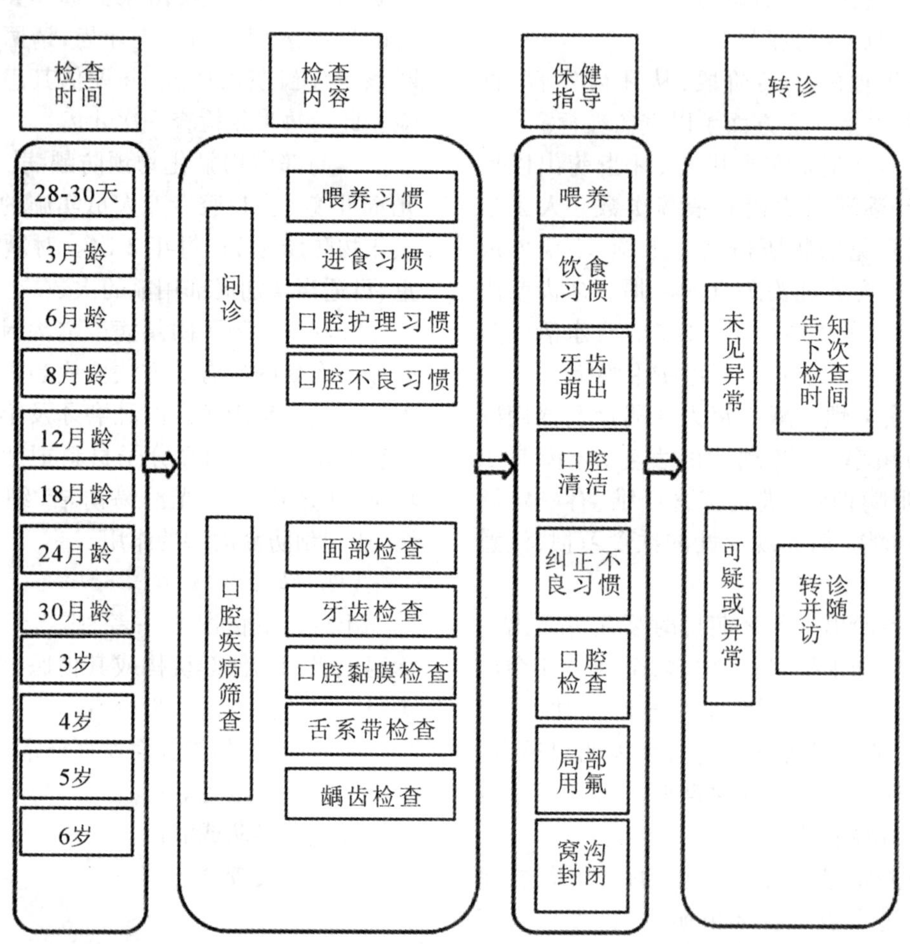

关于征求住院医师规范化培训标准（试行）意见的函

卫办科教函［2013］451 号

各省、自治区、直辖市卫生计生厅局（卫生计生委），新疆生产建设兵团卫生局，中央编办综合司，发展改革委、教育部、财政部、人力资源社会保障部办公厅，国家中医药局办公室，解放军总后卫生部，武警部队后勤部，委属有关单位，有关行业学会协会，教育部卫生计生委共建高校医学院：

为尽快全面建立和实施住院医师规范化培训制度，进而为建立实施专科医师培训制度奠定基础，我委委托中国医师协会组织专家制定了《住院医师规范化培训标准(试行)》[包括培训总则和 18 个专科细则,其中《全科医生规范化培养标准(试行)》已于 2012 年 7 月印发实施],现就该标准草案广泛征求你单位意见并向社会公开征求意见(可从国家卫生计生委网站下载),请将书面意见、花脸稿及其电子版于 6 月 20 日前反馈我委科教司教育处。有关实施住院医师规范化培训工作所涉及的编制、人事、发展改革、财政及教育培训管理等相关配套政策,我委根据情况会同国务院有关部门另行规定。

联系人:郝坡、王波

电　话:010-68792240

传　真:010-68792251

邮　箱:wsjswkjsjyc@163.com

附件:住院医师规范化培训标准

附件略

国家卫生和计划生育委员会办公厅

二〇一三年六月三日

住院医师规范化培训标准总则

摘自国家卫生和计划生育委员会办公厅文件"《住院医师规范化培训标准(试行)》"

为规范和加强住院医师培训工作,推进我国医师队伍建设,根据深化医药卫生体制改革、建立住院医师规范化培训制度有关部署及相关的法律法规和政策规定,制定本培训标准。

一、培训对象

拟从事临床医疗工作的高等院校临床医学专业本科及以上学历毕业生,或已从事临床医疗工作并取得临床执业医师资格证书,申请参加规范化培训的人员。

二、培训目标

住院医师规范化培训是培养临床医师所必经的毕业后医学教育阶段,目标是为各级医疗机构培养具有良好的职业道德、扎实的医学理论知识和临床诊疗技能,能独立诊治常见病、多发病的合格医师。主要包括以下四个方面:

(一)政治思想。热爱祖国;拥护中国共产党的领导;遵守国家有关法律法规。

(二)职业道德。热爱医学事业,弘扬人道主义的职业精神,恪守为人民健康服务的宗旨和救死扶伤的社会责任;坚持以病人为中心的服务理念,遵守医学伦理基本原则,尊重生命、平等仁爱、患者至上、真诚守信、精进审慎、廉洁公正。

(三)专业能力。掌握本学科及相关学科的临床医学基础理论、基本知识和基本技能;具有疾病预防的观念,具备良好的医患沟通与医疗团队协作能力、严谨的临床思维能力、解决临床实际问题的能力和医学科普传播能力,树立终身学习的理念。

(四)教学与科研。能够参与见习/实习医生和低年资住院医师的临床指导带教工作;具备基本的临床研究和临床应用性论文撰写能力、本学科及相关学科的外文文献资料阅读能力。

三、培训年限

住院医师规范化培训周期为 3 年(实际培训时间不少于 33 个月)。因特殊情况未能按期完成培训任务者,需相应延长培训时间。具有临床医学相应专业研究生学历人员及已从事临床医疗工作(未经住院医师规范化培训)自愿参加住院医师规范化培训的临床执业医师,根据其接受的临床训练经历和临床实践能力,由培训基地按照本培训标准要求确定参加培训的时间和内容。

四、培训方式

（一）住院医师在省级及以上卫生计生行政部门认定的住院医师规范化培训基地选择相关专科进行培训。培训期间按照《住院医师规范化培训标准》总则和各相关学科细则的要求，完成规定的专业理论学习和临床实践技能培训。

（二）培训基地负责住院医师的临床实践培训，主要采取在本专科和相关专科科室轮转的方式进行，注重提高住院医师的基层实践能力。

（三）培训基地及有关医学院校负责住院医师的专业理论学习，主要采取集中面授、远程教学和有计划的自学等方式进行，增强住院医师将专业理论与临床实践紧密结合的能力。专业理论学习可根据教学需要集中或分散在 3 年的培训过程中完成。

五、培训内容

住院医师规范化培训内容包括专业理论学习和临床实践培训，重点是临床实践培训。

（一）专业理论学习

专业理论学习内容应以临床实际需求为导向，主要包括以下内容：

1. 相关卫生法律、法规、规章制度和标准；

2. 医学伦理与人文关怀；

3. 医患沟通与人际关系；

4. 重点和区域性传染病防治、突发公共卫生事件的应急处理和报告；

5. 循证医学（包括临床科研）基础知识。

临床专业相关理论教学要贯穿于临床实践技能培训过程中。

（二）临床实践培训

住院医师在上级医师的指导下，通过本阶段的临床实践训练，完成本学科和相关学科的培训内容。

掌握、熟悉、了解本学科常见病和多发病的病因、发病机理、临床表现、诊断和鉴别诊断、处理方法和临床路径；危重病症的识别与紧急处理技能；基本药物和常用药物的合理使用；临床合理用血原则；重点和区域性传染病（包括食源性疾病）基本防治知识及正确处理流程。熟练规范地书写临床病历，在轮转每个必选科室时必须手写完成两份反映疾病诊断治疗全过程的系统病历。

掌握、熟悉、了解相关学科的学习病种、临床知识和基本技能。

掌握适用于合格临床医师“应知应会”的实践技能（重点是心肺复苏技术、突发性疾病院前急救等）。

六、培训考核

（一）住院医师规范化培训考核分为培训过程考核和结业考核，以过程考核为重点。过程考核在每个轮转科室出科前，依据《住院医师规范化培训登记手册》完成情况综合评定；结业考核包括理论考核和临床实践技能考核。

（二）住院医师取得执业医师资格并通过培训过程考核是参加结业考核的必备条件。

（三）培训结业考核合格者由省级卫生计生行政部门颁发统一制式的《住院医师规范化培训合格证书》。证书在全国范围内有效，并逐步作为临床医师在医疗机构独立从事诊疗工作和进入专科医师培训以及中级职称晋升的必备条件。

七、其他

（一）各学科按照相应学科培训细则实施。

（二）各地可根据本地区实际对相关培训细则进行适当调整。

口腔科住院医师规范化培训标准细则

摘自国家卫生和计划生育委员会办公厅文件"《住院医师规范化培训标准(试行)》"

口腔医学是研究和防治口腔软硬组织及颌面颈部各类疾病的一门分类复杂、覆盖面广又相互密切联系的临床与基础相并重的一级学科,是现代医学科学的重要组成部分。口腔科包括牙体牙髓科、牙周科、儿童口腔科、口腔黏膜科、口腔颌面外科、口腔修复科、口腔正畸科、口腔急诊科、口腔预防科、口腔颌面影像科、口腔病理科等亚专业。

一、培训目标

通过3年的规范化培训,使住院医师打下扎实的口腔科临床工作基础,能够掌握正确的临床工作方法,准确采集病史、规范体格检查、正确书写病历,能够认识口腔科的各类常见疾病,掌握口腔科常见疾病的诊治原则和操作技能,掌握口腔科感染控制的理论知识和操作技能;熟悉口腔科的诊疗常规和临床路径。培训结束时,住院医师能够具有良好的职业道德和人际沟通能力,具有独立从事口腔科临床工作的能力。

二、培训方法

本阶段为口腔科医师的基础培训,采取在口腔科范围内各个专业科室轮转的形式进行。通过管理病人、参加门诊、病房工作和各种教学活动,完成口腔科规定的病种和基本技能操作数量;认真填写《住院医师规范化培训登记手册》;参与见习/实习医生和住院医师的口腔科临床教学工作。理论知识以自学和讨论为主,有部分授课;实践技能通过临床科室轮转进行培养。

在有明确专业划分的培训基地,应分科轮转,时间安排见表1。在没有明确专业划分的培训基地,应参照轮转专业的培训内容,完成相应专业的病种及病例数。

表1　轮转科室及其时间安排表

轮转科室	时间(月)	轮转科室	时间(月)
牙体牙髓科	6	牙周科	6
儿童口腔科	3	口腔黏膜科	2
口腔颌面外科	5	口腔修复科	6
口腔正畸科	1	口腔颌面影像科	1
口腔预防科	1	累计参加口腔急诊	2
合计			33

三、培训内容与要求

(一)口腔预防(1个月)

1.轮转目的

(1)理论知识学习:巩固大学所学口腔预防学的理论知识,阅读经典著作及相关文献,或参加选修课学习。

(2)临床技能训练:熟悉或初步掌握龋病与牙周疾病等口腔常见病多发病的流行病学调查、预防保健原则与方法;了解口腔健康教育与问卷调查的基本原则和方法。

2.临床技能训练要求　详见表2。

表 2　口腔预防科轮转工作量要求

治疗或操作名称	完成最低例数	
	基本要求	较高标准
预防性充填(包括非创伤性充填)	20	40
局部涂氟	20	40
菌斑控制示范	10	40
菌斑染色	20	40
儿童口腔健康状况调查	6	10
预防咨询	4	10
针对不同病种和个体的系统保健	4	10
社区口腔健康教育和促进	5	10

(二)牙体牙髓病(6 个月)

1. 轮转目的

(1)巩固大学所学牙体牙髓病学理论知识,阅读经典著作及相关文献,或参加必修课或选修课的学习。

(2)临床技能训练。

2. 临床技能训练要求

掌握:牙体牙髓病的正确检查方法和病历书写,初步掌握牙体牙髓病科常见病、多发病的病因、发病机制、临床表现、诊断和鉴别诊断、治疗原则和处理方法以及充填材料的选择与应用要点。具体要求见表 3。

表 3　牙体牙髓科轮转工作量要求

治疗或操作名称	完成最低例数	
	基本要求	较高标准
龋病治疗:		
单面各类型龋洞充填	120	200
复面各类型龋洞充填	120	200
前牙光敏树脂充填	120	200
非龋病治疗:	15	30
牙髓和根尖病治疗:		
完成或参与活髓保存治疗	1	2
根管治疗	100	180
完成或参与根尖手术	2	4

(三)牙周病(6 个月)

1. 轮转目的

(1)理论知识学习:巩固大学所学牙周病学理论知识,阅读经典著作及相关文献,或参加必修课或选修课的学习(重点在危险因素、预防、发展趋势、牙周病与全身病的关系、维护期的重要性)。

(2)临床技能训练:掌握牙周病系统检查、病历书写、诊断及危险因素评估。通过临床病例讨论来加深理解针对不同患者的个性化设计及治疗方法、菌斑控制的理论及方法、与患者交流的方法。

2. 临床技能训练要求　详见表 4。

表 4　牙周科临床技能训练工作量要求

治疗或操作名称	完成最低例数	
	基本要求	较高标准
全口龈上洁治	100（手工洁治 >20）	150（手工洁治 >30）
全口龈下刮治	40	80
松牙固定	2	5
𬌗治疗（𬌗干扰及食物嵌塞等）	10	20
牙周-牙髓联合病变	3	5
牙周脓肿	5	8
常见牙龈病的诊断和治疗（含 ANUG、白血病、药物性牙龈增生、妊娠性龈炎等）	15	30
完成或参与牙周手术	10	15
牙周检查、诊断及综合治疗设计（系统治疗病例）	25	40
菌斑控制的指导（包括对正畸、修复患者）	20	40
参与牙周病修复治疗	1	2
参与牙周病正畸治疗	1	2

（四）儿童口腔病（3 个月）

1. 轮转目的

（1）理论知识学习：巩固大学所学儿童口腔病学的理论知识，阅读经典著作及相关文献，或参加必修课或选修课的学习。

（2）临床技能训练：掌握儿童口腔疾病的正确检查方法和病历书写，初步掌握儿童口腔常见病、多发病的病因、发病机制、临床表现、诊断和鉴别诊断、治疗原则和处理方法。

2. 临床技能训练要求　详见表 5。

表 5　儿童口腔病临床技能训练工作量要求

治疗或操作名称	完成最低例数	
	基本要求	较高标准
儿童龋病治疗：		
药物涂布治疗	30	60
窝沟封闭	30	60
乳前牙充填治疗	30	45
乳磨牙充填治疗	30	40
儿童牙髓和根尖病治疗：		
完成或参与乳牙冠髓切断术	1	3
乳牙根管治疗术	30	50
完成或参与年轻恒牙根尖诱导成形术	3	5
儿童咬合诱导：		
丝圈式间隙保持器	3	5
完成或参与儿童牙外伤处理	3	5

（五）口腔黏膜病(2 个月)

1. 轮转目的

(1)理论知识学习:巩固大学所学口腔黏膜病学的理论知识,阅读经典著作及相关文献,或参加必修课或选修课的学习(重点在常见多发的口腔黏膜病)。

(2)临床技能训练

掌握:口腔黏膜病的病史采集、检查方法和病历书写;口腔黏膜常见病、多发病的病因、发病机制、临床表现、诊断与鉴别诊断、治疗原则和处理方法;复发性溃疡、扁平苔藓、疱疹性口炎、白色念珠菌感染的诊治原则。

熟悉:慢性唇炎、白斑、天疱疮等疾病的诊治原则。

了解:某些全身疾病在口腔的表现,如艾滋病、梅毒等。

2. 临床技能训练要求　详见表 6。

表 6　口腔黏膜科临床技能训练工作量要求

治疗或操作名称	完成最低例数	
	基本要求	较高标准
复发性口腔溃疡	20	40
扁平苔藓	10	20
疱疹性口炎	3	5
口腔白念珠菌感染	5	15
慢性唇炎	3	5
白斑等癌前病变或癌前状态	3	5
天疱疮	0	1
其他	10	30

通过专题讲座、病例讨论等,加强对罕见病的认识,提高鉴别诊断能力。

（六）口腔颌面外科(5 个月)

1. 轮转目的

(1)理论知识学习:巩固大学所学口腔颌面外科学的理论知识,阅读经典著作及相关文献,或参加必修课或选修课的学习。

(2)临床技能训练:掌握口腔颌面外科的病史采集、检查方法和病历书写以及各种申请单的正确填写。初步掌握口腔颌面外科常见病、多发病的病因、发病机制、临床表现、诊断和鉴别诊断、治疗原则和处理方法。

熟悉口腔颌面外科门诊各项诊疗常规和技术操作常规以及临床合理用血知识。

2. 临床技能训练要求　详见表 7。

表 7　口腔颌面外科临床技能训练工作量要求

治疗或操作名称	完成最低例数	
	基本要求	较高标准
常用口腔麻醉(传导阻滞、浸润麻醉)及普通牙拔除	200	250
困难牙拔除(死髓牙、残根或残冠)	80	100
阻生牙、埋伏牙牙拔除	20	30
牙槽外科手术	5	10
完成或参与其他门诊手术	5	10
口腔恶性肿瘤筛查	5	10

（七）口腔修复学（6 个月）

1. 轮转目的

（1）理论知识学习：巩固大学所学口腔修复学的理论知识，阅读经典著作及相关文献，或参加必修课或选修课的学习。

（2）临床技能训练：掌握常见修复体的适应证、设计原则及牙体制备的基本要求。熟悉常用修复材料的性能和修复体的制作工序。熟悉印模制取、各类修复体戴入及调殆等常见问题的处理原则。了解义齿的工艺制作要求。

2. 临床技能训练要求　详见表 8。

表 8　口腔修复科临床技能训练工作量要求

治疗或操作名称	完成最低例数	
	基本要求	较高标准
全口义齿	1	2
可摘局部义齿	10 （含铸造局部义齿 8）	20 （含铸造局部义齿 15）
烤瓷冠（或全瓷冠）	20	40
固定桥	4	6
铸造冠	15	30
各类桩核	10	15

（八）口腔正畸（1 个月）

1. 轮转目的

（1）理论知识学习：巩固大学所学口腔正畸学的理论知识，阅读经典著作，或参加必要的讲座或选修课的学习。

（2）临床技能训练要求

1）基本要求：了解错殆畸形的病因、分类、诊断和矫治原则；了解各类矫治器的设计原则及应用。

2）较高标准：在上级医师的指导下，熟悉活动矫正器的制作，用活动矫治器矫治简单的错殆病例 1 ~ 2 例；进行固定矫治器临床简单操作，包括黏带环、结扎、黏托槽等，用固定矫正器矫治简单错殆病例 1 ~ 2 例。

（九）口腔颌面影像（1 个月）

1. 轮转目的

（1）理论知识学习：巩固大学所学口腔颌面影像学的理论知识，阅读经典著作，或参加必修课和选修课的学习。

（2）临床技能训练：初步掌握常用 X 线检查片的正常解剖结构识别及常见颌骨疾病的 X 线诊断。了解口腔颌面部常见疾病的影像学表现，了解各类造影检查的操作过程。

2. 临床技能训练要求　详见表 9。

表 9　口腔颌面影像临床技能训练工作量要求

治疗或操作名称	完成最低例数	
	基本要求	较高标准
根尖片投照	150	200
阅读常用口腔 X 线片（含全景片、华氏位、颧弓切线位、下颌骨正侧位等）、CT 片	50	80

（十）口腔急诊（2 个月）

1. 轮转目的

（1）理论知识学习：巩固大学所学口腔医学的理论知识，特别是口腔急症及外伤的理论知识。

(2) 掌握牙体牙髓病、牙周病的急症处理，熟悉儿童口腔病急症处理和口腔颌面部外伤的应急或初步处理，了解口腔黏膜急症的处理。

2. 临床技能训练量的要求　详见表 10。

表 10　口腔急诊科临床技能训练工作量要求

治疗或操作名称	完成最低例数	
	基本要求	较高标准
牙痛的鉴别诊断及处置	90	150
牙外伤的鉴别诊断及处置	20	40
牙周脓肿的鉴别诊断及处置	15	30
口腔颌面部软硬组织外伤的处置	15	30
口腔颌面部急性炎症的处置	3	10
口腔急性出血的处置	10	20
急性疱疹性口炎的处置	1	3
颞下颌关节脱位的处置	3	6

(十一) 口腔病理学

1. 掌握龋病、牙周病及牙髓根尖病的病理学表现，了解其发病机制。

2. 掌握口腔常见牙源性肿瘤及囊肿、涎腺肿瘤及口腔癌的病理学表现。

3. 掌握常见口腔黏膜病的病理学表现、临床特征。

4. 掌握口腔组织结构及其发育过程。

5. 掌握口腔软组织切片的操作技能、了解各种常用染色的过程及方法。

(十二) 其他要求

1. 参加多专业间病例讨论 10 次，报告口腔科综合病例 10 例(其中 5 例涉及两个以上口腔亚专科疾病的诊断、治疗，例如牙周手术治疗后的修复或正畸治疗及健康维护等；5 例涉及口腔全科向口腔专科的转诊)。

2. 加强心理学、伦理学、法律学理论知识和医德医风的培养，培养医患沟通能力。

3. 完成病例报告和口腔专业英文文献翻译各一篇(属较高标准，可酌情实施)。

4. 外语、教学、科研等能力的要求：国外有关文献综述或读书报告 1 篇；参与教学、科研活动。

四、参考书刊

栾文民等主编. 全国专科医师培训规划教材-口腔科学. 北京：人民卫生出版社，最新版.

张震康等主编. 实用口腔科学. 北京：人民卫生出版社，最新版.

王翰章等主编. 中华口腔科学. 北京：人民卫生出版社，最新版.

张震康等主编. 现代口腔医学. 北京：人民卫生出版社，最新版.

张震康主编. 临床技术操作规范 · 口腔医学分册. 北京：人民军医出版社，最新版.

中国医师协会编著. 国家执业医师、护师“三基”训练丛书——临床医师分册、医学检验和医学影像分册. 北京：人民军医出版社，最新版.

审定：中国医师协会口腔医师分会
中华口腔医学会

《住院医师规范化培训标准》征求意见有关情况说明

一、什么是住院医师规范化培训?

住院医师规范化培训是指医学专业毕业生在完成医学基础教育之后,在经过省级及以上卫生行政部门(含中医药管理部门,下同)认定的培养基地,以住院医师的身份,接受以提高临床能力为主的系统性、规范化培训。住院医师规范化培训是临床医师培养所特有和必经的教育阶段,对于提高医疗质量、确保医疗安全具有不可替代的重要意义。培训目标是为各级医疗机构培养具有良好的职业道德、扎实的医学理论知识和临床诊疗技能,能独立诊治常见病、多发病的合格医师。

二、为什么要制订《住院医师规范化培训标准》?

开展住院医师规范化培训是为 13 亿人民培养技术过硬、素质优良临床医师的重大举措,对于提高我国医师队伍整体能力水平具有重要意义。鉴于此,制订统一规范的培训标准,对于培训的时限、内容、方式方法等作出必要的规定,成为建立完善住院医师培训模式的迫切需要。为此,原卫生部早在 1993 年和 1995 年即印发实施《临床住院医师规范化培训试行办法》和《临床住院医师规范化培训大纲》,在相关领域开展实践探索。

2009 年印发的《中共中央国务院关于深化医药卫生体制改革的意见》明确提出"建立住院医师规范化培训制度",住院医师规范化培训被提到了重要的议事日程,制订符合新形势需要的住院医师规范化培训标准成为深化医改的重要工作。

三、《住院医师规范化培训标准(试行)》是如何制订的?

2009 年,按照医改工作部署,我委(原卫生部)委托中国医师协会组织全国专家制订了《住院医师规范化培训标准(试行)》(以下简称《标准》)。自 2011 年 5 月以来,已经多次征求有关方面的意见,在此基础上进行了修改完善。为了确保文件质量,此次再次广泛征求有关部门、单位、专家和社会相关方面的意见,以期能使《标准》满足培养合格临床医师的实际需求。

四、《住院医师规范化培训标准(试行)》主要内容及特点是什么?

《标准》包括总则和内科、外科等 18 个专科细则(其中,《全科医生规范化培养标准(试行)》已于 2012 年 7 月印发实施)。总则主要对培训对象、培训年限、培训目标、培训方式培训内容等共性内容做出了界定,明确住院医师规范化培训是培养临床医师所必经的毕业后教育阶段,目标是为各级医疗机构培养具有良好的职业道德、扎实的医学理论知识和临床诊疗技能,能独立诊治常见病、多发病的合格医师。住院医师规范化培训周期为 3 年(实际培训时间不少于 33 个月),具有临床医学相应专业研究生学历人员及已从事临床医疗工作(未获得住院医师规范化培训合格证)自愿参加住院医师规范化培训人员,根据其接受的临床训练经历和临床实践能力,由培训基地按照相关专科的培训要求确定参加培训的时间和内容。

各专科细则根据本专科住院医师规范化要求,对本学科有关科室轮转时间的分配、应掌握的内容及程度、病例病种数量等具体内容作出明确规定,并妥善处理"宽基础"与"精专科"的关系,注重统筹做好本专科及相关专科知识技能的学习掌握。同时,各专科细则对参考书刊作了统一规定。

中华人民共和国国家卫生和计划生育委员会

二〇一三年六月七日

国家卫生计生委等 7 部门关于建立住院医师规范化培训制度的指导意见

国卫科教发[2013]56 号

各省、自治区、直辖市卫生计生委(卫生厅局)、编办、发展改革委、教育厅(教委)、财政厅(局)、人力资源社会保障厅(局)、中医药管理局,新疆生产建设兵团卫生局、编办、发展改革委、教育局、财务局、人力资源社会保障局:

住院医师规范化培训是培养合格临床医师的必经途径,是加强卫生人才队伍建设、提高医疗卫生工作质量和水平的治本之策,是深化医药卫生体制改革和医学教育改革重大举措。为贯彻《中共中央国务院关于深化医药卫生体制改革的意见》(中发[2009]6 号)和《国家中长期人才发展规划纲要(2010—2020 年)》精神,培养和建设一支适应人民群众健康保障需要的临床医师队伍,现就建立住院医师规范化培训制度提出如下意见,请结合本地实际认真执行。

一、指导思想、基本原则和工作进程

(一)指导思想。深入贯彻落实科学发展观,实施"科教兴国、人才强国"战略,紧密结合我国经济社会的发展要求,按照深化医药卫生体制改革的总体部署,立足基本国情,借鉴国际经验,遵循医学教育和医学人才成长规律,从制度建设入手,完善政策,健全体系,严格管理,建立健全住院医师规范化培训制度,全面提高我国医师队伍的综合素质和专业水平。

(二)基本原则。坚持政府主导、部门协同、行业牵头、多方参与,建立健全住院医师规范化培训工作机制。坚持统筹规划、需求导向、稳妥推进、逐步完善,积极开展住院医师规范化培训工作。坚持统一标准、突出实践、规范管理、注重实效,切实提高医师队伍执业素质和实际诊疗能力。

(三)工作进程。到 2015 年,各省(区、市)全面启动住院医师规范化培训工作;到 2020 年,基本建立住院医师规范化培训制度,所有新进医疗岗位的本科及以上学历临床医师均接受住院医师规范化培训。

二、逐步建立健全住院医师规范化培训制度

(四)制度内涵。住院医师规范化培训是指医学专业毕业生在完成医学院校教育之后,以住院医师的身份在认定的培训基地接受以提高临床能力为主的系统性、规范化培训。住院医师规范化培训制度是对招收对象、培训模式、培训招收、培训基地、培训内容和考核认证等方面的政策性安排。

(五)招收对象。拟从事临床医疗工作的高等院校医学类专业(指临床医学类、口腔医学类、中医学类和中西医结合类,下同)本科及以上学历毕业生,或已从事临床医疗工作并取得执业医师资格证书,需要接受培训的人员。

(六)培训模式。"5 + 3"是住院医师规范化培训的主要模式,即完成 5 年医学类专业本科教育的毕业生,在培训基地接受 3 年住院医师规范化培训。

(七)培训招收。卫生计生行政部门会同有关部门制订中长期规划和年度培训计划。培训基地依据核定规模,按照公开公平、双向选择、择优录取的原则,主要通过招收考试形

式，招收符合条件的医疗卫生单位委派人员和社会人员参加培训。根据医疗保健工作需求，适当加大全科以及儿科、精神科等紧缺专业的招收规模。

（八）培训基地。培训基地是承担住院医师规范化培训的医疗卫生机构，依据培训需求和基地标准进行认定，实行动态管理，原则上设在三级甲等医院，并结合当地医疗资源实际情况，将符合条件的其他三级医院和二级甲等医院作为补充，合理规划布局。区域内培训基地可协同协作，共同承担有关培训工作。全科医生规范化培养基地除临床基地外还应当包括基层医疗卫生机构和专业公共卫生机构。

（九）培训内容。包括医德医风、政策法规、临床实践技能、专业理论知识、人际沟通交流等，重点提高临床诊疗能力。

（十）考核认证。包括过程考核和结业考核。合格者颁发统一制式的《住院医师规范化培训合格证书》。

三、完善保障措施

（十一）编制保障。机构编制部门在制订医疗卫生机构编制标准时，将有关机构承担的住院医师规范化培训任务作为核定编制时统筹考虑的因素。

（十二）人员管理与待遇。

培训对象是培训基地住院医师队伍的一部分，应遵守培训基地的有关管理规定，并依照规定享受相关待遇。

单位委派的培训对象，培训期间原人事（劳动）、工资关系不变，委派单位、培训基地和培训对象三方签订委托培训协议，委派单位发放的工资低于培训基地同等条件住院医师工资水平的部分由培训基地负责发放。面向社会招收的培训对象与培训基地签订培训协议，其培训期间的生活补助由培训基地负责发放，标准参照培训基地同等条件住院医师工资水平确定。具有研究生身份的培训对象执行国家研究生教育的有关规定，培训基地可根据培训考核情况向其发放适当的生活补贴。

临床医学专科学历毕业生参加2年毕业后培训（3+2），培训期间的有关人员管理和待遇参照上述原则并结合当地实际执行，培训内容及标准等另行制订。

（十三）经费保障。建立政府投入、基地自筹、社会支持的多元投入机制。政府对按规划建设设置的培训基地基础设施建设、设备购置、教学实践活动以及面向社会招收和单位委派培训对象给予必要补助，中央财政通过专项转移支付予以适当支持。各地要充分利用已支持建设的全科医生规范化培养基地的条件，在住院医师规范化培训中发挥应有的作用。

四、密切相关政策衔接

（十四）学位衔接。探索住院医师规范化培训与医学硕士专业学位（指临床、口腔、中医，下同）研究生教育有机衔接的办法，逐步统一住院医师规范化培训和医学硕士专业学位研究生培养的内容和方式。取得《住院医师规范化培训合格证书》并符合国家学位要求的临床医师，可授予医学硕士专业学位；符合住院医师规范化培训管理要求，按照住院医师规范化培训标准内容进行培训并考核合格的医学硕士专业学位研究生，可取得《住院医师规范化培训合格证书》。

（十五）执业注册。规范化培训前已取得《执业医师资格证书》的培训对象，应当将培训基地注册为执业地点，可不限执业范围。培训期间尚未取得《执业医师资格证书》的，可在具有执业资格的带教师资指导下进行临床诊疗工作。培训期间，可依照《执业医师法》相关规定参加国家医师资格考试，取得执业医师资格后，医师执业证书应当注明类别，可不限执业范围，但应当按照有关规定填写相应规范化培训信息。培训结束后，根据实际情况确定执业范围和地点，依法办理相应执业注册变更手续。

（十六）政策引导。在全面启动住院医师规范化培训的省（区、市），将取得《住院医师规范化培训合格证书》作为临床医学专业中级技术岗位聘用的条件之一。住院医师规范化培训合格者到基层医疗卫生机构工作，可提前 1 年参加全国卫生专业技术中级资格考试，同等条件下优先聘用。培训对象到基层实践锻炼的培训时间，可计入本人晋升中高级职称前到基层卫生单位累计服务年限。申请个体行医，在符合规定条件的前提下，卫生计生行政部门应当予以优先，并逐步将参加住院医师规范化培训合格作为必备条件。

（十七）建立培训供需匹配机制。加强部门协同，逐步建立临床医学专业毕业生数量、住院医师规范化培训基地培训容量与临床医师岗位需求量相匹配的机制。

五、强化组织领导

（十八）抓好组织落实。各省（区、市）要按照本指导意见，制订适合本地区情况的具体实施方案。卫生计生、编制、发展改革、教育、财政、人力资源社会保障、中医药等部门要健全工作协调机制，制订政策，发布相关实施细则，并及时研究解决贯彻实施中的有关问题，不断探索完善相关政策措施，推动本地区住院医师的规范化培训工作扎实稳妥有效推进。

（十九）促进各地均衡发展。发达地区要积极支持欠发达地区开展住院医师规范化培训工作，在师资队伍建设、基地建设、培训名额等方面给予帮扶。年度招收计划要有一定比例的培训名额用于支持欠发达地区。

（二十）发挥有关行业组织作用。加强行业协会、专业学会及相关机构能力建设，在制订培训标准、开展考核认证等方面充分发挥行业组织的优势与作用。

（二十一）做好舆论宣传。通过多种形式加强宣传，增强全社会对住院医师规范化培训必要性及重要性的认识，为全面建立住院医师规范化培训制度营造良好氛围。

国家卫生计生委　中央编办
国家发展改革委　教育部
财政部　人力资源社会保障部
国家中医药管理局
二〇一三年十二月三十一日

国家卫生和计划生育委员会关于深入开展 2013 年全国医疗卫生系统“三好一满意”活动的通知

卫计生发［2013］20 号

各省、自治区、直辖市卫生厅局（卫生计生委），新疆生产建设兵团卫生局：

按照《卫生部关于在全国医疗卫生系统开展“三好一满意”活动的通知》（卫医政发［2011］30 号）以及 2013 年卫生工作要点，结合深化医药卫生体制改革要求，现将深入开展 2013 年全国医疗卫生系统“三好一满意”活动有关安排通知如下：

一、总体要求

在巩固前两年活动成果的基础上，创新思路，扩面提标，继续坚持以人为本，以人民群众满意为出发点和落脚点，建立健全为民服务创先争优长效机制，进一步加强医疗卫生系统内部管理，突出提升医疗卫生服务水平，大力改进医疗卫生服务质量，树立典型，弘扬高尚职业道德,加强行业作风建设,切实解决群众反映强烈的突出问题,进一步改善群众感受,提高群众和社会满意度,保障人民群众健康权益。

二、活动范围

全国各级各类医院、乡镇卫生院、社区卫生服务机构、妇幼保健机构、血液中心(站)和急救中心(站),各级卫生监督机构、疾病预防控制机构。各类机构 2013 年活动具体工作内容和任务分解量化指标见附件。

三、活动安排

(一)宣传教育环节

地方各级卫生行政部门和医疗卫生机构要引导广大干部职工充分认识开展“三好一满意”活动的重大意义,进一步增强参与活动的积极性和主动性,创造性地开展工作。要进一步加大宣传力度,推出医德高尚、医术精湛、敬业奉献先进典型,树立医疗卫生系统的良好形象。

(二)查找整改环节

要对照活动工作任务分解量化指标要求,认真查找工作中存在的问题和不足;通过召开座谈会、设置意见箱、开通热线电话和网上信箱等多种方式,畅通渠道,切实解决群众反映强烈的突出问题。对于活动中发现的问题,特别是涉及群众切身利益、影响行业形象的突出问题,要逐项进行重点整改,制订切实可行的措施。整改方案、措施及效果要报省级卫生行政部门备案。

(三)督导检查环节

地方各级卫生行政部门要遵循分级指导、逐级检查的原则,组织对本辖区医疗卫生机构“三好一满意”活动开展情况进行指导、检查,稳步、纵深推进活动进程。我委适时组织对各地进行督导检查。

(四)总结提高环节

2013 年是 3 年“三好一满意”活动的最后一年,也是全面总结,研究建立长效工作机制的关键一年。地方各级卫生行政部门和医疗卫生机构要对 3 年的活动情况、成绩和不足进行充分总结,将好的做法和工作模式用制度的形式固化下来,对于存在的问题和不足要认真分析,不断完善工作方式方法,逐步建立完善长效工作机制。我委将继续开展 2013 年“我最喜爱的健康卫士”和“群众满意的医疗卫生机构”推选宣传活动,并适时召开总结会议,对活动中涌现出的先进单位和个人进行表扬。

地方各级卫生行政部门和各级各类医疗卫生机构要科学制订工作方案,并认真组织实施。请各省级卫生行政部门将本辖区工作方案和工作情况及时报我委“三好一满意”活动办公室。

联系人:马旭东、焦雅辉

电　话:010-68792825、68792097

传　真:010-68792513

邮　箱:mohyzsylc@163.com

附件:

1. 医疗机构 2013 年活动具体工作内容和任务分解量化指标

2. 疾控机构 2013 年活动具体工作内容和任务分解量化指标

3. 卫生监督机构 2013 年活动具体工作内容和任务分解量化指标

关于印发口腔种植技术管理规范的通知

卫办医政发[2013]32 号

各省、自治区、直辖市卫生厅局(卫生计生委),新疆生产建设兵团卫生局:

为加强我国口腔种植技术管理，规范口腔种植技术临床应用行为，加强口腔种植技术医疗质量管理与控制，保障医疗质量和医疗安全，我委组织制定了《口腔种植技术管理规范》（可从我委网站医政管理栏目下载）。现印发给你们，请遵照执行。

附件：口腔种植技术管理规范

国家卫生和计划生育委员会办公厅

二〇一三年四月二十三日

口腔种植技术管理规范

为规范口腔种植技术的临床应用，保证医疗质量和医疗安全，制定本规范。本规范为医疗机构及其医师开展口腔种植技术的最低要求。

本规范所称口腔种植技术，是指通过外科方法在口腔或颌面部植入人工种植体，进而进行有关牙列缺损、缺失或颌面部器官缺损、缺失修复的技术。

口腔种植技术分为简单种植技术与复杂种植技术。简单种植技术是指无须在术区进行复杂种植技术处理即可进行种植体植入进而实施修复的种植技术。复杂种植技术是指在术区需经下列一项及一项以上处理，方可进行种植体植入和修复的种植技术，包括：骨劈开技术、上颌窦底提升植骨技术、即刻修复技术、牙槽突牵引成骨技术、功能性颌骨重建技术，以及面部赝复体种植修复技术等。

一、医疗机构基本要求

（一）医疗机构开展口腔种植诊疗技术，应当与其功能、任务相适应。

（二）有卫生行政部门核准登记的口腔科诊疗科目。

（三）房屋建筑面积与功能划分、设备设施与人员配备应当符合原卫生部印发的《医疗机构基本标准（试行）》的基本要求。

（四）用于口腔种植外科治疗的诊室应当是独立的诊疗间。用于口腔种植诊疗的诊室除具备基本诊疗设备及附属设施外，同时应当装备口腔种植动力系统、种植外科器械、种植修复器械及相关专用器械。

（五）具备曲面体层或颌骨 CT 影像诊断设备及诊断能力。

（六）用于口腔种植诊疗的诊室的消毒管理应当符合《医疗机构口腔诊疗器械消毒技术操作规范》要求。

（七）从事使用射线装置的医疗技术人员应当持有当地卫生行政部门颁发的《放射工作人员证》，并按照相关规定开展诊疗活动。

二、医师基本要求

（一）取得《医师执业证书》，执业范围为口腔专业。

（二）具有口腔医学专业本科及本科以上学历的口腔执业医师接受正式口腔种植学课程 120 课时以上（含种植学实习）考试合格；或经过口腔种植学的继续教育累计 Ⅰ 类学分 40 分以上；或在境内外教育机构（国家教育部认可的教育机构）接受口腔种植学培训和学习满 3 个月并获得结业证书，方可从事口腔种植诊疗活动。

（三）在医疗机构设立的专业口腔种植科室工作 3 年以上，并专职从事口腔种植临床诊疗工作的医师可免于培训。

三、技术管理基本要求

（一）严格遵守相关技术操作规范和诊疗指南，根据患者病情、可选择的治疗方案等因素综合判断治疗措施，因病施治，合理治疗，严格掌握口腔技术的适应证和禁忌证。对患有全身系统性疾病或局部疾患等种植治疗禁忌证的患者应当待全身或局部疾患改善后酌情实施种植治疗。

具有种植治疗适应证并同意接受种植治疗的患者在首次手术治疗前应当依照常规进行颌骨 X 线检查与诊断、必要的血液检查及传染病筛查。

（二）对具备口腔种植治疗适应证并同意接受种植治疗的患者，经治医师应当履行告知义务，并签署种植治疗知情同意书。

（三）开展口腔种植治疗活动的医疗机构应当建立完善的种植门诊病历，其书写与管理应当执行原卫生部《病历书写基本规范》，种植门诊病历还应当包括 X 线检查记录、手术记录、治疗记录、使用材料（含种植体）登记记录、复诊记录等。

（四）医疗机构和医师按照规定定期接受口腔种植技术临床应用能力评价和临床应用效果评估，包括病例选择、手术成功率、严重并发症、药物并发症、医疗事故发生情况、术后病人管理、病人生活质量以及随访情况和病历质量等。

四、其他管理要求

（一）使用经国家药品监督管理部门审批的口腔种植技术所需的材料、器械、设备。

（二）建立口腔种植技术医用器材登记制度，保证器材来源可追溯。在病人住院病历中手术记录部分留存介入医用器材条形码或者其他合格证明文件。

（三）严格执行国家物价、财务政策，按照规定收费。

国家卫生计生委办公厅关于开展 2013 年慢性病系列宣传日活动的通知

中华人民共和国国家卫生和计划生育委员会　国卫办疾控函[2013]203 号

各省、自治区、直辖市卫生厅局（卫生计生委），新疆生产建设兵团卫生局：

2013 年 9 月 20 日是第 25 个“全国爱牙日”，宣传主题是“关爱老人，修复失牙”；10 月 8 日是第 16 个“全国高血压日”，宣传主题是“健康心率，健康血压”；10 月 29 日是第 8 个“世界卒中日”，宣传主题是“预防脑卒中，从今天开始”；11 月 14 日是第 7 个“联合国糖尿病日”，宣传主题是“糖尿病教育与预防”。现就做好上述宣传工作通知如下：

一、各级卫生计生行政部门要充分认识当前慢性病高发所带来的严重危害，以慢性病系列宣传日活动为契机，研究制定宣传计划，加强与宣传、教育、体育等部门的合作，层层部署宣传工作。要充分发挥各级工会、共青团、妇联和社会团体的优势，统筹做好各项宣传活动，科学传播高血压、糖尿病、脑卒中、口腔疾病的防治核心信息和知识要点，营造有利于慢性病防控的社会环境。

二、各地要将集中宣传与日常宣传相结合，逐步建立慢性病防治宣传教育的长效机制。充分发挥慢性病综合防控示范区的示范作用，依托“全民健康生活方式行动”、“口腔健康教育和咨询服务进社区”等活动，围绕慢性病系列宣传日的主题，突出重点、抓住关键，针对患者、高危人群等重点人群，积极推动慢性病防治宣传教育在县级以下地区广泛开展。

三、要注重宣传形式的创新性和有效性，提高传播覆盖面和公众影响力，充分利用电视、广播、报刊等传统媒体以及微博、微信等网络新媒体，针对社区、学校等重点场所，开展义诊咨询、健康讲堂、知识竞赛等多种以群众喜闻乐见的形式广泛传播慢性病防治核心信息和知识要点，纠正认识误区，普及科学知识，倡导健康生活方式理念，提高公众慢性病防控的意识。

四、2013 年“全国爱牙日”主题海报等宣传材料（包括纸质材料和电子模板）将于近期下发，各地可以根据材料模板扩大印制数量。活动结束后要认真总结宣传经验，于 11 月 30 日前将宣传活动总结报我委疾病预防控制局。

联系人：国家卫生计生委疾病预防控制局 费佳、杨娜

电　话：010-68792367，68792653

传　真：010-68792370

附件：

1. 2013 年“全国爱牙日”宣传主题提纲

2. 2013 年“全国高血压日”宣传主题提纲

3. 2013 年“世界卒中日”宣传主题提纲

4. 2013 年“联合国糖尿病日”宣传主题提纲

国家卫生与计划生育委员会办公厅

二〇一三年九月五日

2013 年“全国爱牙日”活动宣传主题提纲

一、活动主题

主题：关爱老人，修复失牙。

二、主题宣传提纲

（一）失牙应当及时修复

每颗牙齿都是一个独立行使功能的器官，联合起来又能行使很多有意义的生理功能。牙齿具有咀嚼食物、辅助发音和维持面容形态等功能。而这些功能的实现，需要不同形态的牙齿协调地组合在一起，分工合作。随着现代人的寿命逐渐增长，牙齿使用的年限也越来越长，要想提高生活质量，就要保持牙龄和寿龄一样长。

有人认为，人老掉牙是自然规律，有的老年人认为自己年龄大了，没必要修复失牙，这些观念都是不正确的。每一颗牙齿都有自己的位置，肩负着特殊的功能，人体的精巧在于每个结构都丝丝入扣、相得益彰，牙齿也如此。牙齿缺失后，整个口腔的平衡就会被打乱，若不及时修复，常会导致缺牙两侧的牙齿出现倾斜、移位，缺牙间隙逐渐缩小，对颌牙伸长，局部咬合关系紊乱，咀嚼功能下降，食物嵌塞、龋病、牙周损伤等问题。牙齿缺失同时影响面容，尤其是全口无牙者，因此牙齿缺失会严重影响患者的社交活动，容易相应产生心理障碍。

为了恢复面容，改善发音和美观，提高咀嚼功能，保持口腔颌面系统的完整性，需要用义齿（假牙）及时修复失牙。

（二）牙齿修复的时机

依据修复方法的不同，镶牙的时机也各有不同。目前镶牙的主要方法有活动假牙和固定修复。一般情况下，活动假牙可于拔牙后 1～3 个月进行，固定修复可于拔牙后 3 个月进行。因为拔牙后软组织的伤口愈合较快，一般 8～28 天可愈合，但拔牙后牙槽窝内骨的生长、拔牙创口周围骨吸收的稳定，大概需要 3 个月左右才能完成。对于患有糖尿病等全身系统性疾病的患者，拔牙创口的愈合期可能会较长，因此需要请修复科医生检查判断后，视具体情况而定。若患者有较高的生活质量要求，此时可采用即刻义齿进行修复，拔牙的当天即可戴上假牙，过渡性地恢复患者面容和部分咀嚼功能。

（三）修复前的准备工作

在镶牙以前，必须建立一个基本健康、稳定的口腔条件，才能保证义齿修复的近、远期

疗效。

首先,为了给缺失牙齿的修复治疗创造良好的条件,镶牙前应当请修复科医生对患者的口腔情况进行全面检查,拍摄口腔 X 光片,确定剩余牙齿的去留、剩余牙齿需要进行的治疗和治疗的先后顺序,从而根据患者的要求及各方面的条件制订一个完整的修复治疗方案。

然后就可以依据治疗方案逐步准备,常见的准备工作包括超声洁牙(洗牙),彻底清除牙结石和牙垢,治疗牙周疾病;治疗和预防龋病(蛀牙);拔除没有保留价值的余留牙;拆除不良修复体;对牙槽骨和软组织进行修整,手术去除影响镶假牙的不利因素,如骨刺、瘢痕等。

(四)各种义齿的选择

1. 活动假牙　活动假牙分为局部的和全口的,局部活动假牙是利用患者口内余留的牙齿作为基牙,磨除极少量牙体组织,制作患者能自行摘戴的义齿,其制作方法较简单,费用低廉,便于清洁和修理,但其稳定性、舒适度和咀嚼效能不如固定义齿。活动假牙适用范围较广泛,包括各类牙齿缺失患者,特别是对游离端缺失(即末端无牙)及伴有颌骨组织缺损等情况。

2. 固定修复　少数缺失牙时可采用固定桥修复。固定桥是利用缺失牙两端的天然牙齿或牙根作为“桥墩”基牙,在其上制作部分冠或全冠作为义齿的固位体,并与人工牙相连接成为一个整体,借黏固剂将义齿黏固在基牙上。固定桥适用于牙齿缺失数目较少、余留牙条件较好的情况。固定修复体体积小,稳固、美观,患者无须摘戴,但相对于活动假牙需要磨除更多的牙体组织。

3. 种植牙　种植牙的出现可称为修复学上的革命,随着材料学的发展,种植牙的适应证越来越宽,种植牙在支持、功能、感觉、形态、使用效果等方面与真牙非常相似,被誉为“人的第三副牙齿”。种植牙分两步进行,首先将种植体通过小手术埋入缺牙部位的牙槽骨内形成人工牙根,3 ~6 月后进行二期手术,术后约 1 个月后再在人工牙根上连接美观自然的瓷牙。它无须磨除健康的牙体组织,也不需要牙托和牙钩,咬合力经过种植体直接传导到颌骨内并分散到周围的支持骨,因而能够承受一定的咬合力。

一般情况下,身体健康,没有心脏病、严重高血压、内分泌机能障碍、糖尿病、血液系统疾病等全身性疾病,口腔局部条件良好,剩余牙槽骨的形态、颌骨的质量和密度基本符合条件,咬合基本正常的患者都可以接受种植牙修复,种植体术后的维护很重要。

(五)保护好自己的真牙

无论假牙镶的多好,也不如自身的真牙。因此每个人都要爱护每一颗牙齿,预防口腔疾病,让健康的牙齿伴随健康的一生。

国家卫生计生委办公厅关于切实做好临床路径管理工作的通知

中华人民共和国国家卫生和计划生育委员会 国卫办医函[2013]210 号

各省、自治区、直辖市卫生厅局(卫生计生委),新疆生产建设兵团卫生局,卫生部医院管理研究所:

为确保 2013 年及今后临床路径管理工作取得实效,促进“十二五”期间推进临床路径管理工作目标顺利完成,现提出如下要求:

一、加大工作力度，扩大临床路径管理覆盖面

（一）进一步提高认识，推进临床路径管理工作。各省级卫生计生行政部门要加大工作力度，将临床路径管理作为医疗工作精细化管理的常规工作，常抓不懈。各地要根据《卫生部关于"十二五"期间推进临床路径管理工作的指导意见》（以下简称《指导意见》）要求，制订年度工作计划和目标，组织、指导辖区内医院做好临床路径管理工作。

（二）继续扩大临床路径管理覆盖面。各省级卫生计生行政部门要在前期工作基础上，根据《指导意见》要求，结合实际，逐步增加辖区内临床路径管理医院的数量，组织、指导各医院扩大临床路径管理专业和病种范围，确保"十二五"时期任务目标顺利完成。

二、完善相关制度规范，提高临床路径管理水平和工作质量

（一）细化完善各病种临床路径及分路径。各医院要在相关病种临床路径基础上，依据《临床诊疗指南》、《临床技术操作规范》、《国家基本药物目录》和《中国国家处方集（化学药品与生物制品卷及其儿童版）》等规范性文件，进一步细化各病种临床路径表单，优化诊疗流程，明确治疗药物，限定耗材种类，确定入、出院标准。对于同一疾病诊疗方案差异较大的，可以根据疾病的特点，进一步制订并细化各诊疗方案的分路径。

（二）不断提高临床路径管理病例入组率和完成率，动态监测变异率。各医院要加强管理，进一步提高符合临床路径管理病例的入组率和完成率。加强对变异病例的管理，定期组织对变异原因进行分析、评估，分析变异原因，发现问题并加以改进，逐步完善临床路径管理持续改进体系，进一步降低变异率。

（三）建立完善绩效考核机制，加强临床路径质量管理与控制。各医院要逐步建立以医疗服务量、患者满意度、医疗质量、医疗安全、医疗效率和费用控制等为主要内容的综合评估机制，不断完善绩效考核制度。要定期对《指导意见》要求的效率指标、医疗质量与安全指标、合理用药指标、卫生经济指标等相关指标进行分析、考核，综合评价临床路径工作质量，建立完善奖惩机制，科学引导医务人员积极开展临床路径管理工作，提高临床路径工作质量。

三、做好数据上报、分析工作，加强临床路径管理信息化建设

各医院要进一步加强以电子病历为核心的医院信息化建设工作，实现临床路径管理与电子病历系统相衔接。要加强临床路径管理数据收集、分析工作并及时登录中国临床路径网（http://www.ch-cp.org.cn/），向"临床路径管理信息网络直报系统"（以下简称直报系统，由卫生部医院管理研究所管理）上传数据。

各省级卫生计生行政部门要充分利用直报系统，全面掌握辖区内各医院临床路径管理情况，并根据情况，加强指导和管理，持续推动工作。

卫生部医院管理研究所要加强直报系统的管理，做好信息汇总、分析工作。每半年将反映全国临床路径管理工作开展情况的有关信息报我委医政医管局，为我委制定相关政策和工作计划提供参考。

联系人：医政医管局医疗与护理处 吴佳乐、张萌、李大川

电　话：010-68792196、68792200、68792211

传　真：010-68792196

邮　箱：ylyhlc@126.com

国家卫生和计划生育委员会办公厅

二〇一三年九月六日

国家卫生计生委办公厅关于实施小儿内科等专业 12 个病种临床路径的通知

国卫办医函[2013]547 号

各省、自治区、直辖市卫生计生委(卫生厅局),新疆生产建设兵团卫生局:

为规范诊疗行为,保障医疗质量与安全,我委委托中华医学会组织制订了小儿内科、新生儿科、肿瘤科 10 个病种的临床路径(县医院版)和晚期血吸虫病(腹水型、巨脾型)的临床路径。上述临床路径已在中华医学会网站(网址:http://www.cma.org.cn/kjps/jsgf/)上发布。请各省级卫生计生(卫生)行政部门登陆网站下载,指导各医院结合实际制订具体的临床路径、细化分支路径并组织实施。

国家卫生计生委医政医管局联系人:王勋、张萌

电　话:010-68792206、68792200

中华医学会科技评审部联系人:王莹莹

电　话:010-85158560

国家卫生计生委办公厅

二〇一三年十二月二十七日

手足口病临床路径

(县医院 2013 年版)

一、手足口病标准住院流程

(一)适用对象

第一诊断为手足口病(ICD10:B08.401)

(二)诊断依据

根据《手足口病诊疗指南(2012 版)》

1. 在流行季节发病,常见于学龄前儿童,婴幼儿多见。

2. 发热伴手、足、口、臀部皮疹,部分病例可无发热。

3. 临床诊断病例或/和肠道病毒(CoxA16、EV71 等)特异性抗体检测阳性。

(三)治疗方案的选择

根据《手足口病诊疗指南(2012 版)》

1. 一般治疗:注意隔离,避免交叉感染。适当休息,清淡饮食,做好口腔和皮肤护理。

2. 对症治疗:发热等症状采用中西医结合治疗。

3. 神经系统受累治疗:

(1)控制颅内高压:限制入量,积极给予甘露醇降颅压治疗,每次 0.5 ~ 1.0g/kg,每 4 ~ 8 小时一次,20 ~ 30 分钟快速静脉注射。根据病情调整给药间隔时间及剂量。必要时加用呋塞米。

(2)酌情应用糖皮质激素治疗,参考剂量:甲基泼尼松龙 1 ~ 2mg/(kg·d);氢化可的松 3 ~ 5mg/(kg·d);地塞米松 0.2 ~ 0.5mg/(kg·d),病情稳定后尽早减量或停用。

(3)酌情应用静脉注射免疫球蛋白,总量 2g/kg,分 1 ~ 2 天给予。

(4)其他对症治疗:降温、镇静、止惊。

(5)严密观察病情变化,密切监护。

(6)监测经皮血氧饱和度,必要时摄胸片并注意血压(有无高血压)、血糖(有无高血糖)。

2. 呼吸、循环衰竭治疗:一旦出现呼吸、循环衰竭前兆,应及时转上级医院诊治。

3. 恢复期治疗。

(1)促进各脏器功能恢复。

(2)功能康复治疗。

(3)中西医结合治疗。

（四）标准住院日为 6～9 天

（五）进入临床路径标准

1. 第一诊断必须符合 ICD10：B08.401 手足口病编码。

2. 当患者同时具有其他疾病诊断时，但在住院期间不需要特殊处理也不影响第一诊断的临床路径流程实施时，可以进入路径。

（六）入院第一天所必需的检查项目

1. 血、尿、便常规。

2. 肝肾功能、心肌酶学及电解质等

3. 肠道病毒特异性抗体检测

（七）药物选择与使用时机

抗病毒药物：利巴韦林疗程 5～7 天。

（八）必须复查的项目

复查异常指标。

（九）出院标准

皮疹消退、体温正常，神经系统受累症状和心肺功能恢复。

二、手足口病临床路径表单

适用对象：第一诊断为（ICDB08.401）

患者姓名：__性别：__年龄：__门诊号：__住院号：__

住院日期：__年__月__日__出院日期：__年__月__日 标准住院日：7～10 天

时间	住院第 1 天	住院第 2 天
主要诊疗工作	□完成询问病史和体格检查 □完成入院病历及首次病程记录 □拟定检查项目 □制订初步治疗方案 □对家属进行有关的宣教	□上级医师查房 □明确下一步诊疗计划 □完成上级医师查房记录 □向家属交代病情
重点医嘱	**长期医嘱：** □手足口病护理常规 □二级护理(病重者提高级别) □清淡易消化饮食/母乳喂养/混合喂养 □留陪二人 □紫外线消毒房间 15min Qd □体温、脉搏、呼吸、血压、SpO_2 监测（病重者） □抗病毒治疗 □利巴韦林 10～15mg/（kg·d） □热毒宁 □喜炎平 □对症、支持治疗 □VitC 50～100 mg /kg 水溶性维生素 2ml qd □有心肌损害者 □果糖二磷酸钠[100～250mg/（kg·次），Qd] □合并细菌感染者 □美洛西林钠[50～100mg/（kg·d），分两次用] □头孢曲松钠[50～80 mg/（kg·d），Qd] □甘露醇：酌情应用	**长期医嘱：** □手足口病护理常规 □二级护理（病重者提高级别） □清淡易消化饮食/母乳喂养/混合喂养 □留陪二人 □紫外线消毒房间 15min Qd □体温、脉搏、呼吸、血压、SpO_2 监测（病重者） □抗病毒治疗 □利巴韦林 10～15 mg/（kg·d） □热毒宁 □喜炎平 □对症、支持治疗 □VitC 50～100 mg/kg □水溶性维生素 2ml qd □有心肌损害者 □果糖二磷酸钠[100～250mg/（kg·次），Qd] □合并细菌感染者 □美洛西林钠[50～100mg/（kg·d），分两次用] □头孢曲松钠[50～80 mg/（kg·d），Qd] □甘露醇：酌情应用

续表

时间	住院第 1 天	住院第 2 天
	临时医嘱: □报传卡 □血、尿、便常规 □肝功、肾功、血糖、电解质 □有条件可做 CRP、PTA、凝血三项、D－二聚体 □ECG、胸片 □胸部、脑部 CT(重症患者) □CA16IgM 抗体、EV71IgM 抗体 □腰穿(有头痛、呕吐频繁、嗜睡、脑膜刺激征者) □脑脊液常规、生化、涂片、培养 □发热时物理降温并酌情退热剂治疗 □病情危重者可选用:注射用甲泼尼龙琥珀酸钠[2～10mg/(kg·次)]或(和)人血免疫球蛋白[1g/(kg·次)]	**临时医嘱:** □进食少者及高热者静脉适量补液 □发热时物理降温并酌情退热剂治疗 □病情危重者可选用:甲泼尼龙琥珀酸钠[2～10mg/(kg·次)]或(和)人血免疫球蛋白[1g/(kg·次)]
主要护理工作	□入院宣教 □健康宣教:疾病相关知识 □根据医生医嘱指导患者完成相关检查 □认真完成交接班	□基本生活和心理护理 □正确执行医嘱 □认真完成交接班
病情变异记录	□无　□有,原因: 1. 2.	□无　□有,原因: 1. 2.
护士签名		
医师签名		

时间	住院第 3 天	住院第 4～6 天	住院第 7～10 天
主要诊疗工作	□上级医师查房 □完成病历记录 □评价治疗疗效,调整治疗药物	□上级医师查房 □完成病历记录 □评价治疗疗效调整治疗药物	□上级医师查房,确定患者可以出院 □完成上级医师查房记录、出院记录、出院证明书和病历首页的填写 □通知出院 □向患者交代出院注意事项 □若患者不能出院,在病程记录中说明原因和继续治疗的方案

续表

时间	住院第 3 天	住院第 4 ~ 6 天	住院第 7 ~ 10 天
重点医嘱	**长期医嘱:** □手足口病护理常规 □二级护理(病重者提高级别) □清淡易消化饮食/母乳喂养/混合喂养 □留陪一人 □紫外线消毒房间 15min Qd □体温、脉搏、呼吸、血压、SpO_2 监测(病重者) □抗病毒治疗 □利巴韦林 10 ~ 15mg/(kg · d) □热毒宁或 □喜炎平 □对症、支持治疗 □VitC 50 ~ 100 mg /kg □水溶性维生素 2ml qd □有心肌损害者 □果糖二磷酸钠[100 ~ 250mg/(kg · 次),Qd] □合并细菌感染者 □美洛西林钠[50 ~ 100mg/(kg · d),分两次用)] □头孢曲松钠[50 ~ 80 mg/(kg · d,Qd)] □甘露醇:酌情应用 **临时医嘱:** □根据病情需要下达 □病情危重者可选用:注射用甲泼尼龙琥珀酸钠[2 ~ 10mg/(kg · 次)]	**长期医嘱:** □手足口病护理常规 □二级护理(病重者提高级别) □清淡易消化饮食/母乳喂养/混合喂养 □留陪一人 □紫外线消毒房间 15min Qd □体温、脉搏、呼吸、血压、SpO_2 监测(病重者) □抗病毒治疗 □利巴韦林 10 ~ 15mg/kg · d □热毒宁或 □喜炎平 □对症、支持治疗 □VitC 50 ~ 100 mg/kg □水溶性维生素 2ml qd □有心肌损害者 □果糖二磷酸钠[100 ~ 250mg/(kg · 次),Qd] □合并细菌感染者 □美洛西林钠[50 ~ 100mg/(kg · d),分两次用)] □头孢曲松钠[50 ~ 80 mg/(kg · d),Qd] **临时医嘱:** □复查异常项目	**出院医嘱:** □今日出院 □居家隔离 7 天 □普食 □出院带药
主要护理工作	□基本生活和心理护理 □正确执行医嘱 □认真完成交接班	□基本生活和心理护理 □正确执行医嘱 □认真完成交接班	□传染病出院宣教 □帮助家属办理出院手续、交费等事宜
病情变异记录	□无 □有,原因: 1. 2.	□无 □有,原因: 1. 2.	□无 □有,原因: 1. 2.
护士签名			
医师签名			

关于印发《医疗机构病历管理规定(2013 年版)》的通知

国卫医发[2013]31 号

各省、自治区、直辖市卫生厅局(卫生计生委)、中医药管理局,新疆生产建设兵团卫生局:

为进一步强化医疗机构病历管理,维护医患双方的合法权益,使病历管理满足现代化医院管理的需要,国家卫生计生委和国家中医药管理局组织专家对 2002 年下发的《医疗机构病历管理规定》进行了修订,形成了《医疗机构病历管理规定(2013 年版)》(可以从国家卫生计生委网站下载)。现印发给你们,请遵照执行。

国家卫生和计划生育委员会

国家中医药管理局

二〇一三年十一月二十日

医疗机构病历管理规定

(2013 年版)

第一章　总则

第一条　为加强医疗机构病历管理,保障医疗质量与安全,维护医患双方的合法权益,制定本规定。

第二条　病历是指医务人员在医疗活动过程中形成的文字、符号、图表、影像、切片等资料的总和,包括门(急)诊病历和住院病历。病历归档以后形成病案。

第三条　本规定适用于各级各类医疗机构对病历的管理。

第四条　按照病历记录形式不同,可区分为纸质病历和电子病历。电子病历与纸质病历具有同等效力。

第五条　医疗机构应当建立健全病历管理制度,设置病案管理部门或者配备专(兼)职人员,负责病历和病案管理工作。

医疗机构应当建立病历质量定期检查、评估与反馈制度。医疗机构医务部门负责病历的质量管理。

第六条　医疗机构及其医务人员应当严格保护患者隐私,禁止以非医疗、教学、研究目的泄露患者的病历资料。

第二章　病历的建立

第七条　医疗机构应当建立门(急)诊病历和住院病历编号制度,为同一患者建立唯一的标识号码。已建立电子病历的医疗机构,应当将病历标识号码与患者身份证明编号相关联,使用标识号码和身份证明编号均能对病历进行检索。

门(急)诊病历和住院病历应当标注页码或者电子页码。

第八条　医务人员应当按照《病历书写基本规范》、《中医病历书写基本规范》、《电子病历基本规范(试行)》和《中医电子病历基本规范(试行)》要求书写病历。

第九条　住院病历应当按照以下顺序排序:体温单、医嘱单、入院记录、病程记录、术前讨论记录、手术同意书、麻醉同意书、麻醉术前访视记录、手术安全核查记录、手术清点记录、麻醉记录、手术记录、麻醉术后访视记录、术后病程记录、病重(病危)患者护理记录、出院记录、死亡记录、输血治疗知情同意书、特殊检查(特殊治疗)同意书、会诊记录、病危(重)通知书、病理资料、辅助检查报告单、医学影像检查资料。

病案应当按照以下的顺序装订保存:住院病案首页、入院记录、病程记录、术前讨论记录、手术同意书、麻醉同意书、麻醉术前访视记录、手术安全核查记录、手术清点记录、麻醉记录、手术记录、麻醉术后访视记录、术后病程记录、出院记录、死亡记录、死亡病例讨论记录、输血治疗知情同意书、特殊检查(特殊治疗)同意书、会诊记录、病危(重)通知书、病理资料、辅助检查报告单、医学影像检查资料、体温单、医嘱单、病重(病危)患者护理记录。

第三章　病历的保管

第十条　门(急)诊病历原则上由患者负责保管。医疗机构建有门(急)诊病历档案室或者已建立门(急)诊电子病历的,经患者或者其法定代理人同意,其门(急)诊病历可以由医疗机构负责保管。住院病历由医疗机构负责保管。

第十一条　门(急)诊病历由患者保管的,医疗机构应当将检查检验结果及时交由患者保管。

第十二条　门(急)诊病历由医疗机构保管的,医疗机构应当在收到检查检验结果后24 小时内,将检查检验结果归入或者录入门(急)诊病历,并在每次诊疗活动结束后首个工作日内将门(急)诊病历归档。

第十三条　患者住院期间,住院病历由所在病区统一保管。因医疗活动或者工作需要,须将住院病历带离病区时,应当由病区指定的专门人员负责携带和保管。

医疗机构应当在收到住院患者检查检验结果和相关资料后 24 小时内归入或者录入住院病历。

患者出院后,住院病历由病案管理部门或者专(兼)职人员统一保存、管理。

第十四条　医疗机构应当严格病历管理,任何人不得随意涂改病历,严禁伪造、隐匿、销毁、抢夺、窃取病历。

第四章　病历的借阅与复制

第十五条　除为患者提供诊疗服务的医务人员,以及经卫生计生行政部门、中医药管理部门或者医疗机构授权的负责病案管理、医疗管理的部门或者人员外,其他任何机构和个人不得擅自查阅患者病历。

第十六条　其他医疗机构及医务人员因科研、教学需要查阅、借阅病历的,应当向患者就诊医疗机构提出申请,经同意并且办理相应手续后方可查阅、借阅。查阅后应该立即归还,借阅病历应当在 3 个工作日以内归还。查阅的病历资料不得带离患者就诊医疗机构。

第十七条　医疗机构应当受理下列人员和机构复制或者查阅病历资料的申请,并依规定提供病历复制或者查阅服务:

(一)患者本人或者其委托代理人;

(二)死亡患者的法定继承人或者其代理人。

第十八条　医疗机构应当指定部门或者专(兼)职人员负责受理复制病历资料的申请。受理申请时,应当要求申请人提供有关的证明材料,并且对申请材料的形式进行审核。

(一)申请人为患者本人的,应当提供其有效身份证明;

(二)申请人为患者代理人的,应当提供患者及其代理人的有效身份证明,以及代理人与患者代理关系的法定证明材料和授权委托书;

(三)申请人为死亡患者法定继承人的,应当提供患者死亡证明、死亡患者法定继承人的有效身份证明,死亡患者与法定继承人关系的法定证明材料;

(四)申请人为死亡患者法定继承人代理

人的，应当提供患者死亡证明、死亡患者法定继承人及其代理人的有效身份证明，死亡患者与法定继承人关系的法定证明材料，代理人与法定继承人代理关系的法定证明材料及授权委托书。

第十九条　医疗机构可以为申请人复制门（急）诊病历和住院病历中的体温单、医嘱单、住院志（入院记录）、手术同意书、麻醉同意书、麻醉记录、手术记录、病重（病危）患者护理记录、出院记录、输血治疗知情同意书、特殊检查（特殊治疗）同意书、病理报告、检验报告等辅助检查报告单、医学影像检查资料等病历资料。

第二十条　公安、司法、人力资源社会保障、保险以及负责医疗事故技术鉴定的部门，因办理案件、依法实施专业技术鉴定、医疗保险审核或仲裁、商业保险审核等需要，提出审核、查阅或者复制病历资料要求的，经办人员提供以下证明材料后，医疗机构可以根据需要提供患者部分或全部病历：

（一）该行政机关、司法机关、保险或者负责医疗事故技术鉴定部门出具的调取病历的法定证明；

（二）经办人本人有效身份证明；

（三）经办人本人有效工作证明（需与该行政机关、司法机关、保险或者负责医疗事故技术鉴定部门一致）。

保险机构因商业保险审核等需要，提出审核、查阅或者复制病历资料要求的，还应当提供保险合同复印件、患者本人或者其代理人同意的法定证明材料；患者死亡的，应当提供保险合同复印件、死亡患者法定继承人或者其代理人同意的法定证明材料。合同或者法律另有规定的除外。

第二十一条　按照《病历书写基本规范》和《中医病历书写基本规范》要求，病历尚未完成，申请人要求复制病历时，可以对已完成病历先行复制，在医务人员按照规定完成病历后，再对新完成部分进行复制。

第二十二条　医疗机构受理复制病历资料申请后，由指定部门或者专（兼）职人员通知病案管理部门或专（兼）职人员，在规定时间内将需要复制的病历资料送至指定地点，并在申请人在场的情况下复制；复制的病历资料经申请人和医疗机构双方确认无误后，加盖医疗机构证明印记。

第二十三条　医疗机构复制病历资料，可以按照规定收取工本费。

第五章　病历的封存与启封

第二十四条　依法需要封存病历时，应当在医疗机构或者其委托代理人、患者或者其代理人在场的情况下，对病历共同进行确认，签封病历复制件。

医疗机构申请封存病历时，医疗机构应当告知患者或者其代理人共同实施病历封存；但患者或者其代理人拒绝或者放弃实施病历封存的，医疗机构可以在公证机构公证的情况下，对病历进行确认，由公证机构签封病历复制件。

第二十五条　医疗机构负责封存病历复制件的保管。

第二十六条　封存后病历的原件可以继续记录和使用。

按照《病历书写基本规范》和《中医病历书写基本规范》要求，病历尚未完成，需要封存病历时，可以对已完成病历先行封存，当医师按照规定完成病历后，再对新完成部分进行封存。

第二十七条　开启封存病历应当在签封各方在场的情况下实施。

第六章　病历的保存

第二十八条　医疗机构可以采用符合档案管理要求的缩微技术等对纸质病历进行处理后保存。

第二十九条　门（急）诊病历由医疗机构保管的，保存时间自患者最后一次就诊之日起不少于 15 年;住院病历保存时间自患者最后一次住院出院之日起不少于 30 年。

第三十条　医疗机构变更名称时,所保管的病历应当由变更后医疗机构继续保管。

医疗机构撤销后,所保管的病历可以由省级卫生计生行政部门、中医药管理部门或者省级卫生计生行政部门、中医药管理部门指定的机构按照规定妥善保管。

第七章　附则

第三十一条　本规定由国家卫生计生委负责解释。

第三十二条　本规定自 2014 年 1 月 1 日起施行。原卫生部和国家中医药管理局于 2002 年公布的《医疗机构病历管理规定》(卫医发[2002]193 号)同时废止。

国家卫生计生委办公厅关于印发基层医疗机构医院感染管理基本要求的通知

国卫办医发[2013]40 号

各省、自治区、直辖市卫生计生委(卫生厅局),新疆生产建设兵团卫生局:

为加强基层医疗机构医院感染管理工作,提高医疗质量,保障医疗安全,结合基层医疗机构医院感染管理的现状,我委组织制定了《基层医疗机构医院感染管理基本要求》(可以从国家卫生计生委网站医政医管局主页下载)。现印发给你们,请遵照执行。

附件:基层医疗机构医院感染管理基本要求

国家卫生和计划生育委员会办公厅
二〇一三年十二月二十三日

基层医疗机构医院感染管理基本要求

为加强基层医疗机构医院感染管理工作,提高基层医疗机构医院感染预防与控制水平,落实《传染病防治法》、《医院感染管理办法》和相关标准、规范,制定本要求。本要求适用于社区卫生服务中心(站)、诊所、乡镇卫生院、村卫生室等基层医疗机构。

一、组织管理

(一)健全医疗机构医院感染管理体系,实行主要负责人负责制,配备医院感染管理专(兼)职人员,承担医院感染管理和业务技术咨询、指导工作。相关人员应当经过上级卫生计生行政部门或医疗机构组织的医院感染管理知识岗位培训并经考核合格。

(二)制定符合本单位实际的医院感染管理规章制度,内容包括:清洁消毒与灭菌、隔离、手卫生、医源性感染预防与控制措施、医源性感染监测、医源性感染暴发报告制度、一次性使用无菌医疗器械管理、医务人员职业卫生安全防护、医疗废物管理等。

(三)医院感染管理专(兼)职人员负责对全体职员开展医院感染管理知识培训。医疗机构工作人员应当学习、掌握与本职工作相关的医院感染预防与控制知识。

二、基础措施

(一)布局流程应遵循洁污分开的原则,诊疗区、污物处理区、生活区等区域相对独立,布局合理,标识清楚,通风良好。

(二)环境与物体表面一般情况下先清洁

再消毒。当其受到患者的血液、体液等污染时，先去除污染物，再清洁与消毒。清洁用具应分区使用，标志清楚，定位放置。

（三）医疗器械、器具、物品的消毒灭菌应达到如下要求：

1. 进入人体组织、无菌器官的医疗器械、器具和物品必须灭菌；耐热、耐湿的手术器械，应首选压力蒸汽灭菌，不应采用化学消毒剂浸泡灭菌。

2. 接触皮肤、黏膜的医疗器械、器具和物品必须消毒。

3. 各种用于注射、穿刺、采血等有创操作的医疗器具必须一用一灭菌。

4. 医疗机构使用的消毒药械、一次性医疗器械和器具应当符合国家有关规定。一次性使用的医疗器械、器具不得重复使用。

5. 被朊病毒、气性坏疽及突发不明原因的传染病病原体污染的诊疗器械、器具和物品，应按照《医疗机构消毒技术规范》（WS/T367-2012）有关规定执行。

（四）基层医疗机构设消毒供应室的，应当严格按照《医院消毒供应中心第二部分：清洗消毒及灭菌技术操作规范》（WS310. 2-2009）规定对可重复使用的医疗器械进行清洗，并使用压力蒸汽灭菌法灭菌（“5. 8. 1 压力蒸汽灭菌”节选见附件 1）。没有设置消毒供应室的基层医疗机构，可以委托经地级市以上卫生计生行政部门认定的医院消毒供应中心，对可重复使用的医疗器械进行清洗、消毒和灭菌。

（五）无菌物品、清洁物品、污染物品应当分区放置。无菌物品必须保持包装完整，注明物品名称、灭菌日期、失效日期，以及检查打包者姓名或编号、灭菌器编号、灭菌批次号等标识，按灭菌日期顺序置于无菌物品存放柜内，并保持存放柜清洁干燥。

（六）从无菌容器中取用无菌物品时应使用无菌持物钳（镊）。从无菌容器（包装）中取出的无菌物品，虽未使用也不可放入无菌容器（包装）内，应重新灭菌处理后方可使用。

（七）一次性使用无菌医疗用品应由医疗机构统一采购，购入时索要《医疗器械生产企业许可证》、《医疗器械产品注册证》及附件、《医疗器械经营企业许可证》等证明文件，并进行质量验收，建立出入库登记账册。用前应检查小包装的密封性、灭菌日期及失效日期，进口产品应有相应的中文标识等，发现不合格产品或质量可疑产品时不得使用。使用中发生热原反应、感染或其他异常情况时，应当立即停止使用，并及时上报医疗机构主管部门。使用后的一次性使用医疗用品按医疗废物进行处置。

（八）应根据消毒对象选择消毒剂的种类，所用的消毒剂必须由医疗机构统一采购，购入时索要《消毒产品生产企业卫生许可证》、《消毒产品卫生安全评价报告》等证明文件，建立进货验收和出入库登记账册。严格按照消毒剂使用说明书中的使用范围、方法、注意事项正确使用。医务人员应掌握消毒剂的使用浓度、配制方法、消毒对象、更换时间、影响因素等，保证消毒效果的可靠。具体选择原则和适用方法参照《医疗机构消毒技术规范（2012 年版）》（WS/T367-2012）“附录 C 常用消毒与灭菌方法”的要求（节选见附件 2）。

（九）严格掌握抗菌药物临床应用的基本原则，合理使用抗菌药物。规范抗菌药物的种类、剂量、给药时间和途径，严格遵循“能口服的不注射，能肌肉注射的不静脉注射”的用药原则。

（十）提高医务人员手卫生依从性和正确率，特别是在诊断、治疗、护理等操作前后严格实施手卫生。有关要求参照《医务人员手卫生规范》（WS/T313-2009）（节选见附件 3）。

（十一）医护人员诊疗操作时严格遵守无菌操作原则。

（十二）诊疗工作应当遵循《医院隔离技术规范》（WS/T311-2009），按照标准预防的原则做好防护工作。

（十三）使用后的锐器应当立即弃置于符合规定的利器盒内。严禁用手直接接触使用后的针头、刀片等锐器，落实防止锐器伤的各项措施。

（十四）医务人员应当参照《医院感染诊断标准（试行）》（卫医发［2001］2 号），掌握医院感染诊断标准。发生 3 例以上医院感染暴发或 5 例以上疑似医院感染暴发时，应当于 12 小时内向所在地县级卫生行政部门报告，并同时向所在地疾病预防控制机构报告。

三、重点部门

（一）手术室

1. 独立设置、分区明确、流程规范、标识清楚、清洁卫生。连台手术之间、当天手术全部完毕后，应及时进行清洁消毒处理。

2. 凡进入手术室的人员应更换手术室专用的衣、帽、一次性外科口罩、鞋。非感染手术和感染手术应分室进行，如在同一手术间进行，应先安排非感染手术、再安排感染手术。

3. 手术器械与物品使用后尽快清洗，器械必须一用一灭菌，清洗、包装、灭菌应符合国家有关规定。耐湿耐高温器械与物品应使用压力蒸汽灭菌。灭菌后的手术器械包应存放在清洁干燥的存放柜内。

4. 麻醉用具定期清洁、消毒。可复用喉镜、螺纹管、面罩、口咽通道、简易呼吸器等须“一人一用一消毒”，清洁、干燥、密闭保存。

（二）产房、人流室

1. 区域相对独立、分区明确、标识清楚，邻近母婴室和新生儿室；建议产房（人流室）使用面积不少于 20 m^2。

2. 凡进入产房（人流室）人员应更换产房专用衣、帽、一次性医用外科口罩、鞋，严格执行无菌技术操作。接触产妇所有诊疗物品应“一人一用一消毒或灭菌”，产床上的所有织物均应“一人一换”。

3. 对传染病或疑似传染病的产妇及未进行经血传播疾病筛查的产妇，应采取隔离待产、隔离分娩，按消毒隔离制度及规程进行助产，所用物品做好标识单独处理。分娩结束后，分娩室应严格进行终末消毒。

人流室参照产房执行。

（三）口腔科

1. 布局合理，诊疗室和器械清洗消毒室应分开设置。如开展拔牙、口腔外伤缝合等项目的应设置口腔外科诊室。器械、器具等诊疗用品配置数量应与诊疗工作量相符合，使用防虹（回）吸手机。

2. 进入患者口腔内的所有诊疗器械，根据诊疗需要和消毒灭菌原则，必须达到一人一用一消毒或灭菌的要求。在进行可能造成黏膜破损的操作时，所用器械必须灭菌。

3. 口腔综合治疗椅、操作台面及所使用仪器、物体表面至少每天清洁和消毒，有血液、体液污染应立即清洁消毒。

（四）中医临床科室

1. 保持物体表面及诊疗床清洁，定期更换床单、枕套等，如被污染应及时更换。配有洗手设施和干手用品。

2. 进行针灸穿刺操作时严格执行无菌技术操作规程，正确进行穿刺部位的皮肤消毒；针灸针具（毫针、耳针、头针、长圆针、梅花针、三棱针、小针刀等）做到“一人一针一用一灭菌”，火罐“一人一用一消毒”。

3. 进行拔罐、刮痧、中药足浴等操作时严格执行无菌技术操作规程，必要时进行操作部位的皮肤消毒；相关器具和物品做到“一人一用一消毒”或“一人一用一灭菌”。

4. 一次性针灸针具、中药足浴一次性塑料袋连同足浴液严禁重复使用，用后按损伤性医疗废物处理；可重复使用的针灸针具及拔罐、刮痧、中药足浴器具、物品使用后按规定进行清洗与灭菌。

（五）治疗室、换药室、注射室

1. 保持室内物体表面、地面清洁。室内应设流动水洗手池，洗手液、干手设施（用品），速干手消毒剂等；手消毒剂应标启用时间，在有效期内使用。

2. 治疗车、换药车上物品应摆放有序，上层为清洁区、下层为污染区；利器盒放置于治疗车的侧面；进入病室的治疗车、换药车应配有速干手消毒剂。

3. 各种治疗、护理及换药操作应按照先清洁伤口、后感染伤口依次进行。特殊感染伤口如：炭疽、气性坏疽等应就地（诊室或病室）严格隔离，处置后进行严格终末消毒，不得进入换药室。感染性敷料应弃置于双层黄色防渗漏的医疗废物袋内并及时密封。

（六）普通病房

1. 床单元应定期清洁，遇污染时及时清洁与消毒。直接接触皮肤的床上用品一人一换，遇污染及时更换。

2. 病人出院或死亡后应对床单元及其相邻区域进行清洁和终末消毒。

四、重点环节

（一）安全注射

1. 进行注射操作前半小时应停止清扫地面等工作，避免不必要的人员活动。严禁在非清洁区域进行注射准备等工作。

2. 配药、皮试、胰岛素注射、免疫接种等操作时，严格执行注射器“一人一针一管一用”。

3. 尽可能使用单剂量注射用药。多剂量用药无法避免时，应保证“一人一针一管一用”，严禁使用用过的针头及注射器再次抽取药液。

4. 抽出的药液、开启的静脉输入用无菌液体须注明开启日期和时间，放置时间超过2小时后不得使用；启封抽吸的各种溶媒超过24小时不得使用。灭菌物品（棉球、纱布等）一经打开，使用时间不得超过24小时，提倡使用小包装。

5. 盛放用于皮肤消毒的非一次性使用的碘酒、酒精的容器等应密闭保存，每周更换2次，同时更换灭菌容器。一次性小包装的瓶装碘酒、酒精，启封后使用时间不超过7天。

6. 药品保存应遵循厂家的建议，不得保存在与患者密切接触的区域，疑有污染时应立即停止使用并按要求处置。

（二）各种插管后的感染预防措施

1. 气管插管：如无禁忌，患者应采用床头抬高30～45°体位，且尽可能采用无创通气；吸痰时严格无菌操作；重复使用的呼吸机管道、雾化器须灭菌或高水平消毒。呼吸机管道如有明显分泌物污染应及时更换；湿化器添加水应使用无菌水每天更换。对危重病人须注意口腔卫生，实施正确的口腔护理。

2. 导尿管：采用连续密封的尿液引流系统；悬垂集尿袋并低于膀胱水平，不接触地面。采用连续密闭的尿液引流系统。不常规使用抗菌药物冲洗膀胱预防感染。保持会阴部清洁干燥。

3. 血管内置管：开展血管内置管的使用、维护及相关感染的预防与控制培训；保持插管部位清洁，有污染时及时更换敷贴；血管导管的三通锁闭阀要保持清洁，发现污垢或残留血迹时及时更换。每日评估，及时撤管。

（三）手术操作

1. 择期手术病人术前清洁手术部位皮肤，备皮应当在手术当日进行，手术切口皮肤消毒范围应当符合手术要求。手术医务人员应当按照《医务人员手卫生规范》（WS/T313-2009）的要求做好洗手和外科手消毒（节选见附件3）。

2. 对于需要引流的手术切口，应当首选密闭负压引流，尽量选择远离手术切口、位置合适的部位进行置管引流，确保引流充分。术后保持引流通畅，根据病情尽早为患者拔除引流管。

3. 术中保持患者体温正常，防止低体温。

（四）超声检查

1. 超声探头（经皮肤，黏膜或经食管、阴道、直肠等体腔进行超声检查）须做到一人一用一消毒或隔离膜等。

2. 每班次检查结束后，须对超声探头等进行彻底清洁和消毒处理，干燥保存。

（五）医疗废物管理

1. 当地有医疗废物集中处置单位的医疗机构，医疗废物严格分类、收集后，置于医疗废物暂存处的周转箱内，并与医疗废物集中处置单位进行交接登记，记录单至少保存 3 年。

2. 自行处置的医疗废物能够焚烧的及时焚烧，不能焚烧的可采取消毒并毁形后填埋处理。

3. 基层医疗机构污水处理应依据《医疗机构水污染物排放标准》（GB18466-2005）的相关要求进行，有条件的或 20 张床位及以上的医疗机构应配备污水处理设施，并设专（兼）职人员负责，健全制度，明确职责；设备运行正常，药品按时投放、定期进行监测，登记项目齐全，资料保存完整，污水排放符合国家标准。没有条件的或 20 张床位以下的基层医疗机构产生的污水、传染病病人或者疑似传染病病人的排泄物，应当按照国家规定严格消毒，达到国家规定的排放标准后方可排放。

附件：

1.《医院消毒供应中心第 2 部分：清洗消毒及灭菌技术操作规范》（节选）

2.《医疗机构消毒技术规范（2012 年版）》附录 C 常用消毒与灭菌方法（节选）

3.《医务人员手卫生规范》（节选）

附件 1、2、3 略

国家卫生计生委中医药管理局关于成立国家卫生和计划生育委员会医师资格考试委员会的通知

国卫医发［2013］39 号

各省、自治区、直辖市卫生厅局（卫生计生委）、中医（药）管理局，新疆生产建设兵团卫生局：

为贯彻《中华人民共和国执业医师法》所确立的医师资格考试制度，根据《国家卫生和计划生育委员会主要职责内设机构和人员编制规定》，决定撤销原卫生部医师资格考试委员会及其办公室，成立国家卫生和计划生育委员会医师资格考试委员会，其职责为：

一、制定有关医师资格考试的规章和政策；

二、监督指导全国医师资格考试工作及考试突发事件的应急处置；

三、审定和发布考试大纲，确定考试试卷；

四、审定医师资格考试计划和考试方案，确定考试时间，发布考试公告；

五、确定和公布考试合格分数线；

六、与医师资格考试有关的其他工作。

委员会下设办公室，办公室设在国家医学考试中心，其人员组成及职责另文发布。

附件：国家卫生和计划生育委员会医师资格考试委员会名单

国家卫生计生委　国家中医药管理局

二〇一三年十二月十三日

国家卫生和计划生育委员会医师资格考试委员会名单

主 任 委 员:李　斌　国家卫生计生委主任

副主任委员:马晓伟　国家卫生计生委副主任

王国强　国家卫生计生委副主任
国家中医药管理局局长

李清杰　总后勤部卫生部副部长

委　　　员:王　羽　国家卫生计生委医政医管局局长

张　平　国家卫生计生委办公厅副巡视员

付　伟　国家卫生计生委人事司巡视员

齐贵新　国家卫生计生委规划与信息司副司长

何锦国　国家卫生计生委财务司副司长

赵　宁　国家卫生计生委法制司副司长

张　勇　国家卫生计生委疾病预防控制局副局长

聂春雷　国家卫生计生委基层卫生司副司长

秦　耕　国家卫生计生委妇幼健康服务司副司长

金生国　国家卫生计生委科技教育司副司长

李明柱　国家卫生计生委国际合作司副司长

王大方　驻国家卫生计生委纪检组监察局局长

刘名华　总后勤部卫生部医疗局局长

蒋　健　国家中医药管理局医政司司长

饶克勤　中华医学会党委书记

李建国　国家医学考试中心主任

李亚宁　国家中医药管理局中医师资格认证中心副主任

刘又宁　中华医学会内科分会主任委员

赵玉沛　中华医学会外科学分会主任委员
中国科学院院士

王　兴　中华口腔医学会会长

张伯礼　中国中医科学院院长
中国工程院院士

冯子健　中国疾病预防控制中心主任助理
卫生应急中心主任

国家卫生计生委关于印发深化城乡医院对口支援工作方案(2013—2015 年)的通知

国卫医发[2013]21 号

各省、自治区、直辖市卫生厅局(卫生计生委),新疆生产建设兵团卫生局:

为深入贯彻党的十八大精神,落实国务院印发的《卫生事业发展“十二五”规划》、《“十二五”期间深化医药卫生体制改革规划暨实施方案》和《县级公立医院综合改革试点意见》等文件要求,有效加强以人才、技术、重点专科为核心的县医院能力建设,在总结前期城乡医院对口支援工作经验的基础上,经研究,我委决定在 2013—2015 年进一步深化城乡医院对口支援工作。现将《深化城乡医院对口支援工作方案(2013—2015 年)》印发给你们,请认真组织落实。实施过程中的有关问题、建议和工作情况请及时反馈到我委医政医管局。

联系人:国家卫生计生委医政医管局 王斐、焦雅辉

电　话:010-68792413、68792097

传　真:010-68792513

邮　箱:bmaylzyc@163.com

国家卫生计生委

二〇一三年九月二十五日

深化城乡医院对口支援工作方案(2013—2015 年)

在总结 2005—2012 年实施“万名医师支援农村卫生工程”、“东西部地区医院省际对口支援”、“县级医院骨干医师培训”和“国家医疗队巡回医疗”等城乡医院对口支援工作的基础上,结合县级医院功能定位和有关工作要求,制定《深化城乡医院对口支援工作方案(2013—2015 年)》(以下简称《方案》)。

一、指导思想

深入贯彻党的十八大精神,落实国务院印发的《卫生事业发展“十二五”规划》、《“十二五”期间深化医药卫生体制改革规划暨实施方案》和《县级公立医院综合改革试点意见》等文件要求,按照“保基本、强基层、建机制”的原则,以提升县医院服务能力为主线,统筹安排城乡医院对口支援工作,集中发挥各项目的作用和优势,有序、有效、深入推进城乡医院对口支援工作。

二、工作目标

2013—2015 年,加强以人才、技术、重点专科为核心的能力建设,每年为受援医院“解决一项医疗急需,突破一个薄弱环节,带出一支技术团队,新增一个服务项目”,通过 3 年对口支援,加强县医院的临床专科服务能力,推广适宜县医院开展的医疗技术,显著提高县域内常见病、多发病、部分危急重症和疑难复杂疾病的诊疗能力;加快推进县医院人才培养;提高县医院医疗质量和安全管理水平,提升其综合服务能力;县外就诊率逐年下降,力争使县域内就诊率提高到 90% 左右,基本实现大病不出县。到 2015 年,重点实现以下目标:

(一)对口支援关系更加科学、合理,每个县均有一个县医院与城市三级医院建立稳定的对口支援关系,签订对口支援协议,支援医

院符合受援医院需求。

（二）受援县医院建立起针对当地疾病谱和重点疾病的临床二级诊疗科目，农村居民常见重大疾病医疗服务能力不断提高，普遍开展内镜诊疗技术，疾病的诊疗水平显著提升。

（三）30万人口以上的县（市）至少有1所县医院达到二级甲等水平，平均住院日≤9天，入出院诊断符合率≥95%。

（四）按照临床路径、诊疗规范，结合当地医疗实际，形成比较全面的疾病诊疗标准体系，使三级医院下转的诊断明确的患者，能够在县医院得到规范化的诊疗服务。

（五）县医院及其各科室的管理架构完整，各项制度健全，能够落实医疗核心制度和患者安全目标。二级甲等以上县医院基本实现信息化、精细化管理，能够利用远程医疗系统开展疑难危重病例会诊、病理诊断和继续教育等工作。

三、工作原则

（一）紧密围绕卫生事业发展与深化医药卫生体制改革工作。要按照“保基本、强基层、建机制”的原则，对口支援双方根据当前卫生事业发展和深化医药卫生体制改革工作重点，制定帮扶计划，确定重点帮扶的内容，有针对性地开展支援工作，逐步提升县医院的能力。

（二）以省内对口支援为主体，东部支援西部为补充。城乡医院对口支援工作原则上由各省组织开展，省内三级综合医院承担主要支援任务。东部地区的医院在完成本省范围内对口支援任务的同时，承担一定的支援西部地区医院的任务。国家卫生计生委将协调组织东西部地区省际医院对口支援工作，并派出国家医疗队赴西部开展巡回医疗。

（三）因地制宜，分类指导，建立科学的对口支援关系。省级卫生计生行政部门要重新梳理城乡医院对口支援关系，积极、稳妥地调整对口支援关系。要结合东中西部地区差异，根据受援医院的实际与需求以及支援医院的能力，分类指导医院间建立对口支援关系，确保对口支援不重复、不断档、符合支援医院和受援医院双方的实际。

（四）统筹安排，做好工作衔接。省级卫生计生行政部门要将城乡医院对口支援各项工作有机结合，做好城乡医院对口支援整体工作与医疗卫生援藏援疆援青、“三下乡”、扶贫开发、军队医院对口支援西部地区县医院以及落实国家支持赣南、毕节等特殊区域政策的衔接，集中发挥各项目作用与优势。

（五）探索建立长效机制。在完成3年重点工作的基础上，形成城乡医院对口支援的科学程序，建立支援效果评估的指标体系与定期评估制度，探索建立长效管理机制，使城乡医院对口支援成为提升县医院能力的长期有效手段。

四、工作任务

（一）开展城乡医院对口支援工作评估。国家卫生计生委组织对2005—2012年城乡医院对口支援工作进行评估。省级卫生计生行政部门要组织对本省城乡医院对口支援工作进行全面评估，总结经验、摸清问题，同时作为下一阶段工作的基线调查。2013—2015年每年第四季度开展评估，评估工作以支援医院和受援医院作为一个整体进行，评估结果在一定范围内予以公布。评估方案由我委另行下发。

（二）梳理调整城乡医院对口支援关系。省级卫生计生行政部门根据城乡医院对口支援工作原则，对现有对口支援关系进行重新梳理，合理调配省内和省际资源，使省内每所城市三级综合医院与3所县级医院建立对口支援关系。对于已经成为三级或二级甲等医院的受援医院，可以根据需要，考虑同时与省内三级专科医院建立对口帮扶关系，提高相应专科服务能力和水平。东部省份以技术协作为主，以提升精细化管理水平为辅，国贫县、少数民族县、边境县继续派驻人员支援，并根据各地市、县经济、社会发展水平和医疗服务需求，同时兼顾利用现代化远程手段开展技术协作和派驻人员支援；中西部省份以派驻人员到县医院支援为主，包括管理人员和医务人员。派驻人员工作时间不少于半年。省际医院对口支援，东部地区三级医院原则上支援西部地区三级医院，可以根据需求，支援一部分二级医院。

（三）开展城乡医院对口支援目标管理。支援医院要指导和协助受援医院按照“四个一”的目标要求，制订 3 年对口支援工作规划和年度工作任务，按照县医院的功能定位，结合县域经济社会发展状况、地理环境和交通条件、服务人口和医疗服务需求等因素，重点针对当地的疾病谱、农村居民重大疾病医疗保障病种和医院薄弱科室，以提升服务能力和文化内涵为核心，明确支援重点，开展科室对科室的帮扶，制定具体实施步骤和措施，并签署目标协议，明确支援和受援医院院长为城乡医院对口支援的共同第一责任人，科主任为科室帮扶的共同第一责任人。支援医院和受援医院要按照对口支援目标开展自评，不断改进对口支援工作。国家和省级卫生计生行政部门做好年度评估和 3 年协议期末评估工作。

（四）提高县医院医疗技术水平。2013—2015 年，按照“因地制宜、填平补齐”的原则，加强县医院临床重点专科建设，主要包括内科（呼吸内科、消化内科、神经内科、心血管内科、肾病学等专业）、外科（普通外科、神经外科、骨科、泌尿外科、胸外科等专业）、妇产科、儿科（新生儿专业）、眼科、耳鼻咽喉科、口腔科、精神科、肿瘤科、麻醉科、重症医学科、临床检验科、病理科、医学影像科以及近三年县外转诊率排名前 5 位的病种所在的科室和消毒供应中心建设。逐步推广应用适宜医疗技术，重点推广消化内科、呼吸内科、普通外科、泌尿外科、胸外科、骨科、妇科、小儿外科等专业内镜诊疗技术和血液净化技术，技术准入符合有关技术管理规范。提高县医院儿童先天性心脏病等 20 种农村居民重大疾病的诊断和治疗能力。通过加强消毒供应中心建设等提高医院感染防控水平。

（五）加强县医院人才队伍建设。将“万名医师支援农村卫生工程”、“东西部地区医院省际对口支援”、“国家医疗队巡回医疗”和“县级医院骨干医师培训”相结合，通过“派下去”、“请上来”、“团队带团队”和“科室对科室”等多种方式，使派驻支援人员与派出进修培训骨干进行置换，有计划地为县医院培养和造就一批技术骨干，建设人才梯队。

（六）加强派驻（出）人员管理。派驻支援人员要做到技术支援与管理支援相结合，既要亲自诊疗患者，又要带动相应科室水平整体提升。根据当地实际情况，可以建立城市三级医院向县级医院轮换派驻管理人员制度，选一批有管理经验的业务骨干到对口支援的县级医院担任副院长、科室主任或副主任。受援医院要把派驻医师纳入本院医务人员日常管理，进行门诊、病房排班。

各省要建立支援医院派驻人员和受援医院派出人员考核制度，重点考核派驻人员到岗开展工作情况，派出人员学习掌握本专业常见病、多发病规范化诊疗方案、适宜技术和复杂疑难疾病筛查、诊断、一般性治疗的情况。

（七）认真开展其他重点工作。各支援医院要帮扶、指导受援医院，按照我委有关工作方案要求，落实“三好一满意”活动、抗菌药物临床应用专项整治活动、深化优质护理、平安医院创建、就医基础环境整治等重点工作，改善患者就医感受，持续改进受援医院的医疗质量，保障医疗安全，使受援医院做到服务好、质量好、医德好、患者满意。

五、工作安排

（一）安排部署（2013 年 8—11 月）。国家卫生计生委制定城乡医院对口支援效果评估指标，召开《方案》部署会议。各省级卫生计生行政部门根据《方案》，结合本地区实际，制定工作方案，召开专题会议，部署工作。

（二）组织实施（2013 年 10 月—2015 年 12 月）。

1. 2013 年 10—12 月，各省级卫生计生行政部门按照本地区的工作方案，根据各地实际情况和既往对口支援工作效果，调整、建立 2013—2015 年间对口支援关系，做到对口支援工作覆盖辖区内每个县 1 所县医院，在受援医院形成人才梯队或学科带头人能独立开展相关业务前不得变更。组织辖区内对口支援医院重新或补充签订 3 年帮扶协议，落实目标任务。目标和任务要具体详细、操作性强，帮扶措施要具体到学科专业和技术项目。

2. 2014—2015 年，各省级卫生计生行政部门指导对口支援双方认真落实协议规定。受援医院在支援医院的帮助指导下，根据本地实际，有步骤地加强重点科室建设，到 2015 年底完成提高县医院医疗技术水平的有关任务。

2014 年，重点加强重症医学科、病理科建设，掌握消化内科、呼吸内科、普通外科、泌尿外科、妇科内镜诊疗技术和血液净化技术。同时，提高县医院儿童先天性心脏病等 20 种农村居民重大疾病的诊断和治疗能力。

2015 年，重点掌握骨科、胸外科、小儿外科内镜诊疗技术和骨科人工关节植入、急诊心血管介入技术。

3. 受援医院在支援医院的帮助指导下，“三好一满意”活动、抗菌药物临床应用专项整治活动、深化优质护理、平安医院创建、基础就医环境整治等工作指标达到我委要求。

4. 支援和受援医院按照时间节点进行自评。制定每项任务的考核验收标准，按照各年度需要加强建设的科室、相应专业骨干医师培训计划、掌握的微创技术项目，并将任务分解落实到支援受援双方的科室和个人，作为科室和个人年度考核指标。支援和受援医院每年的年底进行自评。

（三）评估考核（2013 年 9 月—2016 年 3 月）。各省级卫生计生行政部门按照工作实施情况，分阶段地开展全面总结评估工作。我部将开展基线调查和年度评估，并适时对各地工作情况进行抽检，评估和抽查结果在一定范围予以公布。

1. 基线调查（2013 年 9—12 月）：开展全国城乡医院对口支援效果评估，摸清各地县医院医疗服务能力基本情况，作为下一阶段工作的基线调查。

2. 年度评估（2014 年 10 月—2015 年 12 月）：2014 年和 2015 年的第四季度，评估各地城乡医院对口支援工作进展情况和效果，重点包括组织管理、人才培养、适宜技术普及、重点专科建设、外转率变化和医疗技术能力和医疗质量安全等内容。

3. 总结评估（2016 年 1—3 月）：重点考核工作成效。按照我委制定的考核标准，探索应用 DRGs 等方法，对县医院医疗服务能力提升情况进行全面考核评估。

六、工作要求

（一）统一思想，提高认识。各省级卫生计生行政部门和各医院要充分认识县医院在我国医疗体系中的重要地位和作用，进一步增强提升县医院能力的责任感和紧迫感，把 3 年城乡医院对口支援工作作为医疗服务体系建设的重中之重，列入重要议事日程，建立健全制度，做到任务到人，责任到人，实行一把手负责制。

（二）统筹协调，整体推进。各省级卫生计生行政部门要结合当地实际，将提升县医院医疗服务能力和管理水平与县级医院骨干医师培训、县级医院标准化建设以及推进农村居民重大疾病医疗保障等工作紧密结合，制定具体方案并组织实施。

（三）充分发挥支援受援双方积极性。支援医院要从深化医改的大局出发，充分发挥公立医院的公益性，切实帮助县医院提高管理水平和技术水平。受援医院要以对口支援工作为契机,制定医院 3 年发展规划和重点专科发展方向,推动本医院全面快速发展。通过对口支援建立完善分级诊疗、双向转诊的合理医疗格局,努力形成双赢的对口支援模式。

(四)加大经费投入保障力度。按照《城乡医院对口支援工作管理办法(试行)》(卫医管发[2009]72 号)要求,省级卫生计生行政部门要积极协调省级财政部门,落实对口支援工作所需的工作补助经费,保障对口支援工作经费充足。中央财政对困难地区给予补助。

(五)加强宣传和督导,营造氛围。要高度重视舆论宣传工作,充分利用多种媒体形式,加大宣传报道力度,及时宣传各地各单位好的做法和典型。同时,加强督导和评估工作,采取明察与暗访相结合的方式,开展年度评估与不定期抽查,营造行业内外共同推进工作的良好氛围。

教　育

教育部关于成立 2013—2017 年教育部高等学校教学指导委员会的通知

教高函[2013]4 号

各省、自治区、直辖市教育厅(教委),新疆生产建设兵团教育局,有关部门(单位)教育司(局),部属各高等学校,有关单位:

为深入贯彻落实党的十八大精神,全面落实教育规划纲要,充分发挥专家学者对高等教育教学改革的研究、咨询、指导作用,推动高等教育内涵式发展,大力提升本科人才培养质量,经认真研究并广泛征求意见,决定成立 2013—2017 年教育部高等学校教学指导委员会(以下简称“教学指导委员会”)。现将有关事项通知如下。

一、教学指导委员会性质

教学指导委员会是教育部聘请并领导的专家组织,具有非常设学术机构的性质,接受教育部的委托,开展高等学校本科教学的研究、咨询、指导、评估、服务等工作。

二、主要任务

(一)组织和开展本科教学领域的理论与实践研究。

(二)就高等学校的学科专业建设、教材建设、教学实验室建设和教学改革等工作向教育部提出咨询意见和建议。

(三)制订专业规范或教学质量标准。

(四)承担有关本科教学评估以及本科专业设置的咨询工作。

(五)组织教师培训、学术研讨和信息交流等工作。

(六)承担教育部委托的其他任务。

三、教学指导委员会组成

本届教学指导委员会委员是在省(区、市)教育行政部门、中央部门所属高校、行业部门(协会)和上届教学指导委员会推荐基础上,经我部认真遴选并广泛征求意见选聘的(见附件)。各教学指导委员会委员由我部颁发聘书聘任,任期自 2013 年 4 月 1 日起至 2017 年 12 月 31 日止。

每个教学指导委员会(含分教学指导委员会)设主任委员 1 人,副主任委员若干人、秘书长 1 人。教学指导委员会的工作由主任委员主持,副主任委员协助,秘书长协助主任和副主任委员处理日常工作。秘书长原则上在主任委员所在高校聘请。建立秘书长联席会议制度,相关工作由我部高等教育司综合处负责协调。

各高校和有关单位要积极支持教学指导委员会的工作,委员所在单位应为委员提供参加教学指导委员会工作的必要支持。

附件:2013—2017 年教育部高等学校教学指导委员会委员名单

附件略

教育部

二〇一三年四月九日

2013—2017 年教育部高等学校口腔医学类专业教学指导委员会委员名单

（按学校代码排序）

主任委员　周学东　四川大学

副主任委员　郭传瑸　北京大学

王松灵　首都医科大学

张连云　天津医科大学

张志愿　上海交通大学

赵铱民　第四军医大学

秘书长　于海洋　四川大学

委员　王　洁　河北医科大学

卢　利　中国医科大学

牛卫东　大连医科大学

孙宏晨　吉林大学

牛玉梅　哈尔滨医科大学

余优成　复旦大学

王佐林　同济大学

胡勤刚　南京大学

王　林　南京医科大学

王慧明　浙江大学

谷志远　浙江中医药大学

何家才　安徽医科大学

闫福华　福建医科大学

朱洪水　南昌大学

徐　欣　山东大学

边　专　武汉大学

毛　靖　华中科技大学

阙国鹰　中南大学

程　斌　中山大学

吴补领　南方医科大学

周　诺　广西医科大学

邓　锋　重庆医科大学

郑立舸　泸州医学院

宋宇峰　贵阳医学院

刘建国　遵义医学院

丁仲鹃　昆明医科大学

周　洪　西安交通大学

余占海　兰州大学

赵　今　新疆医科大学

马　敏　宁夏医科大学总医院

唐　亮　暨南大学医学院

刘洪臣　解放军总医院

王建国　南开大学

麻健丰　温州医学院附属口腔医院

教育部高等学校口腔医学专业教学指导委员会工作会议通知

尊敬的教指委委员：

首先，祝贺您当选教育部高等学校口腔医学专业教学指导委员会委员！

按照相关要求，定于 2013 年 6 月 28 日召开教育部高等学校口腔医学专业教学指导委员会第一次工作会议和教材委员会会议。

一、会议主要内容

1. 宣布成立教育部高等学校口腔医学专业教学指导委员会委员，颁发委员聘书；

2. 讨论教育部高等学校口腔医学专业教学指导委员会委员工作计划；

3. 宣布成立第三届全国高等学校口腔医学专业教材评审委员会,颁发委员聘书;

4. 征求对第七轮全国高等学校五年制本科口腔医学专业国家级规划教材及第一轮全国高等学校口腔医学专业研究生国家级规划教材的使用意见和建议;

5. 讨论第八轮全国高等学校五年制本科口腔医学专业国家级规划教材及第二轮全国高等学校口腔医学专业研究生国家级规划教材的修订意见和建议;研讨全国高等学校口腔医学专业长学制规划教材、双语教材和实训教材建设的启动工作。

二、会议时间及地点

1. 会议时间:2013年6月28日上午

2. 会议地点:华西口腔医学院

三、报到与费用

1. 报到

2013年6月27日全天报到,会议安排住宿明宇尚雅酒店,秘书处在酒店大堂迎候各位委员。

2. 本次会议不收取会务费,交通费和食宿费均自理。

四、联系方式

联系人:张凌琳

地　址:成都市武侯区人民南路三段14号(邮编610041)

电　话:028-85503470

传　真:028-85501436

E-mail:hxkqjb@126.com

教育部高等学校口腔医学专业
教学指导委员会秘书处
二〇一三年六月八日

第二届教育部高等学校口腔医学专业教学指导委员会第一次全委会在四川大学华西口腔医学院召开

2013年6月28日,第二届教育部高等学校口腔医学专业教学指导委员会第一次全委会和工作会议在四川大学华西口腔医学院召开,教育部高教司农林医药处王启明处长,全国高等医药教材建设研究会副会长、人民卫生出版社副总编杜贤编审出席会议,新当选的38名委员参加了此次会议。

会议由秘书长于海洋教授主持,王启明处长向委员们颁发了"2013—2017年教育部高等学校口腔医学专业教学指导委员会委员聘书",并就落实杜部长讲话精神做了针对性辅导,并对第一届口腔教执委的工作给予肯定,同时对下一步教执委的工作重点进行了指导;杜贤副总编向委员们颁发了"第五届全国高等学校口腔医学专业教材评审委员会委员聘书",刘红霞主任就口腔教材建设现状做了介绍说明;主任委员周学东教授介绍了第二届口腔教学指导委员会的主要工作思路和计划;最后委员们就继续开展专业认证工作、加快口腔医学专业规划教材的建设以及教执委工作内容等问题进行了热烈探讨。

2013年是全面贯彻落实党的十八大精神的开局之年,是实施教育规划纲要和"十二五"规划承前启后的关键一年。此次会议的顺利召开,体现了口腔医学专业教学指导委员会作为中国高等口腔医学教育改革的探路者、教育质量的保障者以及学科发展推动者的责任感和使命感。

高等学校本科口腔医学专业教学质量国家标准

（试　行）

前　言

为了全面贯彻落实《国家中长期教育改革和发展规划纲要(2010—2020 年)》，遵循教育部《全面提高高等教育质量的若干意见》的要求，深化高等学校本科口腔医学专业教学改革，提高口腔医学人才培养质量。根据教育部高教司举办的“高等学校本科专业类教学质量国家标准研制工作会议”会议精神，同意医药专业类的专业认证标准可以替代教学质量国家标准，参照《中国口腔医学专业认证标准指标体系》及制定要求，设置本标准。

口腔医学教育是培养从事口腔医疗卫生保健的专门人才的教育，规范的培养过程是培养合格口腔医学人才的重要保证，加强质量监管是保证教育质量的关键。在研究拟订《高等学校本科口腔医学专业教学质量国家标准(试行)》过程中，以教育部有关医学教育政策为依据，参照由教育部高等学校口腔医学专业教学指导委员全体委员酝酿、成稿、讨论、同意后经 3 年认证试点工作基本确定的《口腔医学专业认证实施评分体系(修订稿)》。

本标准以五年制口腔医学本科教育为主要适用对象，针对我国本科口腔医学教育的基本方面提出最低要求。长学制教育可以参考此标准，适当提高要求。本标准既通用于全国各口腔医学院校(系、专业)，也承认不同地区和各个学校(系、专业)之间的差异，尊重各口腔医学院校(系、专业)依法自主办学的权利，各高校可根据自身的定位和办学特色，根据本标准制定法学类专业的教学质量标准，可对本标准中的条目进行细化规定，但不得低于本标准相关要求。鼓励各高校高于本标准办学。

适用专业范围

1. 专业代码(2012 年 9 月)

口腔医学类代码为 1003

2. 本标准适用的专业

100301K　口腔医学

第一部分　本科口腔医学专业毕业生应达到的基本要求

毕业生质量是衡量任何医学院校教育质量的最终标准。口腔医学毕业生作为未来的口腔医学从业人员，能否在日新月异的医学进步环境中保持其口腔医学业务水平的持续更新，取决于口腔医学毕业生在校期间是否掌握了科学的方法、是否获得了终身学习的能力。口腔医学教育的目的是培养具有良好职业素质的未来的口腔医生，学生毕业时能够在上级医师的指导与监督下，从事安全有效的口腔医疗实践；具有终生学习和进一步深造的扎实基础；具有良好的团队合作意识。

1. 思想道德与职业素质

(1) 树立科学的世界观、人生观和价值观，具有爱国主义、集体主义精神，忠于人民，愿为祖国卫生事业的发展和人类身心健康奋斗终生。

(2) 关爱病人，将预防疾病、驱除病痛作为自己的终身责任，将提供临终关怀作为自己的道德责任，将维护民众的健康利益作为自己的职业责任。

(3)具有与病人及其家属进行交流、沟通的意识,使他们充分参与和配合治疗计划。

(4)在职业活动中坚持原则,树立成本效益观念,使促进健康、防治疾病的工作成本低、效果好,发挥可用卫生资源的最大效益。

(5)树立终身学习观念,认识到持续自我完善的重要性,不断追求卓越。

(6)尊重每一个人,尊重个人信仰,理解其人文背景及文化价值。

(7)具有实事求是的科学态度,对于自己不能胜任和安全处理的医疗问题,主动寻求其他医师的帮助。

(8)具有创新意识,为新知识的产生、新技能的发现做出贡献。

(9)尊重同事和其他卫生保健专业人员,具有团队合作精神。

(10)树立依法行医的法律观念,学会用法律保护病人和自身的权益。

(11)在应用各种可能的技术去追求准确的诊断或改变疾病的进程时,应考虑到病人及其家属的利益。

(12)具有分析批判精神,具有科学态度。

2. 知识目标

(1)掌握与口腔医学相关的化学、生命科学、行为科学和社会科学等基础知识和科学方法,并能用于指导未来的学习和医学实践。

(2)能够概述生命各阶段的人体的正常结构和功能,正常的心理状态;在此基础上,能够说明生命各阶段各种常见病、多发病的发病原因,认识到环境因素、社会因素及行为心理因素对疾病形成与发展的影响,认识到预防疾病的重要性;能够说明生命各阶段各种常见病、多发病的发病机制、临床表现、诊断及防治基本原则;能够说明基本的药理知识及主要的口腔常用药物的临床合理用药原则;能够了解健康教育、疾病预防和筛查的基本原则;能够说明临床流行病学的有关知识与方法,理解科学实验在医学研究中的重要作用;能够了解中国传统医学的基本特点、辨证施治原则及其在口腔医学中的应用;能够说明传染病的发生、发展以及传播的基本规律,了解常见传染病的防治原则。

(3)能够概述口腔基础医学的基本理论和口腔颌面部疾病发生的基本知识。

(4)能够概述口腔临床医学的各种理论和口腔常见疾病的临床表现和发病机制,了解其诊治原则,包括牙体牙髓病、牙周病、口腔黏膜病、儿童口腔疾病、牙列缺失与缺损、牙颌面畸形、肿瘤、外伤、感染及颅颌面发育异常等。

3. 医学技能目标

(1)全面、系统、正确地采集全身病史的能力。

(2)系统、规范地进行体格检查和专科检查的能力,规范书写病历的能力。

(3)较强的临床思维和表达能力,并学会运用循证医学的原理进行医学实践,完善诊治方法。

(4)内科、外科、儿科等常见病、多发病的一般诊断能力;一般急症的诊断、简单处理能力;临床常见疾病的辅助检查方法和主要结果判断能力。

(5)具有与病人及其家属进行有效交流的能力和与医生、护士及其他医疗卫生从业人员交流沟通的能力。

(6)结合临床实际,能够独立利用图书馆和现代信息技术,研究医学问题及获取新知识与相关信息,能用一门外语阅读医学文献。

(7)能够对病人和公众进行有关健康生活方式、疾病预防等方面知识的宣传教育。

(8)具有自主学习和终身学习的能力。

4. 口腔医学技能目标

(1)口腔专业应具备的基本技能:①病历书写与分析:包括问诊、病史采集、正确选择辅助检查方法和诊断、鉴别诊断与治疗原则等。②基本操作技能:包括无菌操作、龋洞充填术或开髓术、洁治术、传导麻醉和牙列印模制取等。③辅助检查结果判读 :牙髓活力测定结果、X 线片和检验结果阅读等。

(2)口腔专业技能和临床思辨能力:①常见病症的诊断、鉴别诊断及治疗原则:包括龋病、牙髓病、根尖周病、牙周炎、常见口腔黏膜病、牙外伤、智牙冠周炎、下颌骨骨髓炎及牙列缺损、缺失等。②其他:包括拔牙适应证和禁忌证、乳牙替换的年龄和顺序、“牙痛”的鉴别诊断等。

第二部分　口腔医学本科教育办学标准

1. 办学宗旨与目标

口腔医学院校(系、专业)必须明确办学宗旨和目标,定位科学合理,办学理念明确。教育目标合适,并得到学校或上级主管部门批准。相关信息全院师生知晓,并贯彻始终。

2. 教学队伍

(1)师资建设

口腔医学院校(系、专业)所聘任教师应实施教师资格认定制度和教师聘任制度,同时保障教师的合法权利和义务。具有教师队伍建设计划,保证教师的培养、考核和交流,为教师提供专业发展机会。

满足专业课教师数与本专业在校学生数(含毕业实习生)之比为 1:6~1:8;专业课教师中,本校专、兼职教师不少于 80%。

(2)师资结构

口腔医学院校(系、专业)教师老中青层次分明,结构合理,研究生学历人员比例不低于 70%。高级、中级、初级人员占教师总数比例为 3:4:3(民族地区比例可适当下调)。

3. 基础条件

(1)基础设施

有足够数量的基础设施(包括各类教室及多媒体设备、图书馆、文体活动场所、学生公寓等)供师生教学活动使用,并对基础设施定期进行更新及添加。建设有教学网站,学生共享国家精品课程内容。

(2)实验室建设

设置口腔临床实验室,其使用面积不少于 300 m^2(仿真教学头模数与年级学生人数比例不低于 1:3),涵盖各口腔医学专业核心课程。各实验室有相应的准备室、标本模型陈列室等。具有先进的现代化科学仪器装备实验室,并定期进行补充更新。专业课的实验开出率,应达到教学计划和大纲规定的 90% 以上,课程安排合理全面。有含核心期刊的三种以上专业杂志及专业课教学所需的挂图、标本、模型、视听教材。

(3)实习基地

有足够的口腔临床教学基地,满足教学所需。具有稳定的口腔临床教学基地管理与建设体系,口腔临床教学基地至少获得省级认证,生均椅位数不少于 0.5 台,教学医院(直属、非直属医院)的牙椅数应超过年总实习牙椅数的 50%。有实习计划和实习大纲,实习大纲规定项目的完成率应达 90% 以上,学校有实习管理组织和完善的实习管理制度并有专人负责实习工作。

4. 教学质量

(1)课程建设

课程设置合理全面,符合培养要求。使用最新版的全国高等医药院校本科统编教材,专业外语教材以引进原版教材为基本教材。

【注释】

口腔医学专业主干学科包含:口腔基础医学、口腔临床医学、基础医学、临床医学。

核心课程包含:解剖学、组织胚胎学、病理生理学、病理学、诊断学、内科学、外科学、口腔解剖生理学、口腔组织病理学、口腔材料学、口腔预防依序、牙体牙髓病学、牙周病学、口腔黏膜病学、儿童口腔病学、口腔颌面外科学、口腔修复学、口腔正畸学、口腔颌面影像诊断学。

主要实践性教学环节：教学见习、生产见习（不少于 1 周），临床医学实习（不少于 12 周），口腔医学专业临床实习（毕业论文）（不少于 45 周），其他实践环节。

（2）课堂教学质量

课堂教学内容充实，讲授娴熟，概念准确，条理清晰，重点突出。教学方法能有效地启发学生思维，引导学生探究性学习。注意教学反馈，认真听取学生意见并加以改进。关注学科专业发展，教学内容涵盖最新科研成果。

（3）学生质量

具有学生成绩评定体系及考试结果的反馈程序。具有良好的学风，考风。90% 的毕业生思想道德与职业素质、专业知识与技能方面达到基本要求。毕业生就业率及用人单位意见反馈良好。

5. 教学管理

（1）行政管理

口腔医学院校（系、专业）必须具有口腔医学教育管理机构，明确其职能及在学校中的地位。具有健全完善的教学档案文件。具有科学的管理制度及操作程序。教学督导及管理队伍构建合理，职责明确。

（2）改革与发展

定期总结教学工作和检查发展规划，能不断进行教学、科研、医疗的改革，定期制定教学未来发展规划。

6 教学与科学研究

（1）教学与科研的关系

口腔医学院校（系、专业）必须明确科学研究是学校的主要功能之一，设立相应管理体系，制定积极的科研政策、发展规划和管理办法。提供基本的科学研究条件，营造浓厚的学术氛围，提供创新和批判性思维、促进教学与科研相结合的学术环境。

（2）教师科研

口腔医学院校（系、专业）的教师应当具备相应的科学研究能力，承担相应的科研项目，取得相应的科研成果。

【注释】科研项目、科研成果：包括国家级、省部级、地市级以及校级科研项目和教学项目。

（3）学生科研

口腔医学院校（系、专业）必须将科学研究活动作为培养学生科研素养和创新思维的重要途径，采取积极、有效的措施，为学生创造参与科学研究的机会与条件。在课程计划中，安排适当的综合性、设计性实验，为学生开设学术讲座、组织科研小组等有利于培养学生科研能力的活动。

附：中国口腔医学专业认证标准指标体系（修订稿）

中国口腔医学专业认证标准指标体系

序号	检查内容		检查方法	评分标准	评分
一	办学宗旨与目标（10 分）				
1	办学宗旨与目标（10 分）	学科定位 办学理念 贯彻力度 教育目标	查阅相关学校文件、会议纪要等材料	定位科学合理，办学理念明确； 教育目标合适，并得到学校或上级主管部门的批准； 相关信息全院师生知晓，并贯彻始终	
二	教学队伍（20 分）				

续表

序号	检查内容		检查方法	评分标准	评分
1	师资建设（10分）	师资政策 师资培养 师资配比	查阅相关文件资料及相应财务支出等	所聘任教师应实施教师资格认定制度和教师聘任制度，同时保障教师的合法权利和义务； 具有教师队伍建设计划，保证教师的培养、考核和交流，为教师提供专业发展机会； 满足专业课教师数与本专业在校学生数（含毕业实习生）之比为1:6～1:8；专业课教师中，本校专、兼职教师不少于80%	
2	师资结构（10分）	年龄结构 学历结构 职称结构	查阅有关资料、学位证书、职称证书等	老中青层次分明，结构合理； 研究生学历人员比例不低于70%； 高级、中级、初级人员占教师总数比例为3:4:3 （民族地区比例可适当下调）	
三	基础条件（20分）				
1	基础设施（10分）	设施数量 设施维护	查阅相关文件资料及财务支出等	有足够数量的基础设施（包括各类教室及多媒体设备、图书馆、文体活动场所、学生公寓等）供师生教学活动使用； 对基础设施定期进行更新及添加； 建设有教学网站，学生共享国家精品课程内容	
2	实验室建设（5分）	实验室规模 实验仪器 实验课程 教学软件	查阅相关文件资料及财务支出，实地考察等	设置口腔临床实验室，其使用面积不少于300 m^2（仿真教学头模数与年级学生人数比例不低于1:3），涵盖各口腔医学专业核心课程； 各实验室有相应的准备室、标本模型陈列室等； 具有先进的现代化科学仪器装备实验室，并定期进行补充更新； 专业课的实验开出率，应达到教学计划和大纲规定的90%以上，课程安排合理全面； 有含核心期刊的三种以上专业杂志及专业课教学所需的挂图、标本、模型、视听教材	

续表

序号	检查内容		检查方法	评分标准	评分
3	实习基地 (5 分)	基地建设 基地数量 实习工作	查阅相关文件资料,实地考察等	具有稳定的口腔临床教学基地管理与建设体系;口腔临床教学基地至少获得省级认证,生均椅位数不少于 0.5 台,直属、非直属医院的牙椅数应超过总实习牙椅数的 50%; 有足够的口腔临床教学基地,满足教学所需; 有实习计划和实习大纲,实习大纲规定项目的完成率应达 90% 以上,学校有实习管理组织和完善的实习管理制度并有专人负责实习工作	
四	教学质量(20 分)				
1	课程建设 (5 分)	课程设置 教材使用	查阅相关文件资料、课表、教材等	设置合理全面,符合培养要求; 使用最新版的全国高等医药院校本科统编教材;专业外语教材以引进原版教材为基本教材	
2	课堂教学质量 (5 分)	教学内容 教学方法 教学互动 教学创新	实地考察听课,查阅相关资料文件	教学内容充实,讲授娴熟,概念准确,条理清晰,重点突出; 教学方法能有效地启发学生思维,引导学生探究性学习; 注意教学反馈,认真听取学生意见并加以改进; 关注学科专业发展,教学内容涵盖最新科研成果	
3	学生质量 (10 分)	成绩评定 在校生情况 毕业生情况	查阅试卷、教学档案、奖学金、课外活动、教案、课件、出勤情况等资料,抽取一到两名学生进行口腔专业的临床操作考核	具有学生成绩评定体系及考试结果的反馈程序; 具有良好的学风,考风; 90% 的毕业生思想道德与职业素质、专业知识与技能方面达到基本要求; 毕业生就业率及用人单位意见反馈	
五	教学管理(10 分)				

续表

序号	检查内容		检查方法	评分标准	评分
1	行政管理（5分）	管理建设 管理制度 管理队伍	查阅有关资料文件	具有口腔医学教育管理机构，明确其职能及在学校中的地位； 具有健全完善的教学档案文件； 具有科学的管理制度及操作程序； 教学督导及管理队伍构建合理，职责明确	
2	改革与发展（5分）	定期回顾 发展规划	查阅教学档案、文件等有关资料	定期总结教学工作和检查发展规划； 能不断进行教学、科研、医疗的改革； 定期制定教学未来发展规划	
六	教学与科学研究（20分）				
1	教学成果（10分）	教改项目 教改论著 教学获奖	查阅5年内有关资料	国家级项目1.5分，部（省）级项目1分，校级0.5分； 主编教材建设2分，参编教材1分，教改文章0.5分； 教学获奖国家级2分，部（省）级1分，校级0.5分	
2	科研成果（10分）	科研项目 科研文章 发明成果	查阅5年内有关资料	国家级一等奖4分，二等奖2分，部（省）级一等奖4分，二等奖1分； SCI收录每篇1分，统计源期刊杂志0.5分； 每项发明专利2分，新型实用专利1分，外观设计专利0.5分	

2011—2013年教育部高等学校口腔医学专业教学指导委员会口腔医学专业认证情况通报

根据《教育部、财政部关于“十二五”期间实施高等学校本科教学质量与教学改革工程的意见》（教高[2011]6号）要求及工作安排。2011年-2013年，教育部高等学校口腔医学专业教学指导委员会共计对全国11家高等本科院校开展专业认证试点工作，现将认证情况通报如下：

一、已完成专业认证的院校名单

2011年：山东大学、新疆医科大学、西安交通大学

2012年：温州医学院、安徽医科大学、南京医科大学

2013年：昆明医科大学、西北民族大学、

重庆医科大学、天津医科大学、中山大学

二、认证情况总结说明

在认证工作中，专家组通过课堂听课，考察实验教学基地、科研平台、临床教学基地等教学条件；调阅了教学相关规章制度、教案、课件、教育教学改革等相关资料；召开了任课教师、本科学生和教学管理人员座谈会，听取各类人员对口腔医学本科教学的建议和意见等方式，全面考察了上述11家高等院校本科口腔医学专业。

结合每轮各校的认证情况，认证工作专家组认为，山东大学等11所院校口腔医学专业本科教育达到了教育部口腔医学专业本科教育标准，建议通过口腔医学本科教学专业认证。

教育部高等学校口腔医学专业
教学指导委员会
二〇一三年四月三十日

教育部关于开展普通高等学校本科教学工作审核评估的通知

教高[2013]10号

各省、自治区、直辖市教育厅(教委)，有关部门(单位)教育司(局)，部属各高等学校：

为贯彻党的十八大和十八届三中全会精神，落实教育规划纲要，切实推进高等教育内涵式发展，提高本科教学水平和人才培养质量，根据《教育部关于普通高等学校本科教学评估工作的意见》(教高[2011]9号)要求，决定开展普通高等学校本科教学工作审核评估，现将《普通高等学校本科教学工作审核评估方案》(见附件)印发给你们。

审核评估是在我国高等教育新形势下，总结已有评估经验，借鉴国外先进评估思想的基础上，提出的新型评估模式，核心是对学校人才培养目标与培养效果的实现状况进行评价，旨在推进人才培养的多样化，强调尊重学校办学自主权，体现学校在人才培养质量中的主体地位。各地教育行政部门和有关高等学校要深入研究，充分认识审核评估的意义。通过审核评估加强政府对高等学校的宏观管理和分类指导，引导高等学校合理定位、全面落实人才培养中心地位，健全质量保障体系，办出水平、办出特色，切实提高人才培养质量。

审核评估实行中央和省级政府分级负责，各省、自治区、直辖市教育行政部门应按照《普通高等学校本科教学工作审核评估方案》的规定和要求，结合本地区高等教育发展需要，制定本地区所属高等学校审核评估具体方案和评估计划。中央部委所属高等学校的审核评估由教育部高等教育教学评估中心负责实施。要充分发挥第三方评估的作用，先行试点，逐步推开，有计划有步骤地组织实施高等学校的审核评估工作。

在审核评估过程中要实行信息公开制度，严肃评估纪律，开展“阳光评估”，确保评估工作有序、规范、公平、公正。教育部设立举报电话和信箱(010-66096713，北京市西城区大木仓胡同37号教育部高等教育司评估处，100816)接受社会各方监督。

附件：普通高等学校本科教学工作审核评估方案

教育部
二〇一三年十二月五日

普通高等学校本科教学工作审核评估方案

一、普通高等学校本科教学工作审核评估实施办法

为贯彻落实党的十八大和《国家中长期教育改革和发展规划纲要(2010—2020 年)》精神,提高本科教育教学质量,根据《教育部关于普通高等学校本科教学评估工作的意见》(教高[2011]9 号),现制定普通高等学校本科教学工作审核评估(以下简称审核评估)实施办法。

(一)审核评估指导思想及总体要求

1. 审核评估指导思想。以党的十八大精神和教育规划纲要为指导,坚持“以评促建、以评促改、以评促管、评建结合、重在建设”的方针;突出内涵建设,突出特色发展;强化办学合理定位,强化人才培养中心地位,强化质量保障体系建设,不断提高人才培养质量。

2. 审核评估总体要求。审核评估坚持主体性、目标性、多样性、发展性和实证性五项基本原则,实行目标导向,问题引导,事实判断的评估方法。主体性原则注重以学校自我评估、自我检验、自我改进为主,体现学校在人才培养质量中的主体地位;目标性原则注重以学校办学定位和人才培养目标为导向,关注学校目标的确定与实现;多样性原则注重学校办学和人才培养的多样化,尊重学校办学自主权和自身特色;发展性原则注重学校内部质量标准和质量保障体系及其长效机制的建立,关注内涵的提升和质量的持续提高;实证性原则注重依据事实作出审核判断,以数据为依据、以事实来证明。

本次普通高等学校本科教学工作审核评估时间为 2014 年至 2018 年。

(二)审核评估对象及条件

3. 审核评估对象。凡参加普通高等学校本科教学工作水平评估获得“合格”及以上结论的高校均应参加审核评估。参加普通高等学校本科教学工作合格评估获得“通过”结论的新建本科院校,5 年后须参加审核评估。

4. 审核评估条件。参加审核评估学校办学条件指标应达到教育部《普通高等学校基本办学条件指标(试行)》(教发[2004]2 号)规定的合格标准;公办普通本科高校生均拨款须达到《财政部关于进一步提高地方普通本科高校生均拨款水平的意见》(财教[2010]567 号)规定的相应标准。

(三)审核评估范围及重点

5. 审核评估范围。审核评估范围主要包括学校的定位与目标、师资队伍、教学资源、培养过程、学生发展、质量保障以及学校自选特色等方面,涵盖学校的办学定位及人才培养目标,教师及其教学水平和教学投入,教学经费、教学设施及专业和课程资源建设情况,教学改革及各教学环节的落实情况,招生就业情况、学生学习效果及学风建设情况,质量保障体系的建设及运行情况等。

6. 审核评估重点。审核评估核心是对学校人才培养目标与培养效果的实现状况进行评价。重点考察办学定位和人才培养目标与国家和区域经济社会发展需求的适应度,教师和教学资源条件的保障度,教学和质量保障体系运行的有效度,学生和社会用人单位的满意度。

(四)审核评估组织与管理

7. 审核评估组织。教育部统筹协调全国普通高等学校本科教学审核评估工作,制定审核评估总体方案及规划,指导监督审核评估工作;省(区、市)教育行政部门负责组织本地区所属院校的审核评估工作,可结合本地区实际情况,在教育部审核评估方案基础上进行补充,制定本地区审核评估具体方案和评估计划,并报教育部备案后实施。

8. 审核评估实施。审核评估要积极探

索、建立健全与管办评分离相适应的评估工作组织体系，充分发挥第三方评估的作用。中央部委所属院校的审核评估由教育部高等教育教学评估中心（以下简称教育部评估中心）负责实施；地方所属院校的审核评估由省级教育行政部门负责，逐步形成管办评分离的评估机制。

9. 审核评估专家。为保证审核评估专家工作水平，提高工作效率，由教育部评估中心分别建立审核评估专家库和全国高校教学基本状态数据库系统，为全国普通高等学校审核评估工作提供开放共享的服务平台。专家队伍应包括熟悉教学、管理和评估工作的教育专家，还应吸收行业、企业和社会用人部门有关专家参加。教育部评估中心与各地评估组织部门共同协商对审核评估专家进行培训。在审核评估组织实施中，外省（区、市）专家一般不少于进校考察专家组人数的三分之一。

10. 审核评估经费。审核评估经费应由审核评估具体组织部门负责落实。

（五）审核评估程序与任务

审核评估程序包括学校自评、专家进校考察、评估结论审议与发布等。

11. 学校自评。参评学校根据本办法和审核评估内容及上一次本科教学工作评估存在问题的整改情况，结合自身实际，认真开展自我评估，按要求填报本科教学基本状态数据（见教育部评估中心网页 http://udb.heec.edu.cn)，在此基础上形成《自评报告》和《教学基本状态数据分析报告》，同时提交各年度《本科教学质量报告》。

12. 专家进校考察。专家组在审核学校《自评报告》、年度《本科教学质量报告》及《教学基本状态数据分析报告》基础上，通过查阅材料、个别访谈、集体访谈、考察教学设施与公共服务设施、观摩课堂教学与实践教学等形式，对学校教学工作做出公正客观评价，形成写实性《审核评估报告》。

13. 评估报告内容。《审核评估报告》应在全面深入考察和准确把握所有审核内容基础上，对各审核项目及其要素的审核情况进行描述，并围绕审核重点对学校本科人才培养总体情况作出判断和评价，同时明确学校教学工作值得肯定、需要改进和必须整改的方面。

14. 评估结论审议与发布。各省（区、市）教育行政部门和教育部评估中心应按年度将所组织的审核评估情况形成总结报告报教育部。教育部组织评估专家委员会进行审议，公布审议结果，并由教育部评估中心和各地教育行政部门公开发布参评高校的审核评估结论。

15. 评估结果。审核评估结果是学校教育教学质量的反映，与学校办学、发展直接相关，学校要根据审核评估中提出的问题及建议进行整改，有关教育行政部门应对评估学校的整改情况进行指导和检查，并在政策制定、资源配置、招生规模、学科专业建设等方面予以充分考虑，促进学校的教学质量不断提高。

（六）审核评估纪律与监督

16. 纪律监督。审核评估要实行信息公开制度，严肃评估纪律，开展“阳光评估”，广泛接受学校、教师、学生和社会的监督，确保评估工作公平公正。教育部委托评估专家委员会，对参评学校和评估专家以及评估组织工作的规范性、公正性进行监督检查，同时受理有关申诉，对评估过程中违反相关规定的行为进行责任追究，作出严肃处理。

二、普通高等学校本科教学工作审核评估范围

表 1　普通高等学校本科教学工作审核评估范围

审核项目	审核要素	审核要点
1. 定位与目标	1.1 办学定位	(1)学校办学方向、办学定位及确定依据 (2)办学定位在学校发展规划中的体现
	1.2 培养目标	(1)学校人才培养总目标及确定依据 (2)专业培养目标、标准及确定依据
	1.3 人才培养中心地位	(1)落实学校人才培养中心地位的政策与措施 (2)人才培养中心地位的体现与效果 (3)学校领导对本科教学的重视情况
2. 师资队伍	2.1 数量与结构	(1)教师队伍的数量与结构 (2)教师队伍建设规划及发展态势
	2.2 教育教学水平	(1)专任教师的专业水平与教学能力 (2)学校师德师风建设措施与效果
	2.3 教师教学投入	(1)教授、副教授为本科生上课情况 (2)教师开展教学研究、参与教学改革与建设情况
	2.4 教师发展与服务	(1)提升教师教学能力和专业水平的政策措施 (2)服务教师职业生涯发展的政策措施
3. 教学资源	3.1 教学经费	(1)教学经费投入及保障机制 (2)学校教学经费年度变化情况 (3)教学经费分配方式、比例及使用效益
	3.2 教学设施	(1)教学设施满足教学需要情况 (2)教学、科研设施的开放程度及利用情况 (3)教学信息化条件及资源建设
	3.3 专业设置与培养方案	(1)专业建设规划与执行 (2)专业设置与结构调整,优势专业与新专业建设 (3)培养方案的制定、执行与调整
	3.4 课程资源	(1)课程建设规划与执行 (2)课程的数量、结构及优质课程资源建设 (3)教材建设与选用
	3.5 社会资源	(1)合作办学、合作育人的措施与效果 (2)共建教学资源情况 (3)社会捐赠情况
4. 培养过程	4.1 教学改革	(1)教学改革的总体思路及政策措施 (2)人才培养模式改革,人才培养体制、机制改革 (3)教学及管理信息化

续表 1

审核项目	审核要素	审核要点
	4.2 课堂教学	(1)教学大纲的制订与执行 (2)教学内容对人才培养目标的体现,科研转化教学 (3)教师教学方法,学生学习方式 (4)考试考核的方式方法及管理
	4.3 实践教学	(1)实践教学体系建设 (2)实验教学与实验室开放情况 (3)实习实训、社会实践、毕业设计(论文)的落实及效果
	4.4 第二课堂	(1)第二课堂育人体系建设与保障措施 (2)社团建设与校园文化、科技活动及育人效果 (3)学生国内外交流学习情况
5. 学生发展	5.1 招生及生源情况	(1)学校总体生源状况 (2)各专业生源数量及特征
	5.2 学生指导与服务	(1)学生指导与服务的内容及效果 (2)学生指导与服务的组织与条件保障 (3)学生对指导与服务的评价
	5.3 学风与学习效果	(1)学风建设的措施与效果 (2)学生学业成绩及综合素质表现 (3)学生对自我学习与成长的满意度
	5.4 就业与发展	(1)毕业生就业率与职业发展情况 (2)用人单位对毕业生评价
6. 质量保障	6.1 教学质量保障体系	(1)质量标准建设 (2)学校质量保障模式及体系结构 (3)质量保障体系的组织、制度建设 (4)教学质量管理队伍建设
	6.2 质量监控	(1)自我评估及质量监控的内容与方式 (2)自我评估及质量监控的实施效果
	6.3 质量信息及利用	(1)校内教学基本状态数据库建设情况 (2)质量信息统计、分析、反馈机制 (3)质量信息公开及年度质量报告
	6.4 质量改进	(1)质量改进的途径与方法 (2)质量改进的效果与评价
自选特色项目		学校可自行选择有特色的补充项目

教育部关于公布2013年度普通高等学校本科专业备案或审批结果的通知

教高[2014]1号

各省、自治区、直辖市教育厅(教委),新疆生产建设兵团教育局,有关部门(单位)教育司(局),部属各高等学校:

为了进一步引导高校优化学科专业结构,办出特色,争创一流,根据《教育部关于印发〈普通高等学校本科专业目录(2012年)〉〈普通高等学校本科专业设置管理规定〉等文件的通知》(教高[2012]9号)要求,我部组织开展了2013年度普通高等学校本科专业备案或审批工作。各高校通过我部设立的"普通高等学校本科专业公共信息服务与管理平台"进行了新设专业申报,并向社会公示;31个省(区、市)和新疆生产建设兵团教育行政部门、11个中央部委教育主管部门、46所部属高等学校向我部报送了申请材料;我部请有关专家对提交备案专业的基本条件进行了审核,组织专家对需要审批的专业进行了评议。依据专家对备案专业提出的审核意见,我部确定了准予备案的本科专业;依据"教育部学科发展与专业设置专家委员会"评议结果,我部确定了同意审批的本科专业。现将2013年度普通高等学校本科专业备案或审批结果(见附件)予以公布。

请各部门(学校)充分利用高校现有的办学条件,加强新增本科专业建设,合理控制招生规模,切实保证人才培养质量。

附件:2013年度普通高等学校本科专业备案或审批结果

附件略

教育部

二〇一四年三月十三日

表2　2013年度普通高等学校本科专业备案新增名单*

学校名称	专业代码	专业名称	修业年限	学位授予门类
牡丹江医学院	101006	口腔医学技术	四年	理学
聊城大学	101006	口腔医学技术	四年	理学
新乡医学院三全学院	101006	口腔医学技术	四年	理学
重庆医科大学	101006	口腔医学技术	四年	理学
遵义医学院	101006	口腔医学技术	四年	理学
遵义医学院医学与科技学院	101006	口腔医学技术	四年	理学

注:*摘自教育部"2013年度普通高等学校本科专业备案或审批结果"。

表3　2013年度普通高等学校本科专业备案新增审批名单*

学校名称	专业代码	专业名称	修业年限	学位授予门类
赣南医学院	100301K	口腔医学	五年	医学

注:*摘自教育部"2013年度普通高等学校本科专业备案或审批结果"。

教育部关于印发第一批“十二五”普通高等教育本科国家级规划教材书目的通知

教高函[2012]21 号

各省、自治区、直辖市教育厅(教委),新疆生产建设兵团教育局,有关部门(单位)教育司(局),解放军总参谋部军训部,部属各高等学校,有关出版社:

根据《教育部关于“十二五”普通高等教育本科教材建设的若干意见》(教高〔2011〕5号),在中央部(委)直属高校、省级教育行政部门推荐以及出版社补充推荐的基础上,经专家评审、网上公示,我部确定 1102 种教材入选第一批“十二五”普通高等教育本科国家级规划教材(以下简称“十二五”规划教材)。现将第一批“十二五”规划教材书目印发给你们,并将有关事项通知如下:

1. 请高等学校参照第一批“十二五”规划教材书目,做好教材选用工作,确保优质教材进课堂。

2. 有关出版社可从全国普通高等教育教材网(www. tbook. com. cn)下载“十二五”规划教材专有统一标志(LOGO),印刷在“十二五”规划教材相关版面。

3. 已入选的“十二五”规划教材应根据学科、行业的发展,继续修订完善,及时补充反映最新知识、技术和成果的内容,与时俱进。修订后的教材可沿用“十二五”规划教材标志。

4. 各省级教育行政部门、高等学校和出版社,要建立以提高高等教育质量为核心的教材建设长效机制,加强政策支持和经费保障,激励高水平教师积极参加教材建设,结合《普通高等学校本科专业目录(2012 年)》和人才培养需要,认真做好普通高等教育本科教材的新编和修订工作。

附件:第一批“十二五”普通高等教育本科国家级规划教材书目——定稿

教育部

二〇一二年十一月二十一日

表 4　第一批“十二五”普通高等教育本科国家级规划教材书目

序号	书 名	主要作者	第一作者单位	出 版 社	备注
458					
	口腔医学(第 2 版)	姬爱平	北京大学	北京大学医学出版社	
500					
	口腔科学(第 7 版)	张志愿	上海交通大学	人民卫生出版社	供基础、临床、预防、口腔医学类专业用
501					
	儿童口腔医学(第 3 版)	石四箴	同济大学	人民卫生出版社	供口腔医学类专业用
	口腔材料学(第 4 版)	陈治清	四川大学		
	口腔颌面外科学(第 6 版)	邱蔚六	上海交通大学		

续表 4

序号	书 名	主要作者	第一作者单位	出 版 社	备注
	口腔颌面医学影像诊断学（第 5 版）	马绪臣	北京大学		
	口腔解剖生理学（第 6 版）	皮　昕	武汉大学		
	口腔临床药物学（第 3 版）	史宗道	四川大学		
	口腔黏膜病学（第 3 版）	陈谦明	四川大学		
	口腔生物学（第 3 版）	刘　正	上海交通大学		
	口腔修复学（第 6 版）	赵铱民	第四军医大学		
	口腔医学实验教程（第 3 版）	王嘉德	北京大学		
	口腔医学实验教程附册（第 3 版）	王嘉德	北京大学		
	口腔正畸学（第 5 版）	傅民魁	北京大学		
	口腔组织病理学（第 6 版）	于世凤	北京大学		
	殆学（第 2 版）	易新竹	四川大学		
	牙体牙髓病学（第 3 版）	樊明文	武汉大学		
	牙周病学（第 3 版）	孟焕新	北京大学		
	预防口腔医学（第 5 版）	卞金有	北京大学		
502	口腔修复学	巢永烈	四川大学	人民卫生出版社	
537	眼耳鼻咽喉口腔科护理学（第 2 版）	席淑新	复旦大学	人民卫生出版社	

教育部关于批准实施“十二五”期间“高等学校本科教学质量与教学改革工程”2013 年建设项目的通知

教高函［2013］2 号

有关部门（单位）教育司（局），部属各高等学校，高等教育出版社、高等教育教学评估中心：

根据《教育部 财政部关于“十二五”期间实施“高等学校本科教学质量与教学改革工程”的意见》（教高［2011］6 号）总体安排，经研究，决定批准实施 2013 年“高等学校本科教学质量与教学改革工程”建设项目。现将有关事项通知如下：

一、批准实施的建设项目和建设单位

1. 批准北京大学等 46 所高校实施专业综合改革试点项目，建设 90 个专业综合改革示范点。每个专业点支持建设经费 150 万元。

2. 批准教育部高等教育教学评估中心组织实施 120 个本科专业认证试点项目，每个专业点支持经费 15 万元。

3. 批准北京大学等50所高校实施校外实践教育基地项目,建设80个校外实践教育基地。每个基地支持建设经费200万元。

4. 批准北京大学等100所高校实施实验教学示范中心建设项目,每个中心支持建设经费100万元。

5. 批准北京大学等109所高校实施9 000个大学生创新创业训练计划项目,每个项目支持建设经费1万元。

6. 批准高等教育出版社组织实施精品视频公开课建设项目,建设150门精品视频公开课。每门课程支持建设经费20万元。

7. 批准高等教育出版社组织实施精品资源共享课建设项目,建设1 000门精品资源共享课。每门课程支持建设经费10万元。

8. 批准高等教育出版社继续实施2011年立项建设的精品开放课程共享平台项目,安排经费600万元,其中国家精品开放课程共享系统建设400万元,高校教师网络培训系统建设200万元。

9. 批准北京大学等30所高校实施建设教师教学发展示范中心建设项目,每个中心支持建设经费100万元。

10. 批准北京大学等53所高校实施西部受援高校教师和管理干部进修锻炼项目,资助西部受援高校教师和管理干部进修锻炼,每人每年资助经费不得高于3万元。

二、有关要求

1. 为了保证该项目顺利实施和取得预期成果,项目学校(单位)要加强对项目的支持和管理,制订本校(单位)的项目管理办法和实施方案。

2. 有关项目的批准文件和执行要求另发。

3. 在项目执行过程中如有问题,请及时反馈教育部高等教育司。

联系人:白文宏

电　话:010-66097392、66096867

E-mail:zlgc@ moe. edu. cn

附　件:2013年度"本科教学工程"项目名单

附件略

教育部

二〇一三年三月二十日

表5　2013年度"本科教学工程"项目名单

学校(单位)名称	序号	项目名称	项目经费(万元)
浙江大学	6	浙江大学附属口腔医院口腔医学技能培训中心	200

注:摘自教育部公布2013年度"本科教学工程"项目名单。

教育部实施"长江学者奖励计划"十六年

摘自《人民日报》(记者　董洪亮)

教育部1998年夏季启动实施了"长江学者奖励计划",16年来通过在高等学校设置特聘教授全职岗位和讲座教授非全职岗位,面向海内外延揽中青年学界英才,大力提升我国高校在世界范围内的学术地位和竞争实力。

截至目前,全国高校共聘任长江学者2 251人,其中特聘教授1 546人、讲座教授705人,覆盖除海南省外的全国30个省份、166所高校。其中,90%以上的长江学者具有海外学习或者工作经历,直接从海外应聘回国的800多人,讲座教授全部从海外招聘。先后有108名长江学者当选中国科学院、中国工程院院士,14人当选第三世界科学院院士。

十几年来,共有400多项由长江学者主

持或作为主要完成人参加的科研成果获得了国家三大科技奖励，一些长江学者还荣获“国际量子分子科学院奖”“第三世界科学院数学奖”等多项国际学术大奖。一批长江学者在《自然》《科学》等国际顶尖学术期刊发表论文数百篇。还有一批长江学者在基础前沿和战略高技术领域取得了许多世界级的标志性成果，部分科研领域已达到或接近国际先进水平。

“长江学者奖励计划”确立的“按需设岗、公开招聘、竞争上岗、合同管理”和“以岗定薪、优劳优酬”制度，推动了高校突破用人机制、收入分配和资源配置等方面传统体制的约束，充分调动了人才积极性，成为我国高校人事分配制度改革的基本思路。

表 6　口腔医学类“长江学者奖励计划”教授名单

年度	批次	聘任学校	设岗学科	教授姓名	聘任类型
2003	第六批	北京大学	口腔医学	王存玉	讲座
2004	第七批	北京大学	口腔医学	施文元	讲座
2007	第十批	第四军医大学	口腔医学	金　岩	特聘
2007	第十批	上海交通大学	口腔颌面外科学	毛　力	讲座
2008	第十一批	四川大学	口腔医学	陈谦明	特聘
2008	第十一批	北京大学	口腔医学	柴　洋	讲座
2009	第十二批	四川大学	口腔临床医学	胡　静	特聘
2011	第十四批	第四军医大学	口腔临床医学	陈吉华	特聘
2012	第十五批	上海交通大学	口腔临床医学	蒋欣泉	特聘

（吴婷）

国务院关于公布《通用规范汉字表》的通知

国发［2013］23 号

各省、自治区、直辖市人民政府，国务院各部委、各直属机构：

国务院同意教育部、国家语言文字工作委员会组织制定的《通用规范汉字表》，现予公布。

《通用规范汉字表》是贯彻《中华人民共和国国家通用语言文字法》，适应新形势下社会各领域汉字应用需要的重要汉字规范。制定和实施《通用规范汉字表》，对提升国家通用语言文字的规范化、标准化、信息化水平，促进国家经济社会和文化教育事业发展具有重要意义。《通用规范汉字表》公布后，社会一般应用领域的汉字使用应以《通用规范汉字表》为准，原有相关字表停止使用。

国务院

二〇一三年六月五日

“殆”被《通用规范汉字表》收录

国务院于 6 月 5 日发出关于公布《通用规范汉字表》的通知，国务院同意教育部、国家语言文字工作委员会组织制定的《通用规范汉字表》，并予公布。

《通用规范汉字表》共收字 8 105 个，分为三级：一级字表为常用字集，收字 3 500 个，主要满足基础教育和文化普及的基本用字需要。二级字表收字 3 000 个，使用度仅次于一级字。一、二级字表合计 6 500 字，主要满足出版印刷、辞书编纂和信息处理等方面的一般用字需要。三级字表收字 1 605 个，是姓氏人名、地名、科学技术术语和中小学语文教材文言文用字中未进入一、二级字表的较通用的字，主要满足信息化时代与大众生活密切相关的专门领域的用字需要。“殆”被收录于三级字表。

《通用规范汉字表》是在整合《第一批异体字整理表》（1955 年）、《简化字总表》（1986 年）、《现代汉语常用字表》（1988 年）、《现代汉语通用字表》（1988 年）的基础上制定。一、二级字表通过语料库统计和人工干预方法，主要依据字的使用度进行定量、收字和分级。三级字表主要通过向有关部门和群众征集用字等方法，收录音义俱全且有一定使用度的字。

据了解，《通用规范汉字表》历经 10 年研制完成，该表是对 50 余年来汉字规范整合优化后的最新成果，对提升国家通用语言文字的规范化、标准化水平具有重要意义。

“殆”转正成了规范字

认识“殆”吗？这个四川大学华西口腔医学院第二任院长，中国口腔牙周病学创始人邹海帆教授在 20 世纪二三十年代创造的专业用字，终于成了规范字。6 月 5 日，国务院公布的教育部、国家语言文字工作委员会组织制定的《通用规范汉字表》中，“殆”成为《通用规范汉字表》三级字表成员。

左边“牙”，右边“合”，这个左右结构的生僻字，念 hé，意指：牙齿与牙齿接触在一起。“殆”在口腔学应用非常普遍，是一个不可或缺的专业用字，在中国出版的首部“牙医学辞汇”中，就有关于该字的记载。

不过，“殆”在 2001 年修订的《新华词典》《现代汉语小词典》等工具书中，都无法查到，最新版的《语言文字规范》（标准）也没有收录。但 2011 年 9 月第一版第一次印刷的《中华现代汉语词典》及 2011 年第五版出版的《现代汉语词典》中，出现了“殆”的拼音和释义，意为“牙齿咬合”。

2013 年 6 月 5 日，国务院公布了教育部、国家语言文字工作委员会组织制定的《通用规范汉字表》，“殆”与闫、喆、昇、邨、森等已在社会语言生活中广泛使用的简化字和异体字被调整为规范字，正式收录。

教育部　国家发展改革委 财政部关于深化研究生教育改革的意见

教研[2013]1 号

各省、自治区、直辖市教育厅(教委)、发展改革委、财政厅(局),新疆生产建设兵团教育局、发展改革委、财务局,有关部门(单位)教育司(局),中国社会科学院研究生院,中共中央党校学位评定委员会,中国人民解放军学位委员会,教育部直属各高等学校:

研究生教育是培养高层次人才的主要途径,是国家创新体系的重要组成部分。改革开放以来,我国研究生教育取得了重大成就,基本实现了立足国内培养高层次人才的战略目标。但总体上看,研究生教育还不能完全适应经济社会发展的多样化需求,培养质量与国际先进水平相比还有较大差距。为全面贯彻落实党的十八大精神和《国家中长期教育改革和发展规划纲要(2010—2020 年)》,进一步提高研究生教育质量,现就深化研究生教育改革提出以下意见:

一、指导思想和总体要求

1. 指导思想:高举中国特色社会主义伟大旗帜,以邓小平理论、“三个代表”重要思想、科学发展观为指导,全面贯彻党的教育方针,把立德树人作为研究生教育的根本任务。深入实施教育、科技和人才规划纲要,坚持走内涵式发展道路,以服务需求、提高质量为主线,以分类推进培养模式改革、统筹构建质量保障体系为着力点,更加突出服务经济社会发展,更加突出创新精神和实践能力培养,更加突出科教结合和产学结合,更加突出对外开放,为提高国家创新力和国际竞争力提供有力支撑,为建设人才强国和人力资源强国提供坚强保证。

2. 总体要求:优化类型结构,建立与培养目标相适应的招生选拔制度;鼓励特色发展,构建以研究生成长成才为中心的培养机制;提升指导能力,健全以导师为第一责任人的责权机制;改革评价机制,建立以培养单位为主体的质量保证体系;扩大对外开放,实施合作共赢的发展战略;加大支持力度,健全以政府投入为主的多渠道投入机制。通过改革,实现发展方式、类型结构、培养模式和评价机制的根本转变。到 2020 年,基本建成规模结构适应需要、培养模式各具特色、整体质量不断提升、拔尖创新人才不断涌现的研究生教育体系。

二、改革招生选拔制度

3. 优化人才培养类型结构。基本稳定学术学位授予单位和学位授权学科总体规模,建立学科动态调整机制,鼓励学科交叉与融合,进一步突出学科特色和优势。积极发展硕士专业学位研究生教育,稳步发展博士专业学位研究生教育,重视发展非全日制研究生教育。

4. 深化招生计划管理改革。根据国家发展需要和高层次人才培养规律,合理确定研究生招生规模。加强和改进招生计划管理,对全日制和非全日制研究生招生计划实行统一管理,改革全日制研究生招生计划形式,取消国家计划和自筹经费“双轨制”。加强宏观管理,逐步建立研究生教育规模、结构、布局与经济社会发展相适应的动态调整机制。进一步完善计划分配办法,通过增量安排和存量调控,积极支持优势学科、基础学科、科技前沿学科和服务国家重大需求的学科发展。

5. 建立健全科学公正的招生选拔机制。

以提高研究生招生选拔质量为核心，积极推进考试招生改革，建立与培养目标相适应、有利于拔尖创新人才和高层次应用型人才脱颖而出的研究生考试招生制度。优化初试，强化复试，发挥和规范导师作用，注重对考生专业基础、综合素质和创新能力的考察。

6. 完善招生选拔办法。推进学术学位与专业学位硕士研究生分类考试。完善专业学位研究生考试办法，注重选拔具有一定实践经验的优秀在职人员。建立博士研究生选拔"申请-审核"机制，发挥专家组审核作用，强化对科研创新能力和专业学术潜质的考察。建立博士研究生中期分流名额补充机制。对具有特殊才能的人才建立专门的选拔程序。加强对考试招生工作的管理和监督。强化考试安全工作。

三、创新人才培养模式

7. 拓展思想政治教育的有效途径。加强中国特色社会主义理论体系教育，把社会主义核心价值体系融入研究生教育全过程，把科学道德和学风教育纳入研究生培养各环节。广泛开展社会实践和志愿服务活动，着力增强研究生服务国家、服务人民的社会责任感。加强人文素养和科学精神培养，培育研究生正直诚信、追求真理、勇于探索、团结合作的品质。认真组织实施研究生思想政治理论课课程新方案。加强研究生党建工作。加强研究生心理健康教育和咨询工作。

8. 完善以提高创新能力为目标的学术学位研究生培养模式。统筹安排硕士和博士培养阶段，促进课程学习和科学研究的有机结合，强化创新能力培养，探索形成各具特色的培养模式。重视对研究生进行系统科研训练，要求并支持研究生更多参与前沿性、高水平的科研工作，以高水平科学研究支撑高水平研究生培养。鼓励多学科交叉培养，支持研究生更多参与学术交流和国际合作，拓宽学术视野，激发创新思维。

9. 建立以提升职业能力为导向的专业学位研究生培养模式。面向特定职业领域，培养适应专业岗位的综合素质，形成产学结合的培养模式。引导和鼓励行业企业全方位参与人才培养，充分发挥行业和专业组织在培养标准制定、教学改革等方面的指导作用，建立培养单位与行业企业相结合的专业化教师团队和联合培养基地。加强实践基地建设，强化专业学位研究生的实践能力和创业能力培养。大力推动专业学位与职业资格的有机衔接。

10. 加强课程建设。重视发挥课程教学在研究生培养中的作用。建立完善培养单位课程体系改进、优化机制，规范课程设置审查，加强教学质量评价。增强学术学位研究生课程内容前沿性，通过高质量课程学习强化研究生的科学方法训练和学术素养培养。构建符合专业学位特点的课程体系，改革教学内容和方式，加强案例教学，探索不同形式的实践教学。

11. 建立创新激励机制。根据研究生的学术兴趣、知识结构、能力水平，制定个性化的培养计划。发掘研究生创新潜能，鼓励研究生自主提出具有创新价值的研究课题，在导师和团队指导下开展研究，由培养单位提供必要的条件支持。制定配套政策，支持研究生为完成高水平研究适当延长学习时间。加强研究生职业发展教育和就业指导，提高研究生就业创业能力。

12. 加大考核与淘汰力度。加强培养过程管理和学业考核，实行严格的中期考核和论文审核制度，畅通分流渠道，加大淘汰力度。建立学风监管与惩戒机制，严惩学术不端行为，对学位论文作假者取消学位申请资格或撤销学位。完善研究生利益诉求表达机制，加强研究生权益保护。

四、健全导师责权机制

13. 改革评定制度。改变单独评定研究生导师资格的做法，强化与招生培养紧密衔接的岗位意识，防止形成导师终身制。根据年度招生需要，综合考虑学科特点、师德表现、学术水平、科研任务和培养质量，确定招生导师及其指导研究生的限额。完善研究生与导师互选机制，尊重导师和学生选择权。

14. 强化导师责任。导师是研究生培养的第一责任人，负有对研究生进行学科前沿引导、科研方法指导和学术规范教导的责任。完善导师管理评价机制。全面落实教师职业道德规范，提高师德水平，加强师风建设，发挥导师对研究生思想品德、科学伦理的示范和教育作用。研究生发生学术不端行为的，导师应承担相应责任。

15. 提升指导能力。加强导师培训，支持导师学术交流、访学和参与行业企业实践，逐步实行学术休假制度。加强高校、科研院所和企业之间人才交流与共享，建设专兼结合的导师队伍，完善校所、校企双导师制度。重视发挥导师团队作用。

五、改革评价监督机制

16. 改革质量评价机制。发布培养单位质量保证体系建设规范。按照一级学科和专业学位类别分别制定博士、硕士学位基本要求。学术学位注重学术创新能力评价，专业学位注重职业胜任能力评价。研究生教育质量评价要更加突出人才培养质量，人才培养质量评价要坚持在学培养质量与职业发展质量并重。强化质量在资源配置中的导向作用。

17. 强化培养单位质量保证的主体作用。培养单位要加强培养过程的质量管理。按照一级学科和专业学位类别，分别设立研究生培养指导委员会，负责制订培养标准和方案、建设课程体系、开展质量评价等。专业学位研究生培养指导委员会应有一定比例的行业和企业专家参加。定期开展自我评估，加强国际评估。建立毕业生跟踪调查与用人单位评价的反馈机制，主动公开质量信息。

18. 完善外部质量监督体系。加快建设以教育行政部门监管为主导，行业部门、学术组织和社会机构共同参与的质量监督体系。加强研究生教育质量评估，加大学位论文抽检力度，改进优秀博士学位论文评选办法，统筹学科评估。对评估中存在问题的单位，视情做出质量约谈、减少招生计划、停止招生直至撤销学位授权的处理。建立专业学位教育质量认证体系，鼓励培养单位参与国际教育质量认证。

19. 建立质量信息平台。建设在学研究生学业信息管理系统，建立研究生教育质量信息分析和预警机制。加大信息公开力度，公布质量标准，发布质量报告和评估结果，接受社会监督。

20. 规范在职人员攻读硕士专业学位和授予同等学力人员硕士、博士学位工作的管理。进一步强化培养单位办学责任，加强统一管理，建立定期检查机制。将在职人员攻读硕士专业学位纳入研究生学业信息管理系统。同等学力人员申请学位，须将学位论文在研究生教育质量信息平台上公示。研究生培养单位不得以“研究生”和“硕士、博士学位”等名义举办课程进修班。

六、深化开放合作

21. 推进校所、校企合作。进一步加强高等学校与科研院所和行业企业的战略合作，支持校所、校企联合建设拔尖创新人才培养平台，完善校所、校企协同创新和联合培养机制。紧密结合国家重大科研任务，通过跨学科、跨院校、产学研联合培养等多种途径，培养和造就科技创新和工程技术领域领军人才。

22. 增强对外开放的主动性。服务国家对外开放战略，加快建设有利于国际互认的学位资历框架体系，继续推动双边和多边学位互认工作，加强与周边国家、区域的研究生教育合作。完善来华留学研究生政策，适时提高奖学金标准，扩大招生规模，提高生源质量，创新培养方式。扩大联合培养博士生出国留学规模，继续实施“国家建设高水平大学公派研究生”项目。支持有条件的学校建设海外教学实践基地。

23. 营造国际化培养环境。加强国际化师资队伍建设，吸引国外优秀人才来华指导研究生。推动中外合作办学，支持与境外高水平大学合作开展“双学位”、“联合学位”项目，合作开发研究生课程。加大对研究生访学研究、短期交流、参加国际学术会议的资助力度，提高具有国际学术交流经历的研究生比例。提高管理与服务的国际化水平，形成中外研究生共学互融、跨文化交流的校园环境。

七、强化政策和条件保障

24. 完善投入机制。健全以政府投入为主、受教育者合理分担培养成本、培养单位多渠道筹集经费的研究生教育投入机制。培养单位要按国家有关规定加大纵向科研经费和基本科研业务费支持研究生培养的力度，统筹财政投入、科研经费、学费收入、社会捐助等各种资源，确保对研究生教学、科研和资助的投入。

25. 完善奖助政策体系。建立长效、多元的研究生奖助政策体系。强化国家奖学金、学业奖学金和国家助学金等对研究生的激励作用。健全研究生助教、助研和助管制度。提高研究生国家助学贷款年度最高限额，确保符合条件的研究生应贷尽贷。加大对基础学科、国家急需学科研究生的奖励和资助力度。奖助政策应在培养单位的招生简章中予以公开。

26. 加强培养条件和能力建设。在国家高等教育重点建设项目中，突出对研究生教育改革和发展的支持。建立优质资源共享机制，国家各类重大项目投资的仪器设备与平台，应向研究生开放。培养单位要改善培养条件，支持研究生教育教学改革。对生均资源过低的培养单位，减少其招生规模。对参与研究生培养和建设实践基地的企业，按规定落实税收优惠等政策。

27. 鼓励改革试点。着力破除制约研究生教育质量提高的体制机制障碍和政策瓶颈，营造良好的政策环境。鼓励有条件的地区和培养单位开展研究生教育综合改革试点，建设拔尖创新人才和高层次应用型人才培养示范平台，积极探索提高质量的新机制。

八、加强组织领导

28. 深化改革、提高研究生教育质量是贯彻落实党的十八大精神和教育规划纲要的一项重要任务。各级教育部门要转变职能，加强宏观指导和监督，加大地方统筹力度，扩大培养单位的自主权。研究生培养单位要高度重视研究生教育工作，认真制定本单位改革方案，强化改革的主体和责任意识，重视发挥基层学术组织在学科建设、研究生培养和质量评价中的作用。各地区和培养单位要重视宣传引导，加强风险评估，处理好推进改革与维护稳定的关系，保证改革顺利进行。

教育部　国家发展改革委　财政部

二〇一三年三月二十九日

教育部 国家卫生和计划生育委员会关于批准第一批临床医学硕士专业学位研究生培养模式改革试点高校的通知

教研函[2013]2 号

各省、自治区、直辖市教育厅(教委)、卫生厅局(卫生计生委),新疆生产建设兵团教育局、卫生局,有关高等学校:

为贯彻落实《国家中长期教育改革和发展规划纲要(2010—2020 年)》《中共中央 国务院关于深化医药卫生体制改革的意见》精神,加快推进临床医学专业学位研究生教育改革,根据《教育部 卫生部关于实施卓越医生教育培养计划的意见》(教高[2012]7 号),教育部、国家卫生和计划生育委员会决定共同组织实施临床医学硕士专业学位研究生培养模式改革试点。

经高校申报、主管部门推荐、申报高校所在地卫生行政部门同意以及专家评审论证,教育部、国家卫生和计划生育委员会决定批准北京大学等 64 所高校为第一批临床医学硕士专业学位研究生培养模式改革试点高校(具体名单见附件)。

请试点高校根据临床医学教育综合改革目标和临床医学硕士专业学位研究生培养规律,制订试点实施方案,做好实施工作。试点实施方案中,应明确落实地方卫生行政部门在临床医学硕士专业学位研究生参加住院医师规范化培训等方面的支持政策,明确落实临床医学硕士专业学位研究生教育与住院医师规范化培训制度结合的具体措施。试点实施方案请于 2013 年 6 月 30 日前一式一份报教育部学位管理与研究生教育司(地址:北京西单大木仓胡同 37 号,邮编:100816,省属高校须经行政主管部门批准后上报),该方案将作为今后试点工作检查、评估的重要依据。

请有关省(区、市)教育和卫生行政部门,根据本地区实际情况,研究制定相关政策和措施,加强指导,创造条件支持试点工作。

特此通知。

附件:第一批临床医学硕士专业学位研究生培养模式改革试点高校名单

教育部　国家卫生和计划生育委员会

二〇一三年五月六日

第一批临床医学硕士专业学位研究生培养模式改革试点高校名单

(以学校代码为序)

序号	高等学校名称	序号	高等学校名称
1	北京大学	6	河北联合大学
2	北京协和医学院	7	河北医科大学
3	首都医科大学	8	中国医科大学
4	南开大学	9	辽宁医学院
5	天津医科大学	10	大连医科大学

序号	高等学校名称	序号	高等学校名称
11	吉林大学	38	新乡医学院
12	延边大学	39	武汉大学
13	北华大学	40	华中科技大学
14	佳木斯大学	41	中南大学
15	哈尔滨医科大学	42	南华大学
16	复旦大学	43	中山大学
17	同济大学	44	暨南大学
18	上海交通大学	45	汕头大学
19	南京大学	46	广西医科大学
20	苏州大学	47	四川大学
21	东南大学	48	重庆医科大学
22	江苏大学	49	泸州医学院
23	南通大学	50	贵阳医学院
24	南京医科大学	51	遵义医学院
25	徐州医学院	52	昆明医科大学
26	浙江大学	53	大理学院
27	温州医学院	54	西安交通大学
28	安徽医科大学	55	延安大学
29	蚌埠医学院	56	宁夏医科大学
30	皖南医学院	57	新疆医科大学
31	福建医科大学	58	青岛大学
32	南昌大学	59	扬州大学
33	山东大学	60	南方医科大学
34	泰山医学院	61	第二军医大学
35	滨州医学院	62	第三军医大学
36	郑州大学	63	第四军医大学
37	河南科技大学	64	西安医学院

第二届全国医学专业学位研究生教育指导委员会委员名单

主任委员

陈　竺　卫生部(部长)

副主任委员

刘　谦　卫生部(副部长)

柯　杨　北京大学(常务副校长)

李立明　北京协和医学院(党委书记)

王　羽　卫生部医政司(司长)

何　维　卫生部科教司(司长)

临床医学分委员会

召集人

段丽萍　北京大学

黄从新　武汉大学

委　员(按姓氏笔画排列)

万学红　四川大学

王晓民　首都医科大学

冯晓源　复旦大学

刘　娅　吉林大学

孙保存　天津医科大学

朱正纲　上海交通大学
张忠志　中国医科大学
杨东亮　华中科技大学
汪建平　中山大学
周　晋　哈尔滨医科大学
胡盛寿　北京协和医学院-清华大学医学部
钱桂生　第三军医大学
黄　河　浙江大学
谢　鹏　重庆医科大学
廖二元　中南大学

口腔医学分委员会

召集人

周学东　四川大学
徐　韬　北京大学医学部

委　员(按姓氏笔画排列)

王松灵　首都医科大学
张　斌　哈尔滨医科大学
张志愿　上海交通大学
陈　智　武汉大学
赵铱民　第四军医大学
刘洪臣　军医进修学院

公共卫生分委员会

召集人

李立明(兼)
汪　玲　复旦大学

委　员(按姓氏笔画排列)

马　骁　四川大学
刘开泰　中国疾病预防控制中心
孙长颢　哈尔滨医科大学
邬堂春　华中科技大学
胡永华　北京大学医学部
凌文华　中山大学
曹　佳　第三军医大学

护理分委员会

召集人

郭桂芳　北京大学
李小寒　中国医科大学

委　员

尤黎明　中山大学
吴　瑛　首都医科大学
李小妹　西安交通大学
李继平　四川大学
胡　雁　复旦大学
赵　岳　天津医科大学

第二届全国医学专业学位研究生教育指导委员会秘书长

段丽萍(兼)

第二届全国医学专业学位研究生教育指导委员会全体委员工作会议在京召开

2013年9月12日,全国医学专业学位研究生教育指导委员会全体委员工作会议在北京召开。此次工作会议旨在进一步交流医学专业学位研究生教育工作经验,更好地履行教指委的工作职责,促进医学高层次应用性人才培养。全体工作会议由全国医学专业学位研究生教育指导委员会秘书处主办,首都医科大学承办。国务院学位办副主任、教育部教研司副司长孙也刚,国家卫生计生委科教司副司长王辰,国务院学位办质量监督与信息处处长徐维清,国家卫生计生委医政医管局医疗资源处处长焦雅辉等领导莅临会议。教指委副主任委员、北京大学常务副校长柯杨,教指委副主任委员、北京协和医学院党委书记李立明等30位委员等出席会议。秘书处等有关同志及部分院校专家列席会议。教指委委员、首都医科大学副校长王晓民参加会议并致欢迎词。

孙也刚主任在发言中强调,在研究生教育改革中,要以服务需求、提高质量为主线,以分类推进培养模式改革、统筹构建质量评估体系为着力点，分类推进培养模式改革。把握研究生培养要实现四个方向转变即：发展模式的转变，类型结构的转变，注重知识到注重能力的转变，对研究生评价方式的转变。考虑到社会的需求和认可度，要逐步发展博士专业学位，重视发展非全日制专业学位研究生教育。医学人才的培养对卫生事业的发展和满足人民群众的卫生服务需求至关重要。医学教指委近年来开展了大量地卓有成效的工作。他希望医学教指委能够贯彻落实全国研究生教育工作会的精神。明确各类医学专业学位人才的培养目标，以职业需求为导向，以实践能力培养为重点，以产学结合为途径，发挥教指委的指导作用。

王辰司长在讲话中谈到，从卫生计生部门角度来讲，医学教育本身是精英教育。优秀人才的吸引因素在于教育培训和人才的使用制度。此外，医学教育具有终身教育、多学科性的特点。医学教育包括院校教育、毕业后教育以及继续医学教育三部分。我国的住院医师规范化培训制度初步建立，下一步国家卫生计生委还要着手构建专科医师规范化培训体系，未来也要探讨专科医师培训与临床医学博士专业学位研究生培养的衔接工作。对于未来的医学教育改革，我们要明确发展方向，严格区分专业学位与学位性学位研究生的培养，明确专业研究生的实践性、应用性人才培养的定位。

教指委副主任委员柯杨在发言中指出，专业学位是培养高层次应用型人才的重要途径，我国临床医学专业学位开展较早，走出了符合我国国情的特色道路。如今，临床医学硕士专业学位研究生培养模式改革，获得了教育部和国家卫生计生委的多方位支持，实现了住院医师规范化培训和专业学位制度的衔接。同时，我们要改变原有的以科研为导向的评价体系，区别专业学位和学术性学位的定位。加强专业学位研究生的行业执业准入制度，实现临床、口腔、公卫、护理的专业学位研究生培养制度和执业准入制度的衔接。

教指委副主任委员李立明提到，医学教育具有完整性、系统性的特点，同时医学专业学位教育还具有职业教育导向性的特点。因此，对于医学教指委，要进一步明确有关职责，应用科学严谨的方法获得有关资料，为政府决策提供咨询建议。要根据实际情况，分级分类推进医学专业学位研究生的培养，科学制定培养单位的准入条件。要重视非全日制专业学位研究生的培养，有助于现有医疗卫生人才队伍的素质和能力提高。

教指委秘书长段丽萍向与会委员汇报了医学专业学位教指委 2011—2013 年工作情况，并且就案例库建设工作、专业学位教指委建设项目、医学专业学位基本要求编写工作以及医学专业学位培养点教育质量评价标准制订等下一步重点工作做了布置安排。随后，口腔医学、公共卫生、护理分委员会召集人分别就各专业学位的有关实施情况做了介绍。

最后，各分委员会委员以分组形式，分别就本专业学位的《医学案例库建设标准》、《医学博士、硕士学位基本要求（专业学位）》、《医学专业学位培养点教育质量评价体系建设》、《专业学位研究生教育指导委员会建设项目》等展开讨论。

口腔医学专业学位培养基本要求

第一部分　学科概况和发展趋势

口腔医学源自牙医学，是研究人类口腔及颌面部疾病发生、发展规律及防治的科学，也是现代医学及生命科学的重要组成部分。我国口腔医学历史悠久，早在殷商时代就有相关记载，但早期的口腔医学以疾病现象的观察和治疗经验的记载为主。1907年，加拿大第一位牙医学传教士林则博士在四川成都开设了第一个西式牙科诊所——仁济牙科诊所，第一次将西方牙医学引入中国，开创了中国现代口腔医学。其后先进的近代口腔医学理论与技术陆续传入中国，使中国近代口腔医学有了一定的发展。从我国现代口腔医学的总发展状况来看，20世纪50年代是口腔医学建立成长的年代，80年代是口腔医学趋向分化的年代，20世纪末和21世纪初是口腔医学走向成熟的时代，我国口腔医学正渐渐缩小与世界先进水平差距，也已经形成了具有中国特色的完善的口腔医学学科体系。

目前，口腔医学为一级学科，下设口腔基础医学和口腔临床医学两个二级学科。口腔基础学科主要包括口腔生物学、口腔解剖生理学、口腔组织病理学、口腔生物材料学等；口腔临床学科主要包括牙体牙髓病学、牙周病学、儿童口腔医学、口腔黏膜病学、口腔颌面外科学、口腔修复学、口腔正畸学、口腔预防医学、口腔颌面医学影像学、口腔种植学、老年口腔医学等。

随着医学"生物-心理-社会"模式的提出，口腔医学的学科发展也开始注重口腔局部与全身及社会环境等整体性因素的关系。基础医学、临床医学、自然科学、工程科学、计算机科学等科学理论及技术的不断渗透和交叉，使口腔医学的研究内容及范围得到进一步的拓展和深入。未来的口腔医学将关注口腔与全身健康，关注口腔疾病表征与分子机制。随着现代医学技术及科技的发展，以各种高通量检测技术为基础的生物信息学技术、以干细胞为基础的组织工程再生技术、纳米工程技术以及计算机辅助设计与制作技术等必将在口腔医学研究及发展中起到关键性作用。

第二部分　博士专业学位的基本要求

一、获本专业学位应掌握的基本知识及结构

口腔医学是一门实践性很强的学科，口腔医学博士专业学位获得者应该具有较严密的逻辑思维和较强的分析问题、解决问题的能力，熟练地掌握本学科的临床技能，能独立处理本学科常见病及某些疑难病症，达到卫生计生委颁发的《住院医师规范化培训试行办法》中规定的第二阶段培训合格的临床工作水平。

口腔医学博士专业学位获得者应掌握本学科坚实宽广的基础理论和系统深入的专业知识，包括口腔医学相关学科、临床医学和基础医学相关学科。还应具有相关的人文和社会科学知识，包括伦理学、教育学、法学、社会学等学科知识。掌握本学科发展的前沿和热点知识，对自己所从事的特定研究领域的历

史发展过程、现有知识规律和假说具有足够的专业知识，充分了解本领域最新研究成果。全面掌握所在学科的各种疾病的发病机理、临床表现、诊断、鉴别诊断和治疗。具有从事临床科学研究工作的能力，能紧密结合临床实践，选定科研课题，实施科学研究，完成一篇具有一定临床应用价值的学位论文并通过论文答辩。还应牢固掌握从事本学科方向科学研究、进行科学实验所需的实验技术和实验操作知识。掌握一门外国语，能熟练阅读本专业的外文资料，具有一定的听、说和写作能力。

二、获本专业学位应具备的基本素质

1. 职业素养

热爱口腔临床工作，具有良好的医德医风；具有人道主义和同情心，树立以患者为中心的理念；遵守医疗相关法律法规和伦理道德，尊重患者的隐私权和知情权，尊重患者的医疗权利、健康利益及人格尊严。

具有扎实的专业理论知识，熟练的专业操作技能，能独立处理本学科常见病、多发病及部分疑难病例的能力。具备良好的医患沟通技巧，具有良好的合作、协作能力。

2. 专业素养

口腔医学博士专业学位获得者应具有献身口腔医学事业、服务社会的使命感和责任感；具有高尚的职业操守，对国家和社会有强烈的责任感。能够在临床实践和科学研究中积极发现问题并展开相关研究；具有勇于探索、解决本学科重大问题的创新精神，能够崇尚科学精神，尊重科学事实，能保持对学术的持续追求并为个人学术的发展不断努力。在借鉴以往研究成果的基础上，运用已有知识积极探索前沿未知领域；遵守本学科相关的知识产权、研究伦理等方面的规范，遵守动物实验、实验室安全和临床实验等方面的指南、法规、法律等。在学习和研究工作中应具有良好的团队精神，能与他人合作开展研究并尊重他人的学术思想和研究成果。

3. 学术道德

口腔医学博士学位获得者在口腔医学研究中要遵守共同的学术道德规范，保持严谨求实、科学创新的学习和研究态度。恪守学术道德，遵守学术规范。不抄袭和剽窃他人成果，不伪造数据；尊重研究对象；合理、正确地引用文献和他人成果；杜绝请他人代写或代替他人撰写学位或学术论文；严禁编造学术经历及提供虚假论文发表证明；严禁故意违反操作程序、故意损坏实验设备或材料，严禁故意违反实验室安全生产规定等。

三、获本专业学位应接受的实践训练

实践训练以提高口腔临床实践能力为主，以能独立从事专科临床医疗工作为目的。按照各相关学科的要求，进行以二级学科为主的专业训练，在规定的牙体牙髓病科、牙周病科、黏膜病科、口腔修复科、口腔种植科、口腔颌面外科、口腔放射科、口腔病理科等专科开展培训。学习掌握本专业的临床技能和理论知识，完成各学科规定的病例数。能够独立处理本专业的常见病、多发病和疑难疾病，达到高年住院或主治医生基本水平。具备门、急诊处理、危重病人抢救、接待病人、病历书写等技能，能对下级医师进行业务指导。应具有与患者充分沟通的能力，并熟悉卫生系统的相关法律法规。

四、获本专业学位应具备的基本学术能力

1. 获取知识能力

口腔医学博士应该掌握本学科的学术前沿和发展趋势，具有有效或全面获取口腔医学研究所需知识、成果、研究方法的能力。掌握文献（含论文、专利等）检索的各种方式和渠道，尤其是熟练运用计算机及网络技术进行文献检索、论文编辑和汇报成果等能力；能较熟练运用 1 ~2 门外语阅读外文专业文献，

具有较好的写作能力和进行国际学术交流的能力。同时应具有从临床实践中学习和总结本学科相关知识的能力。

2. 学术鉴别能力

学术鉴别能力主要指博士候选人能够判断分析已有研究成果或文献的科学性(客观、实事求是)、全面性(针对研究问题的覆盖程度和广度)和系统性(科研问题或科研成果或文献之间的关联性和完整性)。口腔医学博士学位获得者应具有独立的批判思维,较高的综合分析能力,能够辨别良莠,提出和分析问题;能够在掌握学科相关研究基础、进展和前沿的基础上,针对相关科学问题提出自己的观点和研究问题。口腔医学涉及多学科交叉,其他学科的知识、理论及技术是否适用于口腔医学研究,以及获得的学科交叉成果是否具有在本学科的应用价值,也需要有鉴别能力。

3. 实践能力

临床实践技能是口腔医学博士专业学位获得者应具备的核心专业素质,要求能够系统熟练地掌握从事临床工作和教学工作的基本方法,把所学的知识和理论应用于临床实践,表现为较强的临床分析和思维能力以及良好的操作技能,能全面、系统、准确的询问病史,并规范完成体格检查,熟练掌握本专业常见诊断治疗操作常规,熟练掌握本专业常见病诊断处理的临床基本技能,具有对本专业急、难、危、重症的处理能力;能及时完成日常临床工作记录,病历书写规范。能对下级医师进行业务指导。

4. 科学研究能力

口腔医学博士学位获得者应具备从事临床科学研究工作的能力,能紧密结合临床实践,选定科研课题,实施科学研究。具有根据本专业的临床实际发现并提出有价值的研究问题,独立选取课题方向的能力;具有设计科研方案,执行科研计划的能力;具有通过规范的研究验证得出科学结论,总结科研结果,撰写科研论文的能力。需在导师指导下独立完成学位论文,学位论文对所研究的领域有创造性的新成果或见解,表明作者具有独立从事科学研究工作或独立担负专门技术工作的能力。

5. 学术创新能力

口腔医学博士学位获得者应具有在口腔医学研究领域内开展创新性思考、创新性研究和取得创新性学术成果的能力。能够在口腔颌面部疾病的病因和发病机制、防治新技术和新方法的应用、新材料的研发以及临床研究方法的改进和完善等方面提出新思路、新观点、新理论和新方法,取得创新性成果。

6. 学术交流能力

口腔医学博士学位获得者应具备良好的学术交流能力,能利用各种学术交流平台表达学术见解和学术思想,能与国内外同行就学术问题进行沟通和交流,能够在导师指导下撰写基金申请书。在读期间至少应参加一次全国性的口腔医学学术会议,并能用展板或口头报告等形式报告研究成果。

7. 其他能力

具备较强的组织协调能力和团队协作精神,能够帮助导师管理课题组或指导硕士研究生开展工作。还应参加大学本科教学工作,参加教学实践的形式可以是试讲、辅导、组织课堂讨论、指导实验等。

五、学位论文基本要求

口腔医学博士专业学位研究生在导师的指导下,结合临床工作完成一篇具有口腔医学专业博士学位水平的学位论文。应该选择临床医疗实践中出现的理论或技术上的疑难问题为研究课题,利用已有的研究手段,进行临床应用或临床应用基础的研究,从中学会临床科学研究方法,使其具有从事临床科学研究的能力。口腔医学博士专业学位论文的要求:

(1)研究课题紧密结合临床实际;

(2)研究结果对临床工作具有一定的应用价值;

(3)论文表明研究生具有运用所学的知识解决临床实际问题和从事临床科学研究的能力。

1. 选题与综述的要求

(1)选题

口腔医学博士专业学位论文应紧密结合临床,并注重前沿性、应用性和可行性,为口腔医学前沿领域有重要意义的课题或对我国国民健康能产生重要及积极影响的课题,结论对临床工作有较大的应用价值和指导意义。课题应该有一定的新见解或新发现,包括观点创新、方法创新,最好能够填补前人研究的空白,或者是发现、证明其他人在学术上的错误观点。选题应是在具备可行的经费、仪器设备、人力配备等基本物质条件基础上进行。博士生应在入学后第二或第三学期内完成选题,初步确定论文题目,然后在导师指导下拟定论文工作计划。

(2)综述

在掌握大量有关文献资料的基础上,对国内外在该研究方向上(特别是学科前沿)的研究动态、近年来取得的主要进展、主要研究方法及已经有成果进行全面的介绍和分析,明确课题研究的目的和阐明课题的理论水平及实际意义。文献综述要注意信息的全面性、代表性,文献选择的偏失会影响选题的准确性。

2. 学位论文形式

病例分析报告:本专业临床工作中罕见、特殊病例,突出病例的特殊性和代表性,将病例分析与文献回顾和分析相结合;开展的最新治疗技术,突出技术的创新点。

临床研究论文:依据临床问题,提出合理的假说,应采用临床随机对照实验设计,使用正确的统计方法,对结果进行合理科学的分析和解释,得出正确的结论。

专利:涉及解决临床问题的专利技术,有较强的临床实用性,获国家有关部门认定。

3. 规范性要求

学位论文必须是一篇系统的、完整的学术论文,符合国家有关标准(学位论文编写规则,GB/T7713.1-2006)。一般应由以下几部分组成:论文封面、原创性声明及关于学位论文使用授权的声明、中英文摘要、目录、引言、文献综述、论文正文、结语或总结、参考文献、附录、个人简历及攻读学位期间发表的学术论文和取得的其他研究成果及致谢等。学位论文文字以 3 万 ~5 万字左右为宜,其中正文部分应占全部论文的 60%,并装订成册;参考文献部分应根据综述内容,列出有足够的引用条目。应按学科要求附上相应的临床病例。学位论文学术观点必须明确,且逻辑严谨,文字通畅。论文中引用他人的成果、学术观点、实验方法时,必须注明参考文献,不能断章取义和歪曲引用,严禁学术不端。合作者及其他人做的工作必须明确说明,并给以恰当的致谢。

4. 成果创新性的要求

口腔医学博士学位论文应在口腔医学科学或专门技术上做出创新性成果,在提高我国国民健康水平以及促进口腔医学学科发展方面具有一定的价值,对学科建设、学术发展、临床实践具有较高的理论意义和应用价值。研究成果应在本专业主流刊物上发表,或获得国际/国家专利,或出版专著,取得获认同的行业标准或获得较高等级成果奖励。

口腔医学博士学位获得者申请博士学位之前,应以第一作者的身份在本研究领域国际国内重要专业期刊上发表学术论文。

第三部分　硕士专业学位的基本要求

一、获本专业学位应掌握的基本知识

口腔医学是一门临床学科。“生物-心理-社会医学模式”仍然是现代医学的主要模式。作为较高层次口腔医学专门人才，口腔医学硕士学位获得者应全面系统掌握所在学科方向的专业基础知识和专业知识；了解所在学科的科研方向、发展趋势、研究前沿和临床热点；掌握所在学科的各种疾病的发病机理、临床表现、诊断、鉴别诊断和处理以及常用药物分类、作用特点和临床应用的知识。

二、获本专业学位应具备的基本素质

1. 职业素养

热爱口腔临床工作，具有良好的医德医风；具有人道主义和同情心，树立以患者为中心的理念；遵守医疗相关法律法规和伦理道德，尊重患者的隐私权和知情权，尊重患者的医疗权利、健康利益及人格尊严。

具有扎实的专业理论知识，熟练的专业操作技能，能独立处理本学科常见病、多发病的能力。具备良好的医患沟通技巧，具有良好的合作、协作能力。

2. 专业素养

口腔医学硕士学位获得者应对口腔医学问题具有一定的兴趣，热爱口腔医学临床研究。应具备及时更新相关学科知识，及时了解学科最新前沿发展动态的能力，具备一定的学术潜力；坚持实事求是的科学精神和严谨的治学态度；需了解口腔医学相关的知识产权申请和保护等方面的知识；应该严格遵守动物实验、人体实验等方面的医学伦理学规定；在学习和研究工作中应具有良好的团队精神，能与他人合作开展研究并尊重他人的学术思想和成果。此外，在研究中还应严格遵守国家有关的保密法律和规章。

3. 学术道德

口腔医学硕士学位获得者在各项科学研究和学术活动中，自觉遵守法律法规、社会公德，保护知识产权，尊重他人劳动权益，恪守学术道德，遵守学术规范。不抄袭和剽窃他人成果，不伪造数据；合理、正确地引用文献和他人成果；杜绝请他人代写或代替他人撰写学位或学术论文；严禁编造学术经历及提供虚假论文发表证明；严禁故意违反操作程序、故意损坏实验设备或材料，严禁故意违反实验室安全生产规定等。

三、获本专业学位应接受的实践训练

1. 培训年限及方式

口腔医学硕士专业学位获得者应接受临床能力训练以提高临床实践能力。临床能力训练原则上应在省级及以上卫生计生行政部门认定的住院医师规范化培训基地选择相关专科进行培训。培训周期为 3 年（实际培训时间不少于 33 个月）。因特殊情况未能按期完成培训任务者，需相应延长培训时间。培训期间按照各相关学科细则的要求，主要采取在本专科和相关专科科室轮转的方式进行，完成规定的专业理论学习和临床实践技能培训，达到所要求的实践能力和水平。

2. 培训内容

在上级医师的指导下，通过临床实践训练，完成本学科和相关学科的培训内容。掌握、熟悉、了解本学科常见病和多发病的病因、发病机理、临床表现、诊断和鉴别诊断、处理方法和临床路径；危重病症的识别与紧急处理技能；基本药物和常用药物的合理使用；熟练规范地书写临床病历，在轮转每个必选科室时必须完成 2 份反映疾病诊断治疗全过程的系统病历；掌握、熟悉、了解相关学科的学习病种、临床知识和基本技能；掌握适用于合格临床医师“应知应会”的实践技能。

3. 临床实践考核

考核分为培训过程考核和结业考核，以过程考核为重点。过程考核在每个轮转科室出科前，依据《住院医师规范化培训登记手册》完成情况综合评定；结业考核包括理论考核和临床实践技能考核，由培养单位统一组织进行，标准参照住院医师规范化培训相应阶段的结业考核标准。取得执业医师资格并且通过培训过程考核是参加结业考核的必备条件。

四、获本专业学位应具备的基本学术能力

1. 获取知识的能力

口腔医学硕士学位获得者应该了解本学科的学术前沿和发展趋势，具备有效获取临床医学基础理论和专业知识的能力。能通过查阅大量的专业书籍获取从事本学科科学研究和临床诊疗所需的基础理论知识、临床技能知识和科学研究方法；能通过阅读本专业学术期刊和文献资料、查阅相关的文献数据库获取相关学科的前沿知识，追踪相关研究领域国内外最新进展；同时应具有从临床实践中学习和总结本学科相关知识的能力。

2. 实践能力

临床实践技能是口腔医学专业学位获得者应具备的核心专业素质，要求能够系统熟练地掌握从事口腔临床工作和教学工作的基本方法，把所学的知识和理论应用于临床实践；表现为较强的临床分析和思维能力以及良好的操作技能，能全面、系统、准确的询问病史，并规范完成体格检查，熟悉并掌握各科常见诊断治疗操作常规；掌握本专业常见病诊断处理的临床基本技能，具有对本专业急、难、危、重症的初步处理能力；能及时完成日常临床工作记录，病历书写规范。

3. 科学研究能力

口腔医学硕士学位获得者应了解所研究领域内国际国内现状、发展趋势和尚待解决的问题，能在导师指导下发现问题，选择、设计研究课题、研究内容和研究方法；能独立实施和解决所设计的课题研究进程中所发生的问题，独立完成文献检索、文献综述和开题报告，进行相关预实验等工作；独立完成课题内容并具体操作，掌握本课题的实验原理、操作方法、结果观察，并能完成实验结果的统计学处理；需在导师指导下独立完成学位论文。

4. 学术交流能力

口腔医学硕士学位获得者应具备良好的学术表达和交流能力，在读期间至少应参加一次地区或全国性的口腔医学学术会议，并能用壁报或口头报告等形式报告研究成果。

5. 其他能力

口腔医学硕士学位获得者在读期间应参加口腔医学本科教学工作，对大学本科的教学实践有直接的初步体会。参加教学实践的形式可以是辅导、组织课堂讨论、指导实验等。能够熟练查询信息和检索数据；能较熟练地使用常用统计学方法和常用办公软件；具备一定的组织协调能力、团队协作精神和医患沟通技巧。

五、学位论文基本要求

申请硕士学位者在本阶段进行临床能力训练的同时，进行临床科研能力训练。具体要求是：在临床科研能力训练中学会文献检索、课题设计、收集资料、数据分析和处理等科学研究的基本方法，培养临床思维能力与分析能力，科研工作要求在学科内开题，结合临床实际，以总结临床实践经验为主，完成一篇病例分析报告（含文献综述），要求具有科学性和一定的临床参考价值。

1. 选题要求

口腔医学硕士专业学位论文选题应紧密结合临床，以总结临床经验为主，在导师指导下能进行课题的设计和实施，学位论文应具有一定的学术价值和临床意义，应能表明作

者已系统掌握了本学科的基础理论和专业知识，以及临床科学研究的基本方法。

2. 学位论文形式

病例分析报告：本专业临床工作中罕见、特殊病例，突出病例的特殊性和代表性，将病例分析与文献回顾和分析相结合；开展的最新治疗技术，突出技术的创新点。

临床研究论文：依据临床问题，提出合理的假说，应采用临床随机对照实验设计，使用正确的统计方法，对结果进行合理科学的分析和解释，得出正确的结论。

文献综述：有明确合理的假说，尽可能查阅国内外的相关文献，对符合标准的文献进行科学的统计分析，得出合理的结论。

专利：涉及解决临床问题的专利技术，有较强的临床实用性，获国家有关部门认定。

3. 规范性要求

口腔医学硕士专业学位论文一般应由以下几部分组成：论文封面、原创性声明及关于学位论文使用授权的声明、中英文摘要、目录、引言、文献综述、论文正文、结语、参考文献、附录、个人简历、攻读学位期间获得的成果及奖励、致谢等。书写应符合国家有关标准（学位论文编写规则，GB/T7713.1-2006）。学位论文应当达到一定的字数要求，其中正文部分应占全部论文的60%，并装订成册。论文的核心学术思想要明确、严谨、精炼；实验数据翔实、统计方法正确、论证合理，论据要充分，可靠，前后一致。所得的结果和结论推论合理；引用注释出处明确，引证全面，不能断章取义和歪曲引用，严禁学术不端。

4. 质量要求

口腔医学硕士学位论文应是以人群为对象的研究、以个案为对象的研究和以文献资料为对象的研究等三种形式，包括结合文献综述的病例分析报告和临床研究论文。应具有一定的学术价值和临床意义，学术观点必须明确，且逻辑严谨，文字通畅。论文的基本科学论点、结论，应在口腔医学科学技术上具有一定的理论意义和实践价值。论文所涉及的内容，应反映出口腔医学硕士学位获得者已系统掌握了本门学科的基础理论和专业知识，并对所研究的课题有新的见解。

口腔医学专业学位授权点评估

专业学位教育是中国研究生教育的一种形式，专业学位的职业指向性非常明确，国务院学位委员会第十四次会议审议通过的《专业学位设置审批暂行办法》规定，专业学位为具有职业背景的学位，为培养特定职业高层次专门人才而设置。目前，我国硕士层次专业学位已有金融硕士、工程硕士等39种，博士层次专业学位有教育博士、工程博士、临床医学博士、兽医博士和口腔医学博士共5种。

医学专业学位研究生教育自1991年正式开始实施，1998年教育部正式批准设立临床医学专业学位，并在全国陆续正式展开。为完善我国口腔医学学位制度，加速培养口腔医学高层次人才，提高口腔临床医疗队伍的素质和口腔临床医疗工作水平，以适应社会对高层次口腔临床医师的要求，国务院学位委员会于2000年特设置口腔医学专业学位，目标是培养高层次口腔临床医师。我国在口腔医学专业型硕、博士培养上有明确的培训要求，即专业硕士学位要达到高年住院医师水平，博士要达到初年主治医师水平，已制订《口腔医学专业学位试行办法》，对口腔医学专业学位的授予对象、标准、考核等做出了明确规定。目前我国有口腔医学专业博士学位授权点16个，硕士学位授权点33个。

由于各口腔医学专业学位授权点在人才

培养质量、临床培训、考核、研究生教学等方面还存在一定的差异，导致了不同院校口腔医学专业学位培养质量的参差不齐。为保证口腔医学专业学位培养的质量，定期进行学位授权点的评估是重要的手段。学位授权点定期评估是学位与研究生教育质量监督体系的重要组成部分，其目的是促进学科建设，推动学科结构调整，形成学科特色，巩固并不断提高学位与研究生教育质量。通过定期的评估，可以加强宏观的指导和管理，以评促建、以评促改，以评促发展，重在建设，从而不断提高我国口腔医学专业学位研究生教育质量的不断提高。

一、建议评估程序

建议评估每 5 年一次，具体程序如下：

（一）自评：受评学位授权点在总结分析基础上，按要求撰写《学位授权点自评报告》，并且根据自评报告中存在的问题进行整改；

（二）考评：口腔医学研究生专业教学指导委员会对学位授予点的自评报告进行审核，必要时组织外单位同行专家进行现场评议，并提交评估报告，评估报告包括受评学位授权点存在的不足和评估结果，评估结果分为“合格”和“不合格”。1/2（含 1/2）至 2/3（不含 2/3）的参评学科评议组成员认为“不合格”的学位授权点属于限期整改的学位授权点；2/3（含 2/3）以上的参评学科评议组成员认为“不合格”的学位授权点属于不合格学位授权点；其他的学位授权点为合格学位授权点。

（三）处理：学位办根据专家评议报告，做出处理意见：限期整改的学位授权点暂停招生资格 1 年，进行整改，1 年后复查合格者恢复招生，仍不合格者按不合格学位授权点处理；不合格学位授权点暂停招生资格 3 年，进行整改，3 年后复查合格者恢复招生，仍不合格者取消学位授权点，5 年内不得再次申请。

二、建议指标体系（见下表）

在参考口腔医学专业学位试行办法、学位办学位授权点定期评估办法等基础上，制定指标体系草稿，供参考。

表 7 口腔医学专业学位授权点评估指标体系（征求意见稿）

一级指标	二级指标	评估内容	评分
学科条件(5 分)		具有口腔医学二级学科博士、硕士学位授权点，有培养研究生的成功经验，培养质量较好；已按照卫生部的部署，开展口腔科住院医师规范化培训工作；具有开设临床科研设计等综合课程的条件	
教学条件(10 分)		足够数量的基础设施（包括各类教室及多媒体设备、图书馆、文体活动场所、学生公寓等）供师生教学活动使用；对基础设施定期进行更新及添加	
培养模式(10 分)		有明确的专业学位研究生培养方案，体现专业学位教育偏重临床实践的特点，保证培养质量。以职业需求为目标，以临床能力培养为导向，临床教学和临床能力的培养须由相关学科多名具有丰富教学和实践经验的教师组成的指导小组共同指导研究生进行临床实践活动	

续表 7

一级指标	二级指标	评估内容	评分
师资条件(10 分)	师资队伍	要拥有高素质的师资队伍和严格公正的导师遴选政策。从事口腔医学专业学位授课的教师队伍不少于 20 人(博士授权点不少于 25 人),每门核心课程及重要必修课程须配备 2 名以上具有较丰富实践教学经验的专职教师授课。师生比合理	
	师资建设	具有教师队伍建设计划,保证教师的培养、考核和交流	
	师资结构	年龄、学历结构合理;博士、硕士学位人员比例不低于 60%	
课程教学(10 分)	课程设置	在公共必修、专业必修和专业方向课程方面,具有符合口腔医学专业学位培养目标的完整课程体系,除口腔医学专业课外,开设人文科学、社会学、临床科研设计等综合课程	
	课程建设	课程设置合理全面,符合专业学位培养要求;积极培养和鼓励学生学习和阅读文献的能力	
	教学组织与实施	有适合于硕士、博士学位要求的授课方式,开设有高水平学术讲座,考核严格	
	教学效果	考试严格,成绩分布合理;专家督导、学生反应、评价好	
临床条件(20 分)	基地建设	附属医院或教学医院须是口腔医学临床住院医师规范化培训基地,管理与建设体系完善	
	实习工作	基地具备较强的承担临床训练工作的能力,各专业对学生的临床实习工作质和量的要求符合培养要求	
	临床能力	博士:熟练地掌握本学科的临床技能,能独立处理本学科常见病及某些疑难病症,达到卫生部颁发的《住院医师规范化培训试行办法》中规定的第二阶段培训合格的临床工作水平	
		硕士:较强的临床分析和思维能力,能独立处理本学科(指口腔内科学、口腔颌面外科学、口腔修复科学、口腔正畸学等,以下同)领域内的常见病,达到卫生部颁发的《住院医师规范化培训试行办法》中规定第一阶段培训合格的临床工作水平	

续表 7

一级指标	二级指标	评估内容	评分
学位论文(10 分)	论文要求	专业研究生论文应紧密结合临床实际,博士学位可适当进行临床应用类转化医学研究,解决临床实际问题	
	论文质量	博士:内容充实,格式规范,条理清楚,表达准确;社会评价好(已在公开刊物发表、获奖、获得专利、通过鉴定等),在口腔医学科学或专门技术上做出一定成果,表明学生具有运用所学知识解决临床实际问题和从事临床科学研究的能力	
		硕士:格式规范,条理清楚,表达准确;社会评价较好(已向公开刊物投稿或已发表、获奖、获得专利、通过鉴定等),表明学生具有坚实的基础理论和系统的专门知识,已掌握临床科学研究的基本方法	
科学研究(5 分)	科研项目	近 5 年科研项目数和经费数	
	科研成果	发表学术论文,成果获奖,授权专利等	
	科研平台	有进行科学研究的平台,具备开展临床研究的基本科研条件	
教学质量(10 分)	学生质量	具有学生成绩评定体系及考试结果的反馈程序;毕业生思想道德与职业素质、专业知识与技能方面达到基本要求;毕业生就业率及用人单位意见反馈	
	教学成果	教学成果奖、承担的教改项目、出版的教材、发表的教改论文	
教学管理(10 分)	管理机构	管理机构健全,责任落实,能够准确理解和把握口腔医学专业学位教育特点	
	规章制度	招生、培养、学位等相关规章制度健全,文件齐全,执行好课程考试、临床能力考核和学位论文答辩程序规范、合理	
	档案管理	招生、教学、学位档案齐全,管理规范	

教育部　人力资源社会保障部关于深入推进专业学位研究生培养模式改革的意见

教研[2013]3号

各省、自治区、直辖市教育厅(教委)、人力资源社会保障厅(局),新疆生产建设兵团教育局、人力资源社会保障局,中国人民解放军学位委员会,各专业学位研究生教育指导委员会,教育部直属各高等学校:

专业学位研究生教育是研究生教育体系的重要组成部分,是培养高层次应用型专门人才的主要途径。积极发展专业学位研究生教育,是全面建成小康社会、建设创新型国家的必然要求,也是研究生教育服务国家经济建设和社会发展的必然选择。发展专业学位研究生教育,要深入推进培养模式改革,加快完善体制机制,不断提高教育质量。根据《教育部 国家发展改革委 财政部关于深化研究生教育改革的意见》,现就深入推进专业学位研究生培养模式改革提出如下意见:

一、明确改革目标

以职业需求为导向,以实践能力培养为重点,以产学结合为途径,建立与经济社会发展相适应、具有中国特色的专业学位研究生培养模式。

二、改革招生制度

坚持招生制度改革为人才培养服务的方向。积极推进专业学位与学术学位硕士研究生分类考试、分类招生。建立符合专业学位研究生教育特点的选拔标准,完善专业学位研究生招生办法,重点考查考生综合素质、运用基础理论和专业知识分析解决实际问题的能力以及职业发展潜力。拓宽和规范在职人员攻读硕士专业学位的渠道。

三、完善培养方案

专业学位研究生的培养目标是掌握某一特定职业领域相关理论知识、具有较强解决实际问题的能力、能够承担专业技术或管理工作、具有良好职业素养的高层次应用型专门人才。

培养单位应依据特定职业领域专门人才的知识能力结构和职业素养要求,以及全日制或非全日制学习方式,科学制订培养方案并定期修订。全日制研究生和非全日制研究生须分别制定培养方案。培养方案应合理设置课程体系和培养环节,加大实践性课程的比重。鼓励培养单位结合区域经济社会发展特点和自身优势,制订各具特色的培养方案。培养方案的制(修)订工作应有相关行(企)业专家参与。

四、改进课程教学

培养单位应紧密围绕培养目标,优化课程体系框架,优选教学内容,突出课程实用性和综合性,增强理论与实际的联系。创新教学方法,加强案例教学、模拟训练等教学方法的运用。完善课程教学评价标准,转变课程考核方式,注重培养过程考核和能力考核,着重考察研究生运用所学基本知识和技能解决实际问题的能力和水平。

五、加强实践基地建设

培养单位应积极联合相关行(企)业,建立稳定的专业学位研究生培养实践基地。共同建立健全实践基地管理体系和运行机制,明晰各方责任权利。明确研究生实践内容和要求，健全实践管理办法，加强实践考核评价，保证实践质量。促进实践与课程教学和学位论文工作的紧密结合，注重在实践中培养研究生解决实际问题的意识和能力。

六、强化学位论文应用导向

培养单位应根据各专业学位研究生教育指导委员会意见，分类制定专业学位论文标准，规范专业学位论文要求。专业学位论文选题应来源于应用课题或现实问题，要有明确的职业背景和行业应用价值。专业学位论文应反映研究生综合运用知识技能解决实际问题的能力和水平，可将研究报告、规划设计、产品开发、案例分析、管理方案、发明专利、文学艺术作品等作为主要内容，以论文形式表现。专业学位论文应与学术学位论文分类评阅。专业学位论文评阅人和答辩委员会成员中，应有不少于三分之一的相关行业具有高级职称（或相当水平）的专家。

七、推进与职业资格衔接

对具备条件的专业学位类别或培养单位，积极推进专业学位研究生课程和实践考核与特定职业人才评价标准有机衔接，推进专业学位研究生培养内容与特定职业人才工作实际有效衔接，推进专业学位授予与获得相应职业资格有效衔接。

八、充分调动研究生积极性主动性

促进研究生全面发展，着力增强研究生服务国家服务人民的社会责任感、勇于探索的创新精神和善于解决问题的实践能力。鼓励培养单位引导研究生制订职业发展规划、提高对职业领域及岗位的认识。鼓励培养单位开展互动式、探究式教学，激发研究生自主学习的积极性主动性；鼓励研究生早实践，多实践，在实践中提升职业胜任力。加强专业学位研究生创业能力培养，完善就业指导。加快完善专业学位研究生奖助体系，创造有利于研究生成长成才的氛围。

九、加强教师队伍建设

培养单位应根据不同专业学位类别特点，聘请相关学科领域专家、实践经验丰富的行（企）业专家及国（境）外专家，组建专业化的教学团队。加强教师培训，选派青年教师到企业或相关行业单位兼职、挂职，提高实践教学能力。

鼓励培养单位对研究生导师按专业学位和学术学位分类制订评定条件，分类评聘，逐步形成稳定的专业学位研究生导师队伍。大力推广校内外双导师制，以校内导师指导为主，重视发挥校外导师作用。根据不同专业学位类别特点，探索导师组制，组建由相关学科领域专家和行（企）业专家组成的导师团队共同指导研究生。

完善教师考核评价体系，突出育人责任。根据专业学位研究生教育特点，科学合理制定考核评价标准。将优秀教学案例、教材编写、行业服务等教学、实践、服务成果纳入专业学位教师考核评价体系。

十、完善质量保障体系

培养单位是质量保证体系的主体。培养单位应完善校内质量监督机制，建立招生、培养、学位授予等全过程质量保障制度，加强专业学位毕业生就业质量和职业发展跟踪。根据专业学位类别，分别设立培养指导委员会，负责指导、规范本单位专业学位研究生培养工作。委员会中应有一定比例来自行（企）业的专家。

国家按专业学位类别（或领域）制订博士、硕士专业学位基本要求，建立与特定职业岗位要求相适应的质量评价标准，完善质量监管制度，加快建立管理服务平台，推进招生、培养、就业信息公开。

十一、鼓励开展联合培养

鼓励培养单位加大校企合作力度，按照

"优势互补、资源共享、互利共赢、协同创新"的原则,选择具备一定条件的行(企)业开展联合招生和联合培养,构建人才培养、科学研究、社会服务等多元一体的合作培养模式,提高专业学位研究生培养质量。

十二、支持开展改革试点

支持省级学位与研究生教育管理部门和培养单位结合行(企)业和区域人才需求,开展培养模式改革试点,树立专业学位特色品牌。案例教学、实践基地建设等改革试点成效将作为培养单位申请新增专业学位授权点及专业学位授权点定期评估的重要内容。

支持各专业学位研究生教育指导委员会开展培养模式改革研究,加强对培养单位的指导,统筹编写教材、制定课程教学基本要求、建设案例库、定期开展教学研讨等工作,推动本类别专业学位研究生实践基地建设、案例库建设和师资培训。

教育部　人力资源社会保障部

二〇一三年十一月四日

教育部 2012—2013 年度"新世纪优秀人才支持计划"入选人员名单

年度	编号	姓名	所在高校	研究方向	主管部门
2012	NCET-12-0378	江　潞	四川大学	口腔黏膜癌变过程中的多分子事件	教育部
2012	NCET-12-0378	袁　泉	四川大学	骨代谢和骨组织再生	教育部
2012	NCET-12-0563	夏　娟	中山大学	口腔黏膜癌变机制及防治	教育部
2012	NCET-12-0611	范志朋	首都医科大学	干细胞介导的口腔颌面组织再生及分子调控机制;口腔颌面部遗传病致病机制	北京市教委
2012	NCET-12-1005	陈发明	第四军医大学	口腔临床医学(牙周病学)	解放军总政治部
2013	NCET-13-0381	程　磊	四川大学	微界面与牙菌斑微生态系时空生长相互作用机制的研究	教育部
2013	NCET-13-0385	郭维华	四川大学	多配体蛋白聚糖 4 在 FGF10 通路调控鼠切牙颈环干细胞增殖和维持中机制研究	教育部
2013	NCET-13-0426	孙　瑶	同济大学	2013 年教育部新世纪人才支持计划	教育部

(吴婷)

教育部 国务院学位委员会关于批准 2013 年全国优秀博士学位论文的决定

教研[2014]1 号

2013 年全国优秀博士学位论文评选工作已经全部完成。现批准《〈中观心论〉及其古注〈思择炎〉对外道思想批判的研究》等 100 篇学位论文为全国优秀博士学位论文,《汉越语关系语素层次分析》等 273 篇学位论文为全国优秀博士学位论文提名论文。

评选全国优秀博士学位论文是贯彻落实《国家中长期教育改革和发展规划纲要(2010—2020 年)》,提高研究生培养质量,鼓励创新,促进高层次创新人才脱颖而出的重要措施。各学位授予单位要通过优秀论文评选工作,在研究生中大力倡导科学严谨的学风和勇攀高峰的精神,鼓励研究生刻苦学习,勇于创新;要采取切实可行的措施,加强学科建设,完善质量保证和监督机制,全面提高我国研究生培养质量,为建设创新型国家做出新的贡献。

附件:

1. 2013 年全国优秀博士学位论文名单

2. 2013 年全国优秀博士学位论文提名论文名单

附件略。

教育部　国务院学位委员会

二〇一四年三月十四日

表 8　2013 年全国优秀博士学位论文名单*

编号	论文题目	作者	指导教师	学位授予单位
2013100	TiO_2 纳米管抗菌与生物活性双功能种植体涂层的构建与评价	赵领洲	吴织芬	第四军医大学

注:* 摘自教育部 国务院学位委员会批准的“2013 年全国优秀博士学位论文名单”。

表 9　2013 年全国优秀博士学位论文提名论文名单*

编号	论文题目	作者	指导教师	学位授予单位
2013224	微量元素锶对骨质疏松状态下植入体骨整合及骨折愈合的影响	李运峰	胡　静	四川大学

注:* 摘自教育部 国务院学位委员会批准的“2013 年全国优秀博士学位论文提名论文名单”。

全国百篇优秀博士学位论文

TiO_2 纳米管抗菌与生物活性双功能种植体涂层的构建与评价

（摘　要）

第四军医大学口腔医学院博士研究生　赵领洲　导师　吴织芬　张玉梅

（2013 年全国百篇优秀博士学位论文）

背景

牙科种植技术已成为牙列缺损或缺失的重要修复方法之一，但牙种植体相关感染仍是严重威胁，带来一系列并发症。种植体相关感染高发的原因主要有两点：一是菌斑容易在种植体表面聚集且一旦形成很难去除；二是由于种植体的生物活性尚不理想，在种植体骨结合界面存在乏血管的纤维层使局部宿主抵抗力低下。因此，针对这两点在种植体表面制备同时具有抗菌和高生物活性双功能的涂层对于预防种植体相关感染，延长其使用寿命具重要意义。

人体自然组织是由纳米模块组装起来的，因此从仿生学的角度来看纳米结构应该具有更好的生物活性。二氧化钛（TiO_2）纳米管（NT）制备工艺简单而且它用电化学处理制备，适合应用于形状复杂的种植体表面。TiO_2-NT 的管径可在几十到几百纳米范围内变化，有利于筛选适合不同组织结合的纳米尺寸。此外，TiO_2-NT 结构能够模拟骨组织中胶原纤维的尺寸和排列，并且具有和骨组织相近的弹性模量。因此，通过优化 TiO_2-NT 结构有希望获得理想的生物活性。

阻止种植体表面生物膜形成最有效的办法是预防细菌的早期黏附，因为生物膜一旦形成很难去除。从这个角度出发，抗菌涂层特别是载抗菌剂的涂层是一个有效途径。TiO_2-NT 很好的一个优点是它可作为药物的载体，因此通过载入合适的抗菌剂可获得抗菌能力。多种不同的抗生素都被尝试用于抗菌涂层的制备，但抗生素的使用所带来的产生耐药菌株的风险严重限制了它们的应用。经过文献回顾我们认为银是制备抗菌涂层的较为理想的选择。银具有多方面的优点如广谱抗菌能力甚至包括某些抗生素耐药菌、在合适的浓度时很好的生物相容性、良好的稳定性以及产生耐药菌的风险小等。此外，由于银抗菌的有效浓度很低，可以通过在 TiO_2-NT 中载入足够多的银和控制释放速度获得长期抗菌能力。

目的

探明影响 TiO_2-NT 生物活性的因素，基于 TiO_2-NT 筛选和研发具有更好生物活性的结构；探索纳米结构调节细胞功能的机制，为进一步指导种植体表面设计提供理论基础；摸索合适的方法将银载入 TiO_2-NT 中以获得长期抗菌能力；鉴于干细胞在骨结合中的更重要的作用，研究 TiO_2-NT 与干细胞的相互作用，为更合理的种植体表面设计提供依据；体内试验验证这些结构的效果。

方法

1. 用阳极氧化方法在 0.5 wt% 氢氟酸（HF）溶液中制备 TiO_2-NT，场发射扫描电镜（FE-SEM）观察制备的 TiO_2-NT 的管径大小、管的完整性和膜的均匀程度等。观察阳极氧化电压和时间对形成的 TiO_2-NT 的影响。

2. 采用大鼠原代成骨细胞体外培养的方法评价 5 V TiO_2-NT(5VNT)和 20 VNT 的生物活性。检测不同电压所形成的 TiO_2-NT 的表面能差异,用 DAPI 染细胞核然后计数细胞黏附,MTT 法测细胞活性,免疫荧光染色和 SEM 观察细胞形态,试剂盒检测细胞碱性磷酸酶(ALP)活性,实时定量 PCR 检测成骨相关基因的表达。

3. 评价 5 VNT 和 20 VNT 经高温高压、紫外照射和酒精浸泡消毒后生物活性的差异。测量不同方法消毒后试样表面能的差异,试剂盒检测其蛋白吸附能力以及细胞培养液中 LDH 活性,用前面述及的方法检测细胞黏附、活性、胞内 ALP 活性和总蛋白含量以及成骨相关基因的表达,天狼星红染色法检测细胞胶原分泌,茜素红染色法检测细胞外基质(ECM)矿化。

4. 采用酸蚀加阳极氧化处理的方法制备微米坑/纳米管梯度形貌,并用体外成骨细胞培养的方法评价该仿生梯度形貌的生物活性。

5. 以成分为碳化钛/碳壳核结构(TiC/C)或表面成分为 TiO_2 的准平行竖直排列的纳米线阵列(QANWAs)为模型,用体外成骨细胞培养的方法探索纳米结构调节细胞功能的机制。

6. 硝酸银浸泡加光照还原的方法将银纳米颗粒载入 TiO_2-NT 中,控制硝酸银的浓度和浸泡时间载入不同量的银,体外评价其长期抗菌能力和生物相容性。

7. 体外培养大鼠骨髓间充质干细胞(MSCs),观察 TiO_2-NT 以及微米/纳米梯度结构在无成骨诱导培养基(OS)的情况下对 MSCs 成骨分化的影响。CCK-8 检测细胞增殖,流式细胞术检测细胞周期,观察细胞内 ALP 活性和总蛋白含量、胶原分泌和 ECM 矿化和基因表达水平。阻断 ERK1/2、JNK 和 PI3K/Akt 信号通路后观察胶原分泌和 ECM 矿化。

8. 观察 OS 对钛和细胞培养板(TCP)表面培养的 MSCs 成骨分化的影响。

9. 体内试验验证试样的体内效果。

结果

1. 成功制备均匀分布的 TiO_2-NT 结构,管径与阳极氧化电压正相关,在 3 ~ 20 V 的电压下进行阳极氧化分别形成管径 20 ~ 100 nm 的 TiO_2-NT 阵列。

2. TiO_2-NT 表面早期细胞黏附未受明显影响,与抛光钛相比 TiO_2-NT 提高成骨细胞 ALP 活性并诱导更多的 ECM 沉积。细胞紧密地黏附到抛光钛表面并且互相接触,几乎完全覆盖整个表面,在 5 VNT 表面细胞伸出结实的板状伪足,而在 20 VNT 表面细胞伸出大量纤细的丝状伪足。细胞生长略受抑制,但细胞成骨相关功能基因的表达受到明显抑制特别是在 20 VNT 表面。

3. 高温高压消毒相比,紫外照射和酒精浸泡消毒试样的表面自由能较高,细胞黏附和增殖较好。其中紫外照射消毒表面的细胞功能最好,包括细胞黏附、增殖以及以 ECM 沉积及矿化和成骨相关功能基因的表达为标志的细胞分化。不同消毒方法的使用影响对纳米形貌和抛光对照之间的生物活性的对比。如高温高压消毒后 TiO_2-NT 表面的细胞早期黏附数量较多,但当用紫外照射或酒精浸泡消毒时这一差异消失。当采用酒精浸泡消毒时 20 VNT 表面的细胞增殖比其他两个试样好,但当采用紫外照射或高温高压消毒时三个试样表面的细胞增殖无差异。

4. 成功制备微米坑/纳米管梯度仿生形貌。发现酸蚀微米形貌对成骨细胞功能的促进作用不均衡,虽然细胞早期黏附和成骨相关功能基因的表达得到促进,但细胞其他功能被抑制。在微米形貌上加入纳米管之后同时促进或保持成骨细胞的多个功能。

5. 成功制备 TiC/C 和 TiO_2 两种不同表面成分的 QANWAs,TiC/C QANWAs 为超疏水性而 TiO_2 QANWAs 与光滑对照相比更加亲水。QANWAs 阻碍细胞黏附导致细胞凋亡，其他的细胞功能如增殖和分化也明显受到抑制。QANWAs 的细胞排斥特性主要来源于它们的特殊结构，不受表面化学成分和表面润湿性的影响，也并非源于蛋白吸附量的降低。

6. 通过硝酸银浸泡加光照还原的方法成功制备载银纳米管（NT-Ag），银纳米粒子紧密地黏附到纳米管的内壁，并且银纳米粒子的大小可以通过控制硝酸银的浓度和浸泡时间来调整。NT-Ag 在第一周内可有效杀灭种植体周围浮游细菌，而其预防活细菌黏附的能力在观察的两周内无明显下降。

7. 首次系统地观察了 TiO_2-NT、酸蚀形貌、微米/纳米梯度形貌在不使用 OS 的条件下对 MSCs 成骨分化的影响，发现所有的这些形貌均可在无 OS 的情况下诱导 MSCs 成骨分化。其中，20 VNT 和 Micro/20 VNT 诱导 MSCs 成骨分化的能力最强。

8. 在 TCP 表面 OS 的使用略微抑制 MSCs 增殖但明显促进以胶原分泌和 ECM 矿化为代表的 MSCs 分化。而在钛表面，OS 仍旧抑制 MSCs 增殖且该作用与 TCP 表面相比稍微明显一些，但细胞分化并未像在 TCP 表面那样受到促进而是遭到显著抑制，细胞内 ALP 活性和总蛋白含量、胶原分泌和 ECM 矿化均降低。OS 在钛表面对干细胞分化的抑制作用与其表面形貌无关。

9. 体内预实验结果表明 20 VNT 在早期可促进种植体骨结合。

结论

1. 可以通过简单的阳极氧化方法在钛表面制备不同管径（20 ~ 100 nm）的 TiO_2-NT，从而可以筛选适合不同组织结合的纳米尺寸。

2. TiO_2-NT 尤其是较大管径的纳米管抑制原代成骨细胞的某些功能如成骨相关功能基因的表达，原因在于 TiO_2-NT 阻碍其表面细胞粘着斑的组装。原代成骨细胞与细胞系表型的不一致使它们对 TiO_2-NT 的反应不同，可能是目前关于 TiO_2-NT 生物活性存在争议的原因。

3. 消毒方法明显影响 TiO_2-NT 的表面特性从而影响其表面成骨细胞功能。各试验中使用的不同消毒方法影响对纳米形貌和抛光对照之间的生物活性的对比，提示消毒方法的不一致是目前关于 TiO_2-NT 生物活性的报道出现争议的一个重要原因。其中紫外照射消毒表面的细胞功能最好，原因在于紫外照射消毒能有效去除试样表面的碳氢污染。

4. 酸蚀微米形貌对成骨细胞功能的促进作用不均衡，在微米形貌上加入纳米管之后更平衡地促进或保持成骨细胞的多个功能。该结果首次揭示了微米和纳米形貌对细胞功能的协同作用，提示微米/纳米梯度结构可能从生物学的角度来讲更合理，这对种植体表面设计具有很大指导意义。

5. QANWAs 阻碍细胞黏附导致细胞凋亡，原因可能在于对细胞黏着斑组装的阻碍。该结果提示纳米形貌包括 TiO_2-NT 调控细胞功能的一个重要机制就是调节细胞黏附，包括整合素的簇集和粘着斑的组装和成熟。

6. 通过简单的硝酸银浸泡加光照还原的方法可以制备 NT-Ag。载有适量银的 NT-Ag 在早期一周内可有效杀灭种植体周围浮游细菌，而其预防活细菌黏附的能力在观察的两周内无明显下降，提示 NT-Ag 的长效抗菌能力。虽然 NT-Ag 表现出一定的细胞毒性，但在接下来的试验中我们可以通过缩小管口等方法控制银的释放速率以消除细胞毒性。

7. 20 VNT 和微米/20 VNT 梯度形貌诱导干细胞成骨分化的能力最强。形貌因素的骨诱导能力源于它们对细胞粘着斑以及接下来的机械转导的调节。ERK1/2、JNK 和 PI3K/Akt 均参加了微米/纳米形貌表面的细胞信号转导，但其作用有一定差别。

8. OS 的作用在不同生物材料的研究中不同，原因在于 OS 和生物材料表面信号可能通过共同的机制调节细胞功能从而会发生相互作用。该结果提示需要重新考虑 OS 的概念以及它在生物材料研究中应用的合理性。

9. 初期体内试验结果表明 20 VNT 在早期可促进种植体骨结合。

［关键词］ TiO_2 纳米管；表面特性；消毒方法；成骨细胞；间充质干细胞；细胞增殖；成骨相关基因；信号通路；银；抗菌涂层

微量元素锶对骨质疏松状态下植入体骨整合及骨折愈合的影响

（摘　要）

四川大学华西口腔医学院博士研究生　李运峰　导师　胡静

（2013 年全国百篇优秀博士学位论文提名论文）

目的

骨质疏松症是一种以骨量减少和骨微观结构破坏为特征，导致骨脆性增加而易于发生骨折的全身性疾病。随着老龄人口的不断增加，骨质疏松症已经成为危害中老年人健康的常见病、多发病。据报道，我国目前的骨质疏松患者已达 8 800 万人。由于骨吸收增加、新骨形成减少，骨强度下降，骨质疏松症患者发生骨折的风险增大。据统计，在 50 岁以上的骨质疏松症患者中，有超过 50% 的女性和 13% 的男性会发生骨折。骨质疏松性骨折的发生，不仅使患者承受巨大的痛苦，还令患者丧失了进行日常活动的能力，给社会和医疗系统造成了巨大的负担。除了骨折风险的增加，骨质疏松症患者在接受牙种植、关节置换术等骨内植入体治疗时，常因骨量不足、成骨能力降低而导致植入体骨整合质量不高，骨结合强度下降，甚至松动脱落而失败。因此，探索各种科学、合理的方法改善骨质疏松症患者的骨代谢状况，预防骨质疏松性骨折的发生，促进骨质疏松性骨折的愈合，提高骨质疏松状态下植入体的骨整合能力已经成为骨科、矫形外科、口腔颌面外科以及老年医学等多学科领域内亟待解决的难题。

近期研究显示，微量元素锶具有促进骨形成和抑制骨吸收的双重作用，能有效增加骨量并改善骨的微结构，是一种有效的抗骨质疏松药物。本课题通过雌性斯普拉-道来氏（SD）大鼠双侧卵巢摘除术建立绝经后骨质疏松症动物模型；利用组织学、显微 CT、生物力学等检测方法，分别研究雷奈酸锶（SR）的全身应用对骨质疏松状态下植入体骨整合及骨折愈合的影响，含锶羟基磷灰石涂层对骨质疏松状态下植入体骨整合的影响；利用细胞学、分子生物学等技术，研究微量元素锶对大鼠骨髓来源的间充质干细胞（BMMSCs）的增殖率及其成骨和成脂向分化潜能的影响。

材料和方法

1. 雌性 SD 大鼠行双侧卵巢切除术或假手术（仅切除少量脂肪组织），术后 12 周通过显微 CT、组织学、骨矿物质密度检测确定骨质疏松症动物模型的成功建立。

2. 雌性 SD 大鼠去势手术 12 周之后，将纯钛种植体植入大鼠股骨干骺端，植入手术结束之后，所有动物被随机分成两组，即对照组和实验组。对照组动物进食常规的大鼠饲料（四川大学华西实验动物中心提供），实验组动物进食含有 SR 的大鼠饲料（除含 SR 外其他成分与常规饲料相同），每只大鼠每天接受的 SR 量为 625 mg/kg。研究 SR 的全身应用对去势大鼠体内植入体骨整合的影响，药物干预 12 周之后收集血清、含植入体的股骨等标本进行检测，利用影像学、组织学、生物力学等方法评价 SR 对骨代谢和植入体骨整合的作用。

3. 雌性 SD 大鼠去势手术 12 周之后，所有动物接受双侧胫骨横向骨切开术，克氏针行髓腔内固定。动物分组及用药方案同上，术后 4、8 周之后利用组织学、影像学、生物力学等方法检测骨痂愈合质量和强度。

4. 含锶羟基磷灰石涂层对骨质疏松症大鼠体内植入体骨整合的影响：①利用溶胶凝胶-浸渍提拉法，在纯钛植入体表面制备 HA 和 10% SrHA 涂层；②利用扫描电子显微镜（SEM）、原子力显微镜（AFM）、X-射线衍射（XRD）、X-射线光电子能谱分析（XPS）、涂层自动划痕仪检测两种涂层材料的理化特性和结合强度；③利用组织形态定量学、显微 CT、生物力学检测两种涂层的植入体在骨质疏松症大鼠体内的骨整合情况。

5. 通过体外实验，利用细胞学和分子生物学技术研究锶对 BMMSCs 增殖、成骨和成脂向分化的影响。

结果

1. 术后 12 周，与假手术组相比，去势大鼠的骨小梁数量减少，变得纤细，连续性出现中断；DXA 和显微 CT 定量分析显示，去势大鼠胫骨干骺端骨矿物质密度（BMD）下降了 27.5%，BV/TV 下降了 35.6%，骨小梁的微结构也遭到不同程度的破坏，可以确认骨质疏松症模型的成功建立。

2. 全身应用 SR［625 mg/(kg · d)］12 周，能够改善骨质疏松症大鼠体内植入体的骨整合；植入体稳定性的增强与骨-植入体接触率增加、植入体周围的骨量增加以及骨微结构的改善密切相关。

3. SR［625 mg/(kg · d)］干预 4、8 周之后，能够增加骨质疏松症大鼠骨切开术后骨痂的体积，改善骨痂的微结构，提高骨痂的 BMD 及生物力学强度。

4. HA 和 10% SrHA 两种涂层材料具有相似的表面形貌、表面粗糙度、物相组成以及结合强度；植入骨质疏松症大鼠体内 12 周之后，10% SrHA 涂层的植入体骨整合质量更好，表现为骨整合率的增高、植入体周围骨组织数量的增加及微结构的改善，以及植入体骨结合强度的提高。

5. 微量元素锶（0.1 mmol/L）能够抑制大鼠 BMMSCs 的增殖，促进其成骨向分化、并降低其成脂向分化潜能；锶对 BMMSCs 成骨向分化的促进作用表现为成骨性基因 Cbfa1/Runx2、BSP 和 OCN 表达的升高，而对其成脂向分化的抑制作用则表现为成脂性基因 PPARγ2、aP2/ALBP 和 LPL 表达的降低。

结论　微量元素锶能够促进去势大鼠的骨折愈合和种植体骨整合，局部应用的锶离子同样具有促进种植体骨整合的作用；锶促进骨折愈合和种植体骨整合的作用可能与其促进 BMMSCs 成骨向分化、并降低其成脂向分化潜能有关。

［关键词］　骨质疏松症；锶；植入体；骨整合；骨折愈合；骨髓间充质干细胞

省部级优秀博士学位论文

茶多酚表没食子儿茶素没食子酸酯对变异链球菌的作用及机制研究

（摘　要）

四川大学华西口腔医学院博士研究生　徐欣　导师　周学东　教授

（2013年四川省优秀博士学位论文）

目的　茶多酚作为茶的主要生物活性成分，具有显著的抗氧自由基、抗高脂血症、抗菌以及调节机体综合免疫能力等方面活性。近年来，茶及茶多酚在口腔疾病防治领域受到了越来越多的关注。近年来的体外和体内研究表明，茶及茶多酚能有效防治口腔龋病、牙周病、口腔源性口臭，甚至口腔肿瘤的发生和发展。由于目前大多数研究使用茶或茶的粗提物，样品间因制备方式缺乏标准化常导致不同研究者的结果缺乏可比性。此外，茶多酚作为一种天然抗菌成分，其对口腔常见致病菌的作用机制尚待进一步系统研究。本研究针对绿茶提取物的主要生物活性成分——表没食子儿茶素没食子酸酯（Epigallocatechin gallate，EGCg），在微生物表型和细胞分子水平上对其作用于龋病相关致病菌的机制进行了深入的研究和探讨。

材料和方法

1. 通过体外抗菌活性实验，检测EGCg对常见口腔细菌（变异链球菌、格登链球菌、血链球菌、表兄链球菌、粪肠球菌、内氏放线菌、伴放线放线杆菌、牙龈卟啉单胞菌、具核梭杆菌和中间普氏菌）及口腔真菌（白色念珠菌、光滑念珠菌、热带念珠菌、近平滑念珠菌、乳酒念珠菌和克鲁氏念珠菌）的抗菌谱；深入研究各种常用微生物生长培养基组分对EGCg抗菌活性的影响。

2. 通过体外生物膜模型，研究EGCg对变异链球菌细胞早期黏附、细菌凝集、生物膜形成及细胞代谢活性的影响。

3. 通过体外细菌实验，研究亚抑菌浓度EGCg对变异链球菌经典致龋毒力（产酸、耐酸及生物膜形成能力）的影响；通过分子生物学技术，研究亚抑菌浓度EGCg对变异链球菌致龋相关毒力因子基因表达和编码蛋白酶活性的作用。

4. 通过双向凝胶电泳+质谱鉴定，研究亚抑菌浓度EGCg对变异链球菌细胞蛋白组表达的影响。

结果

1. 高浓度EGCg对口腔常见链球菌、球菌、牙周厌氧菌及真菌具有广谱抗菌作用，其体外抗菌活性受生长培养基内蛋白成分影响显著，可能与茶多酚类天然物与高分子蛋白分子非特异性结合，进而失活多酚类抗菌活性有关。

2. EGCg不但对变异链球菌浮游细菌具有抑菌和杀菌作用，还能抑制变异链球菌表面附着及生物膜形成；高浓度EGCg还能有效抑制变异链球菌生物膜活性。EGCg对变异链球菌生物膜形成的影响可能与其在高浓度下抑制细菌生长及抑制GTFs酶活性有关。随着EGCg在牙菌斑生物膜内生物活性浓度逐渐降低，EGCg在亚抑菌浓度仍可抑制变异链球菌葡糖基转移酶（gtfB gftC 和 gtfD）基因表达，抑制细菌表面附着，进而阻断生物膜的早期形成和成熟过程,起到清除牙菌斑生物膜的作用。

3. 亚抑菌浓度 EGCg 能显著抑制变异链球菌产酸(eno,ldh)和耐酸(atpD,aguD)相关毒力因子的基因表达,并抑制乳酸脱氢酶(Lactate Dehydrogenase)和 F-ATP 酶(F1F0-ATPase)的生物活性,进而显著抑制致龋菌在生物膜内的抗环境胁迫能力,在不显著抑制细菌生长的条件下,降低生物膜致龋毒力。

4. 通过比较 EGCg 处理组和非处理组变异链球菌蛋白组,发现有 53 个蛋白表达水平差异在两倍以上。这些蛋白主要参与变异链球菌碳源代谢,氨基酸代谢,脂肪酸代谢,应激反应等生理过程,提示亚抑菌浓度 EGCg 可在细菌蛋白合成层面干扰变异链球菌生理过程,破坏其抗环境胁迫能力,进而起到抑制其致龋毒力表达、促细菌生物膜崩解的作用。

结论　EGCg 对口腔常见病原微生物具有广谱抗菌作用,其体外抗菌活性受不同液体生长培养基蛋白组成影响较大。高浓度 EGCg 不但能有效抑制常见口腔病原微生物的生长,亚抑菌浓度 EGCg 还能特异性抑制变异链球菌相关致龋毒力因子基因表达及蛋白酶活性,影响变异链球菌与糖代谢,氨基酸代谢、脂肪酸代谢及应激反应等一系列相关蛋白的表达,起到抑制变异链球菌早期黏附和生物膜形成,降低变异链球菌产酸、耐酸及环境应激能力,进而抑制变异链球菌的致龋毒力的作用。EGCg 作为一种多酚类天然活性成分,在龋病防治领域具有广泛的应用前景。

[关键词]　茶多酚; 表没食子儿茶素没食子酸酯; 龋病; 变异链球菌; 生物膜

咖啡因/微动调控 BMSCs 成骨分化相关分子机制的研究

(摘　要)

四川大学华西口腔医学院博士研究生　周益　导师　于海洋

(2013 年四川省优秀博士学位论文)

目的

流行病学研究证实日常大量摄入咖啡因可引起全身性骨量减少,钙吸收量降低,骨折发生率增加等负面影响。但是对于咖啡因诱发骨质疏松中所涉及的具体机制,包括主要的靶细胞,分子机制及可能参与的信号通路等尚不清楚。另外,还存在着如何修复骨质疏松所造成的骨量减少或骨缺损等问题。骨组织工程技术的兴起和迅速发展为骨缺损的修复提供了思路。骨组织工程作为骨修复/替代的一种新手段,其研究的关键问题包括种子细胞、支架材料和骨诱导调节因子三个基本要素。微动是一种极低幅度低强度高频率的力学信号,临床试验和动物实验证明微动有确切地提升机体骨量的作用。在确定以咖啡因诱导骨质疏松的主要靶细胞骨髓间充质干细胞(bone marrow-derived mesenchymal stromal cells; BMSCs)作为种子细胞的基础上,我们率先将微动应用于骨组织工程,并尝试利用微动、人体骨来源的生物衍生骨支架材料及 BMSCs 制备与天然骨无限接近的组织工程骨。因此,本课题通过研究咖啡因诱导骨质疏松过程中的主要靶细胞、分子机制和相关信号通路,寻找共存于骨质疏松中的特异性靶向位点(细胞、基因和蛋白)。以这些细胞和分子为结合点,尝试利用组织工程骨来修复骨质疏松所造成的骨量减少及骨缺损等问题。在制作骨组织工程合适的支架材料和选择合适的种子细胞时,首创性地利用人体骨来源的生物衍生骨支架材料和咖啡因诱导骨质疏松中的主要靶细胞 BMSCs 来模拟骨系细胞在体内的三维生长环境。同时，用微动这个概念定义了在这种特定培养环境下有利于细胞分化的振动参数。并以咖啡因诱导骨质疏松涉及的相关分子为着手点，分析微动是否能够促进支架材料上 BMSCs 的成骨分化、细胞外基质矿化并探讨涉及的相关信号机制。为在上述的三个基本要素（BMSCs、生物衍生骨支架材料及微动）下所产生的组织工程骨的临床应用提供分子生物学基础。

材料和方法

1. 采用多角度及多实验手段分析咖啡因诱导骨质疏松中的靶细胞，成骨分化中的相关基因、蛋白和信号通路。

2. 采用改良的物理化学方法和二次脱矿法，制作出与天然骨结构相类似的生物衍生骨支架材料。

3. 以骨质疏松中涉及的分子机制为结合点，同样采用多角度及多实验手段分析微动对生物衍生骨支架材料上 BMSCs 成骨分化的影响和涉及的相关信号通路。

结果

1. BMSCs 是咖啡因诱导骨质疏松的主要靶细胞，咖啡因通过诱导细胞死亡和凋亡来抑制 BMSCs 的增殖。

2. 咖啡因通过抑制 BMSCs 分化早中期基因的表达来抑制 BMSCs 细胞外基质的矿化。

3. cAMP/PKA 信号通路在咖啡因诱导骨质疏松中扮演着重要角色。

4. 采用改良的物理化学方法及二次脱矿法制作出来的生物衍生骨支架材料具有天然的多孔隙结构、无免疫原性、有良好的生物相容性和骨诱导性等特点。为 BMSCs 细胞的黏附、增殖、分化提供了丰富的伸展表面和三维生长空间。

5. 微动虽然抑制 BMSCs 的增殖，却明显强化成骨分化过程相关基因表达的时序变化和规律。

6. ERK1/2 信号通路不仅参与微动促进 BMSCs 成骨作用还参与了支架材料的成骨诱导过程，表明 ERK1/2 在力学刺激传递的耦合力及细胞与细胞外基质的交互作用中都扮演了重要的角色。

7. 另外，我们还作出以下推断：①咖啡因在机体内有可能通过改变 Cbfa1/PPARγ 的表达水平来改变 BMSCs 的分化方向，从而加重骨质疏松状态下本来就发生倾斜的骨和脂肪之间的平衡而加速骨质疏松进程。②雌激素可能有拮抗咖啡因诱导骨质疏松的作用。③雌激素可能通过降低细胞内咖啡因所诱发的高浓度 cAMP 水平来调控 cAMP/PKA 信号通路来发挥它的拮抗效应。④低频率的 LMHFV 有利于细胞的成脂分化，而高频率的 LMHFV 则更加有利于细胞的成骨分化。因此 LMHFV 对细胞分化的调控作用呈频率依赖性。⑤LMHFV 对细胞分化的双向调控作用与 ERK1/2 的磷酸化水平有关。

结论

1. 首次系统地筛选出鉴定大鼠 BMSCs 的表面标记物。这些标记物的表达规律与公认的鉴定小鼠和人的 MSCs 的表达框架类似。

2. 阐明了咖啡因诱导骨质疏松的相关机制，发现与骨质疏松特异性相关的靶向位点。

3. 采用改良方法制作出来的生物衍生骨支架材料与天然骨结构类似，很好地为种子细胞提供了利于其生长和成骨分化的三维培养环境。

4. 微动这种间断的、短暂的、高频的、低强度的力学信号很好地模拟生理条件下天然骨所受到的力学刺激，非常有利于仿生工程骨的构建。

［关键词］　骨髓间充质干细胞；咖啡因；骨质疏松；生物衍生骨支架材料；微动；骨组织工程

RNA 干扰介导的 CXCR4 基因沉默对舌鳞癌细胞增殖及侵袭作用的实验研究

（摘　要）

四川大学华西口腔医学院博士研究生　于涛　导师　李龙江　教授

（2013 年四川省优秀博士学位论文）

目的　细胞的旺盛增殖和浸润性生长是舌鳞状细胞癌最为突出的生物学特点，也是恶性细胞发生侵袭转移的前提条件，严重影响疾病的进程、治疗和预后。趋化因子（chemokines）是一类小分子分泌性蛋白质，他们可以与七次跨膜结构的 G 蛋白偶联受体结合将细胞外信号转导至细胞内发挥生物学作用。近年来，大量的研究证明：CXCL12/CXCR4 信号通路与大部分人类恶性肿瘤的转移、增殖、生存及血管生成有密切联系。本研究主要致力于探索 CXCR4 基因治疗口腔鳞癌的可行性及其分子机制。

材料和方法

1. 我们首先通过定量 PCR 分析 5 例舌鳞癌病人组织样本和 3 个舌鳞癌细胞株的 CXCR4 基因表达。

2. 于体外化学合成 CXCR4 特异性 siRNA 干扰质粒并将其转染入慢病毒载体中，将其转导舌鳞癌细胞 Tca8113 和 SCC-9 中特异性沉默该基因表达后检测细胞增殖，克隆形成，细胞周期和凋亡。

3. 构建 Tca8113 和 SCC-9 的裸鼠荷瘤模型，通过在肿瘤周边注射慢病毒干扰载体的方式对肿瘤进行基因治疗。

4. 使用安捷伦人类全基因组表达谱芯片筛选了 Tca8113 和 SCC-9 细胞中 CXCR4 基因沉默前后全基因组表达谱改变，通过基因组 pathway 分析下游信号通路的表达改变。

5. 通过 western blotting，细胞侵袭等实验验证 CXCR4 表达与 MMPs 蛋白家族表达的相关性，探索口腔鳞癌具有高侵袭性的分子机制。

结果

1. 首先明确了舌鳞癌细胞中确实存在 CXCR4 基因的高表达。

2. 慢病毒介导的基因沉默于体外显著抑制了 CXCR4 蛋白表达，细胞周期和凋亡检测发现，Tca8113 细胞和 SCC-9 细胞 G_1 期和亚 G_1 期细胞数显著增多，而 G_2/M 期和 S 期细胞数显著减少；早晚期细胞凋亡显著增加并显著抑制了 Tca8113 和 SCC-9 细胞的体外增殖和单细胞克隆形成的能力。

3. 体内实验证实 CXCR4 基因治疗组肿瘤生长显著被抑制，CXCR4 基因治疗组肿瘤的 CXCR4 蛋白显著低表达，同时反映细胞增殖活性的 Ki-67 蛋白同样低表达。

4. 通过使用安捷伦人类全基因组表达谱芯片筛选了 Tca8113 和 SCC-9 细胞中 CXCR4 基因沉默前后全基因组表达谱改变，共筛选出 467 个表达上调基因，289 个表达下调基因，通过基因组 pathway 分析后发现，CXCR4 基因下调后，引起下游一系列信号通路的表达改变，这些信号通路及基因主要参与细胞周期、凋亡、JAT/STAT 通路、p53 通路、趋化因子、细胞外基质、细胞黏附等信号转导。这些通路与肿瘤的增殖、存活以及侵袭转移密切相关。

5. 通过 CXCR4 干扰载体沉默该基因后发现舌鳞癌细胞 Tca8113 和 SCC-9 侵袭能力显著下降，且 CXCR4 表达下调显著抑制了

MMP9 和 MMP13 的表达，通过对 CXCR4 基因表达下调后许多信号通路关键基因的表达分析，证实 CXCR4 的表达下调与 ERK 的磷酸化显著正相关。

结论　CXCR4 慢病毒介导的基因沉默从体内外实验中抑制了舌鳞癌 Tca8113 和 SCC-9 细胞的增殖潜能，并抑制 ERK 信号通路介导的 MMP9 和 MMP13 的表达从而导致舌癌细胞的体外迁移和侵袭能力的下降。CXCR4 基因沉默引起下游一系列基因及信号通路的表达改变，这些变化与恶性肿瘤的增殖、凋亡、侵袭转移密切相关，为今后进一步设计 CXCR4 基因靶向治疗载体治疗恶性肿瘤提供了较好的理论依据。

［关键词］　口腔鳞癌；趋化因子受体 4；RNA 干扰；细胞增殖；细胞侵袭；慢病毒载体；基因芯片

缺氧微环境调控口腔鳞癌发展的分子机制研究

（摘　要）

四川大学华西口腔医学院博士研究生　朱桂全　导师　梁新华　教授

（2013 年四川省优秀博士学位论文）

目的　缺氧是包括口腔鳞癌在内所有实体肿瘤的重要特征，缺氧是肿瘤细胞无序生长的结果，缺氧激活了肿瘤细胞内一系列基因的表达以维持肿瘤细胞的生存，导致肿瘤对治疗的耐受，同时促进肿瘤细胞逃离缺氧环境。缺氧诱导因子（Hypoxia inducible factor，HIF）家族在细胞适应缺氧微环境的过程中发挥核心作用，HIF 家族主要成员为 HIF-1α 和 HIF-2α，两者在分子结构和表达调控上存在很多相似性，但是越来越多的证据表明两者在功能上可能存在差异。HIF-1α 和 HIF-2α 在口腔癌中功能的异同尚无报道。

髓源抑制细胞（myeloid derived suppressor cells，MDSCs）是一群细胞的集合，由不成熟的巨噬细胞、粒细胞和树突细胞以及骨髓细胞前体所构成，MDSCs 具有抑制抗肿瘤免疫、阻碍肿瘤免疫治疗的功能，临床资料表明外周血循环 MDSCs 水平与肿瘤分级和转移显著相关。近来发现缺氧微环境通过 HIF-1α 通路诱导 MDSCs 定向分化为肿瘤相关巨噬细胞（tumor-associated macrophages，TAM），从而调控 MDSCs 的功能。同时 HIF-2α 调节了 TAM 向肝细胞癌及结肠癌中的募集，这一调节作用是通过 HIF-2α 对细胞因子受体 M-CSFR 和趋化因子受体 CXCR4 的转录调控而实现。此外，两个公认促进 MDSCs 迁移的因子-Bv8 和 SDF-1 在缺氧下表达增强。这些证据表明缺氧微环境可能在 MDSCs 募集中发挥着潜在的作用。但是至今缺氧微环境对 MDSCs 迁移、募集的直接作用尚未见报道。

本论文目的在于探讨 HIF-1α 和 HIF-2α 在口腔癌中功能的异同，以及缺氧微环境对 MDSCs 迁移、募集的调控机制。

材料和方法

1. 在临床组织样本中检测 HIF-1α 和 HIF-2α 表达，通过统计分析对比两者与口腔鳞癌患者临床病理指标的相关性。

2. 通过分子生物学、免疫学实验技术，在细胞和动物层面研究缺氧微环境对 MDSC 迁移、募集的影响及其分子机制。

结果　HIF-1α 口腔鳞癌 T 分级、淋巴结转移、组织学分级以及微血管密度具有相关性，而 HIF-2α 与 T 分级和微血管密度相关。HIF-1α 核阳性表达的口腔鳞癌患者预后相对较差。在 5% O_2 浓度下 HIF-2α 调控 VEGF 的表达，而在 1% O_2 下，VEGF 同时受 HIF-1α 和 HIF-2α 的调控，但 GLUT-1、uPAR 和 CA-IX 仅受 HIF-1α 的调控。沉默 HIF-1α 或 HIF-2α 均显著抑制了口腔鳞癌移植瘤生长，而同时沉默 HIF-1α 和 HIF-2α 则获得更好地抑制效果。

进一步实验发现缺氧通过 HIF-1α 和 HIF-2α 促进肿瘤细胞分泌 MIF，MIF 促进了 MDSCs 的迁移活性。在肿瘤细胞中沉默 HIF-1α 或 HIF-2α 抑制了 MIF 的表达，但对 MDSCs 的迁移无明显抑制。其机制是 HIF-1α 和 HIF-2α 的沉默导致 NF-κB 活性升高，促进了 IL-6 的表达，代偿了 MIF 降低对 MDSCs 迁移的影响。荷瘤裸鼠给予 IL-6 中和抗体、MIF 抑制剂（ISO-1）或 NF-κB 抑制剂（Bay-11-7082）显著抑制了 MDSCs 的外周扩增和瘤内的募集，伴随着肿瘤内微血管、淋巴管密度的降低以及肿瘤生长的抑制。

结论　HIF-1α 和 HIF-2α 与口腔鳞癌不同的临床病理指标相关联，在不同的氧浓度下稳定表达，调控不同的靶基因。然而 HIF-1α 和 HIF-2α 均可促进肿瘤的生长，同时沉默 HIF-1α 和 HIF-2α 相对单独沉默其中之一可以对移植瘤生长获得更有效的抑制。缺氧促进口腔鳞癌细胞分泌 MIF 和 IL-6 从而介导 MDSCs 的迁移和瘤内募集。这一过程是肿瘤内 HIF-1/2α 和 NF-κB 相互作用而实现。

［关键词］　缺氧微环境；缺氧诱导因子；核转录因子-κB；髓源抑制细胞

Dlx2 在神经嵴细胞过表达转基因小鼠的建立及相关研究

（摘　要）

上海交通大学医学院附属第九人民医院博士研究生　代杰文　　导师　沈国芳

［2013 年上海市研究生优秀成果奖（优秀博士学位论文）］

目的　第一、二鳃弓由颅神经嵴细胞（CNCCs）迁移、增殖和分化而来，它和前脑及中脑的 CNCCs 一起可衍生成鼻骨、额骨、上下颌骨和颧骨等多种颅颌面组织。Dlx2 是一种同源盒分基因（Divergent homeobox），对 CNCCs 的迁移和分化具有重要的调控作用。现有研究表明小鼠 Dlx2 基因敲除可引起第一、二鳃弓衍生组织畸形如腭裂、颧弓缺失等；Dlx2 过表达可引起 CNCCs 迁移和分化障碍。我们前期研究发现 Dlx2 在有第一、二鳃弓衍生组织畸形表型的自发突变小鼠的第一、二鳃弓位置表达明显升高，但是反过来 Dlx2 过表达是否会引起第一、二鳃弓衍生组织畸形目前尚不清楚，也还没有 Dlx2 过表达的模式生物，本研究提出 Dlx2 过表达可能是引起第一、二鳃弓及其衍生组织发育畸形的机制之一，拟建立 Dlx2 在神经嵴细胞（NCCs）特异性过表达转基因小鼠并对其进行表型分析和功能研究，初步探讨 Dlx2 过表达对颅颌面发育的影响及可能涉及的分子机制。

材料和方法

1. 应用转基因技术建立 Dlx2 条件性激活转基因小鼠（iZEG-Dlx2）：该小鼠的转基因载体依次含 CAG 启动子、两端连有同向 loxP 序列的强终止序列（3polyA）、Dlx2 编码序列和 IRES-EGFP 序列。在强终止序列没有被切除时，Dlx2 不会发生转录和表达，故该小鼠表型仍同野生型一样；通过该 Dlx2 条件性激活小鼠与 Wn1-Cre 转基因小鼠杂交，获得的双转基因子代小鼠的 Wnt1 启动子在 NCCs 特异性激活后启动 Cre 重组酶在相应区域表达，切除条件性激活转基因载体的强终止序列，进而实现 Dlx2 在 NCCs 的特异性过表达，获得 Dlx2 在 NCCs 特异性过表达转基因小鼠（Wnt1Cre::iZEG-Dlx2）。

2. 应用大体观察、Micro CT 和阿利新蓝/茜素红整体骨架染色等方法对 Wnt1Cre::iZEG-Dlx2 小鼠进行系统的表型分析。

3. 应用 HE 染色、阿利新蓝切片染色和免疫荧光等方法检测 Wnt1Cre::iZEG-Dlx2 小鼠的颅颌面组织学结构、软骨和骨向分化标记物 Sox9、Col2、Runx2 和 OCN 的表达以及一些对颅颌面发育具有重要调控作用且可能与 Dlx2 存在相互联系的基因 Msx2、FGF9、TGFβR1、TGFβR2、Smad4 和 Smad7 的表达情况。

4. 体外培养 Wnt1Cre::iZEG-Dlx2 小鼠 E13.5 上颌突间充质细胞并进行成骨诱导，应用 ALP 染色、茜素红钙结节染色和免疫荧光检测成骨标记物 Runx2 及 OCN 的表达等方法来检测其成骨情况，以体外实验验证体内结果。

5. 应用 Brdu 掺入法检测 E13.5 的 Wnt1Cre::iZEG-Dlx2 胚胎颅颌面组织细胞及体外培养的上颌突间充质细胞的增殖情况。应用 Tunel 法检测 E13.5 的 Wnt1Cre::iZEG-Dlx2 胚胎颅颌面组织细胞的凋亡情况并应用 Annexin V/PI 染色流式细胞分析法检测体外培养的上颌突间充质细胞的凋亡情况。

6. Dlx2 过表达会上调 FGF9 的表达，并且促进 CNCCs 向软骨细胞分化，而成骨分化发生障碍。牙髓干细胞部分为颅神经嵴细胞来源，可用于模拟 CNCCs 成软骨分化过程。为进一步在体外验证 FGF9 对间充质细胞向软骨细胞分化及发生肥大矿化的调控作用，我们用免疫组化法检测 NCCs 标记物 Dlx2 和 $p75^{NTR}$ 在牙髓干细胞的表达情况，并对其进行成软骨诱导，同时加入 FGF9 生长因子，利用 HE 染色、Col2 免疫组化和 ALP 染色等方法检测 FGF9 在牙髓干细胞向软骨细胞分化过程中的调控作用。

结果

1. Dlx2 在 Wnt1Cre::iZEG-Dlx2 小鼠 NCCs 及其衍生组织中特异性高表达。

2. Wnt1Cre::iZEG-Dlx2 小鼠部分胚胎致死，部分胚胎有神经管裂开、面裂和脊柱裂开等畸形，而成年鼠表现为发育延迟、鼻骨、额骨和腭骨等发育不足、前牙反颌和脊柱弯曲等畸形。

3. Wnt1Cre::iZEG-Dlx2 胚胎 CNCCs 成软骨标记物 Sox9 和 Col2 表达增强，成骨标记物 Runx2 和 OCN 表达减弱。E13.5 的 Wnt1Cre::iZEG-Dlx2 小鼠上颌突间充质细胞成骨诱导后成骨标记物 Runx2 和 OCN 表达降低，ALP 染色和茜素红染色显示矿化能力下降。

4. E13.5 的 Wnt1Cre::iZEG-Dlx2 胚胎颅颌面组织的 Msx2、FGF9 和 TGFβR1 表达升高，TGFβR2 和 Smad7 表达降低。

5. E13.5 的 Wnt1Cre::iZEG-Dlx2 胚胎颅颌面组织 Brdu 阳性细胞减少而 tunel 染色阳性细胞增加，并且体外培养的上颌突间充质细胞凋亡率增加。

6. 牙髓干细胞部分表达 NCCs 标记物 Dlx2 和 $p75^{NTR}$。FGF9 可促进体外诱导的牙髓干细胞表达成软骨分化标记物 Sox9、Agg 和 Col2，并抑制肥大和矿化标记物 Col10 和 ALP 的表达。

结论

1. 成功建立了 Dlx2 条件性激活转基因小鼠，通过与 Wn1-Cre 转基因小鼠杂交，获得了 Dlx2 在 NCCs 特异性过表达转基因小鼠。

2. Dlx2 过表达使 CNCCs 的增殖能力降低而细胞凋亡增加，并且其成软骨分化增强而成骨分化发生障碍，可能是通过与 Msx2、FGF9 和 TGFβ 信号通路相互作用引起的，也是可能引起颅颌面发育畸形的机制之一。

3. 牙髓干细胞部分由 CNCCs 来源。FGF9 可促进体外诱导的牙髓干细胞向软骨细胞分化并抑制形成的软骨发生肥大和矿化,进一步证实FGF9对CNCCs成软骨分化具有重要的调控作用,为我们进一步研究Dlx2和FGF9在CNCCs向软骨细胞分化中的相互作用及调控机制提供了一个很好的细胞模型,同时为软骨组织工程提供一个抑制新生软骨组织发生肥大、矿化的新方法。

[关键词] Dlx2; 神经嵴细胞; 特异性; 过表达; 转基因; 小鼠

口腔黏膜的癌变因素和干细胞标记物的研究

(摘 要)

上海交通大学医学院附属第九人民医院博士研究生 刘伟 导师 周曾同

[2013年上海市研究生优秀成果奖(优秀博士学位论文)]

目的 口腔黏膜癌前病变是口腔癌的重要来源,临床上主要包括口腔白斑(含疣状白斑)、扁平苔藓、盘状红斑狼疮等,癌前病变的主要组织病理学特征是上皮异常增生。

1. 目前,关于中国人的口腔癌前病变的癌变流行病学资料尚缺乏,如癌变率、癌变风险因素、临床病理研究等。WHO新的二分类法(高度、低度)的建议使上皮异常增生程度分类产生变化,这也需要在对口腔黏膜癌变临床研究中得到证实。在本论文中,我们将率先对中国人口腔癌前病变患者的癌变风险因素进行回顾性随访研究。

2. 利用肿瘤干细胞理论为导向和前期的回顾性随访队列研究样本,率先引入癌前干细胞理论,拟选取一组干细胞标记物ABCG2、BMI-1、ALDH1、CD133在口腔癌前病变组织中的进行免疫表达研究,评价其在预测口腔白斑癌变中的价值。

方法

1. 对上海交通大学医学院附属第九人民医院口腔黏膜科和病理科就诊并随访的口腔黏膜癌前病变存档病例进行回顾性分析,包括138例口腔上皮异常增生(115例上皮异常增生白斑,23例上皮异常增生扁平苔藓)、218例口腔白斑、53例疣状白斑、87例盘状红斑狼疮的癌变因素分析,存档资料为相应的临床和病理因素、随访、癌变情况等。

2. 利用回顾性随访的白斑研究队列,采用免疫组化方法检测ABCG2、BMI-1、ALDH1、CD133蛋白在135例白斑组织中的免疫表达水平。

3. 采用SPSS统计学分析方法,比较未癌变和癌变患者的临床病理因素和蛋白表达水平,Kaplan-Meier生存分析临床病理因素和蛋白表达与癌变的关系,回归分析蛋白异常表达的癌变危险度。

结果

1. 138例口腔上皮异常增生患者平均随访时间为5.1年(区间1~18年)。有37例(26.8%)患者发生癌变,癌变的平均时间为4.6年。Cox回归分析显示上皮异常增生是癌变的独立风险因素,高度异常增生(中度、重度异常增生)的癌变危险度是低度异常增生(轻度异常增生)的2.78倍。

2. 218例白斑患者平均随访时间为5.3年(区间1~20年)。有39例(18%)患者发生癌变,癌变平均时间为5.2年。Cox回归分析显示上皮异常增生是癌变的独立风险因素,高度异常增生的癌变危险度是低度异常增生的4.57倍。而且,Kaplan-Meier分析显示,特别是在白斑确诊后2~3年,高度异常增生的癌变事件明显多于低分异常增生。

3. 53例疣状白斑中11位(21%)患者发生癌变。疣状白斑患者的平均年龄是59.8

岁，男女比例是 1.7∶1。舌部是病损最常见的部位。多因素回归分析结果显示老年人（>65 岁）的癌变危险度是其他人的 8.36 倍；牙龈疣状白斑的癌变危险度是舌部的 20.81 倍。

4. 87 例盘状红斑狼疮患者纳入了研究，有 6 例患者发生癌变。下唇是患者病损最常见的部位。多因素回归分析显示高度异常增生的癌变危险度是低度异常增生的 14.24 倍。

5. 干细胞标记物 ABCG2、BMI-1、ALDH1、CD133 在白斑组织中的表达率分别是 43.0%、32.6%、38.3%、22.7%，且在未癌变白斑组和癌变白斑组表达均有差异。Kaplan-Meier 生存分析显示 ABCG2、BMI-1、ALDH1、CD133 蛋白表达均能预测白斑癌变（All $P < 0.05$），回归分析显示蛋白表达后癌变风险度增高（All $P < 0.05$）。

结论

1. 本地区口腔上皮异常增生的癌变率是 26.8%；口腔白斑的癌变率是 17.9%；疣状白斑的癌变率是 20.8%；癌变事件多发于白斑诊断后的 2～3 年，提示白斑患者的前三年随访是防治癌变的关键时期。

2. 论证 WHO 异常增生二分类法的临床意义：高度异常增生是口腔黏膜癌前病变包括上皮异常增生、白斑、盘状红斑狼疮癌变的独立风险因素。

3. 舌部是疣状白斑的好发部位，而疣状白斑的更易癌变的部位是牙龈，老年人（>65 岁）的疣状白斑更易癌变。

4. 证实癌前干细胞标记物 ABCG2、BMI-1、ALDH1、CD133 在会癌变的病损生发层高表达，其阳性表达与白斑癌变关系密切，白斑的癌变风险度显著增高，提示这些干细胞标记物可能是白斑癌变标记物和癌变风险评价指标，在癌变进程中可能存在癌前干细胞的异常增殖。本论文的回顾性随访研究所得结果对进一步开展前瞻性随访研究有直接的导向作用。

［**关键词**］　口腔白斑；上皮异常增生；癌前病变；肿瘤干细胞；癌变标记物

PU、PTFE 和 SiO_2 纳米颗粒致内皮细胞损伤机制研究

（摘　要）

上海交通大学医学院附属第九人民医院博士研究生　刘昕　　导师　孙皎

［2013 年上海市研究生优秀成果奖（优秀博士学位论文）］

背景和目的　纳米材料是指三维空间尺度至少有一维处于纳米量级（1～100 nm）的材料，由于具有独特的理化性能近年来被广泛应用于口腔医学领域的研究，如种植体涂层，抗菌剂，药物载体，肿瘤的基因治疗和分子成像等。这些纳米材料在应用过程中可以通过静脉注射、皮肤接触、呼吸系统以及消化系统等多途径进入血液循环，随着对"纳米毒性"的报道也越来越多，那么，纳米材料作为一种新型血液接触类的生物材料，在应用于人体后，是否存在诱导心血管系统疾病的潜在风险？目前这方面的评价仍很匮乏。

众所周知，与血液接触的生物材料诱发血栓形成的现象是当前医学界普遍存在的一个亟待解决的难题。其中血管内皮细胞损伤在血栓形成中具有关键作用。内皮细胞是众多心血管疾病危险因子作用的靶器官，当某些生物材料刺激内皮损伤后，内皮细胞会分泌一些促栓介质，如组织因子、表面的黏附分子、选择素等，这些介质水平的改变已明确对

血栓形成具有促进作用。以往研究还表明，当生物材料作为一种异物与生物体接触时，材料表面的化学结构和形态结构都可以作为一种生物信号，从而激活血液中的免疫细胞甚至引起炎症反应以及抗体产生等。由此可见，生物材料表面血栓的发生可能是内皮细胞损伤和内皮化不完全的基础上多细胞相互作用的结果。然而，迄今为止，关于生物材料诱发血栓的机制探讨主要集中在对内皮细胞的直接损伤效应方面，很少有研究考虑生物材料作为一种异物进入体内激活免疫细胞从而导致内皮细胞损伤的可能性。特别是纳米颗粒作为药物载体应用时会随血液循环直接与内皮细胞接触，而当前关于纳米颗粒对内皮细胞的生物学效应及机制的研究甚少。为阐明传统心血管材料表面血栓形成的机制以及评价新型纳米药物载体的血栓形成风险，本课题选择聚氨酯（PU），聚四氟乙烯（PTFE）和二氧化硅（SiO_2）纳米颗粒这三种具有代表性的材料，通过研究材料对内皮细胞直接和/或间接（单核细胞激活）损伤作用以及相关信号通路，探讨材料诱导内皮细胞损伤的分子机制，并结合整体和细胞水平上的研究，阐明材料所引起的单核细胞激活以及内皮细胞损伤在血栓形成中的作用和相关性。

方法　利用流式细胞术，酶联免疫吸附法、免疫印迹方法以及凝胶电泳迁移率实验，从细胞和蛋白水平检测 SiO_2 纳米颗粒、PU 和 PTFE 对内皮细胞单独培养和/或单核-内皮细胞共培养系统的氧化应激、凋亡、JNK/p53 凋亡相关通路蛋白、黏附分子、iNOS、炎症因子以及 NF-κB 活性的影响，并从整体水平上检测 SiO_2 纳米颗粒致大鼠血浆凝血指标、氧化应激指标和 sE-selectin 的变化。

结果

1. SiO_2 纳米颗粒可以导致内皮细胞功能紊乱，主要表现为内皮细胞的凋亡、坏死、黏附分子（E-selectin 、ICAM-1）表达增高以及促炎症因子（IL-6，IL-8 和 MCP-1）的释放增加，提示 SiO_2 纳米颗粒具有诱导血栓形成以及动脉粥样硬化等心血管疾病的潜在风险。

2. SiO_2 纳米颗粒可增加内皮细胞内 ROS 水平，激活 JNK、c-Jun、p53、Caspase-3 以及 NF-κB，同时上调 Bax 表达，抑制 Bcl-2 表达，从而通过 JNK/p53 依赖的线粒体损伤通路诱导内皮细胞凋亡以及 NF-κB 通路介导内皮细胞炎症反应；ROS 抑制剂可显著抑制内皮细胞凋亡和炎症反应，但不能抑制 SiO_2 纳米颗粒诱导的内皮细胞坏死。

3. SiO_2 纳米颗粒激活的内皮细胞上清可显著诱导单核细胞组织因子的表达，提示纳米颗粒刺激内皮细胞释放的炎症因子不仅可以募集趋化单核细胞，还可促进单核细胞凝血活性，加剧血栓形成。

4. SiO_2 纳米颗粒可通过单核细胞诱导内皮细胞的黏附分子表达以及炎症因子的释放，同时也能通过内皮细胞诱导单核细胞的 TNF-α和 IL-1 β的分泌，主要是依赖单核-内皮细胞的细胞间直接接触，初步研究发现与 CD40-CD40L 共刺激信号介导的 NF-κB 通路激活有关，这为纳米颗粒诱导的心血管疾病提供新的诠释角度和新的治疗靶点。

5. SiO_2 纳米颗粒能够引起大鼠血浆 Fbg 及 sE-selectin 水平升高，缩短凝血酶原时间，降低血浆 SOD 和 GSH-Px 的活性，提示纳米二氧化硅对大鼠的心血管系统病变具有一定的诱导作用，其机制可能与纳米二氧化硅颗粒对机体造成的氧化应激反应以及内皮细胞损伤有关。

6. PU 和 PTFE 能通过激活单核细胞释放大量的 ROS 以及少量的 TNF-α和 IL-1 β，进一步激活内皮细胞 NF-κB，从而导致内皮细胞 E-selectin、TF 以及 iNOS 表达显著上调，并释放大量的 NO，进而加剧内皮细胞损伤。

7. PU 和 PTFE 可通过单核细胞释放的可溶性物质经两种途径诱导内皮细胞凋亡：一种是 ROS-p53 通路；另一种是 ROS-NF-κB-iNOS-NO-p53 通路，提示 ROS/RNS 介导的 p53

通路的激活在 PU 和 PTFE 通过单核细胞诱导内皮细胞凋亡反应中发挥重要作用。

结论

1. SiO_2 纳米颗粒不仅可通过 ROS 介导的 p53/JNK 以及 NF-κB 通路直接诱导内皮细胞紊乱，还可通过激活单核细胞和内皮细胞之间的 CD40-CD40L 共刺激信号通路从而放大其对内皮细胞损伤和单核细胞激活效应，从而从免疫学角度揭示 SiO_2 纳米颗粒致内皮细胞间接损伤的分子机制。此外，SiO_2 纳米颗粒还能够引起大鼠血浆 Fbg 以及 sE-selectin 水平升高，缩短凝血酶原时间，降低血浆 SOD 和 GSH-Px 的活性，从细胞、分子以及整体水平上提示 SiO_2 纳米颗粒具有诱发血栓形成以及动脉粥样硬化等心血管疾病的潜在风险。

2. PU 和 PTFE 可通过单核细胞释放的 ROS 和炎症因子等可溶性物质激活内皮细胞的 iNOS、p53 以及 NF-κB 通路从而诱导内皮细胞凋亡和炎症反应，提示单核细胞在生物材料诱发的血栓形成过程中具有重要作用。

[关键词]　生物材料；内皮细胞；单核细胞；凋亡；炎症；纳米颗粒

磷酸钙镁骨水泥提升兔上颌窦底的实验研究

（摘　要）

上海交通大学医学院附属第九人民医院博士研究生　曾德良　　导师　蒋欣泉

[2013 年上海市研究生优秀成果奖（优秀博士学位论文）]

本研究将磷酸钙骨水泥（Calcium phosphate cement，CPC）和磷酸镁骨水泥（Magnesium phosphate cement，MPC）复合，获得了新型磷酸钙镁骨水泥（Calcium-magnesium phosphate cement，CMPC）生物材料，在体外开展 CMPC 及其浸提液对兔骨髓基质干细胞（Bone marrow stromal cells，BMSCs）黏附、活性、增殖及成骨分化等研究。在此研究基础上，将 CMPC 与兔 BMSCs 复合进行兔上颌窦底提升研究。研究表明，兔 BMSCs 能在 CMPC 上良好的黏附。与不含镁离子的 CPC 相比较，含镁离子的 CMPC 和 MPC 明显促进了兔 BMSCs 的增殖。与不含钙离子的 MPC 相比，含钙离子的 CMPC 和 CPC 促进了兔 BMSCs 的成骨分化。同时含有钙离子和镁离子的新型 CMPC 兼具了 CPC 较好的成骨性能和 MPC 较快的降解速率的优点，使其具有良好的生物相容性、生物降解性和成骨性，适合作为骨组织工程的支架材料。

目的　无机材料如磷酸钙类 Ca-P 基生物材料和生物玻璃类 Ca-Si 基生物材料得到广泛研究和临床应用。20 世纪，Brown 等发明了新型自固化生物活性骨修复材料——磷酸钙骨水泥（Calcium phosphate cement，CPC）。实验结果表明，CPC 的终产物为羟基磷灰石（Hydroxyapatite，HA），与人体骨组织的无机成分相似。CPC 具有良好的生物相容性和骨传导性，已进行广泛的实验及临床应用。然而随着研究的深入，研究者发现 CPC 自身存在的一些不足如降解速度慢、骨诱导性不足、机械性能不足等。

近年来，含镁无机生物材料因此受到很多研究者的关注。因为含镁无机生物材料如磷酸镁骨水泥（Magnesium phosphate cement，MPC）具有良好的生物降解性。其机制为：在生物矿化过程中，镁能替代 HA 中的钙，造成 HA 结晶度的降低和材料降解速度的加快等变化。与 CPC 材料类似，MPC 也具有较好的生物相容性。研究者将 MPC 植入兔股骨内，评价其对动物的毒性反应。植入 3 个月后，血液中钙、镁、磷离子的浓度处于正常生理水平。而 MPC 释放出的镁离子能促进细胞的黏附与增殖，但其骨缺损内形成的新骨较少。

研究者将 CPC 与 MPC 复合在一起，制备出一种新型磷酸钙镁骨水泥（Calcium-magnesium phosphate cement，CMPC）。实验结果表明，CMPC 综合了 CPC 和 MPC 的优点，克服了单种材料的不足，降解速度明显快于 CPC。更重要的是 CMPC 复合材料能够同时释放 Ca^{2+} 和 Mg^{2+} 离子，这两种离子的协同效应能够促进细胞增殖和成骨分化。

本研究目的：体外评价磷酸钙镁骨水泥 CMPC 及其浸提液对兔骨髓基质干细胞（Bone marrow stromal cells，BMSCs）增殖和成骨分化的影响；利用组织工程方法，评价 CMPC/BMSCs 复合物提升兔上颌窦底的效果。

方法

1. 体外培养和诱导兔 BMSCs。

2. 通过扫描电镜、电感耦合等离子体原子发射光谱仪、能量色散谱仪等表征磷酸钙骨水泥 CPC、磷酸镁骨水泥 MPC 和 CMPC 的物理结构和化学成分。

3. 通过 MTT、碱性磷酸酶 ALP 活性、茜素红半定量、real-time PCR（ALP 和骨钙素 OCN）等检测 CPC、MPC 和 CMPC 及其浸提液对兔 BMSCs 增殖和成骨分化的影响。

4. 以 CPC、MPC 和 CMPC 单纯材料为对照组，以 CPC/BMSCs 复合物、MPC/BMSCs 复合物和 CMPC/BMSCs 复合物为实验组，上述 6 组随机用于兔上颌窦底提升。术后 2 周和 8 周，通过组织学和荧光标记观察新骨形成、矿化和材料降解情况。

结果 SEM 结果表明，兔 BMSCs 能在 CMPC 上正常黏附与伸展。实验表明，CPC、MPC、CMPC 可在矿化诱导培养液中释放出离子，CPC 能释放钙离子，MPC 能释放镁离子，而 CMPC 能同时释放钙、镁离子。且 CMPC 和 CPC 浸提液中的钙离子浓度高于 MPC 浸提液中钙离子浓度，而 CMPC 和 MPC 浸提液中的镁离子浓度高于 CPC 浸提液中的镁离子浓度。本实验 MTT 结果表明，与不含镁离子的 CPC 相比，含镁离子的 CMPC 和 MPC 促进了兔 BMSCs 的增殖。可见，兔 BMSCs 在 CMPC 上的黏附与增殖既与 CMPC 具有适宜孔径、孔壁、孔隙率等结构有关，也与 CMPC 能释放镁离子有关。研究表明，材料释放出的钙离子能促进成骨细胞相关成骨（ALP 和 OCN）mRNA 表达和蛋白合成。本实验 real-time PCR、ALP 活性和茜素红半定量结果表明，与不含钙离子的 MPC 相比，含钙离子的 CMPC 和 CPC 促进了兔 BMSCs 的成骨分化。

我们以 BMSCs 作为种子细胞，以 CPC、MPC、CMPC 3 种骨水泥作为组织工程的支架材料，形成材料细胞复合物提升兔上颌窦底。组织学切片显示，新骨最早主要出现于提升部位的四周，特别是靠近宿主骨的部位，新生骨小梁长入材料间隙中，并和材料紧密结合。从 2 周到 8 周，A 组（CPC）、C 组（CMPC）、D（CPC/BMSCs 复合组）、F（CMPC/BMSCs 复合组）新骨面积分别从 5.98 ± 1.43%、6.80 ± 1.33%、11.70 ± 1.85%、12.76 ± 1.96% 明显增加到了 20.52 ± 3.60%、25.56 ± 4.14%、25.42 ± 3.45%、30.97 ± 3.12%. 说明，随着时间的延长，新骨形成逐渐增多。结果表明，与 CPC 和 MPC 相比，CMPC 促进了新骨的形成。说明，CMPC 具有较好的成骨性能。术后 8 周，材料细胞复合组的新骨面积也大于相应的单纯材料组的新骨面积。从荧光照片中也可看到相应的结果。可见，被植入的 BMSCs 在骨再生过程中扮演了重要角色。对于单纯材料组，新骨形成主要依靠材料本身的骨引导、骨诱导等特性。早期，新骨多出现在提升部位的周围，而在细胞材料复合组，细胞通过材料的孔径扩散，和周围细胞产生联系在提升部位的中央也形成骨组织。研究发现，被植入细胞能通过提高其细胞成骨活性，刺激周围宿主细胞，或促进血管生成等方法来促进新骨的形成。上述体外结果表明，含有钙、镁、磷等离子的 CMPC 能提高 BMSCs 的增殖和成骨分化能力，从而提高新骨形成和矿化的效果。因此，在 6 组中，F（CMPC/BMSCs）复合组的上颌窦底提升效果最好。

结论　同时含有钙离子和镁离子的新型 CMPC 兼具了 CPC 较好的成骨性能和 MPC 较快的降解速率的优点，使其具有良好的生物相容性、生物降解性和成骨性，适合作为骨组织工程的支架材料。由 CMPC/BMSCs 构建的组织工程骨是一种较好的骨再生移植物。

［关键词］　组织工程；磷酸钙镁骨水泥；上颌窦底提升；骨髓基质干细胞

实验性咬合紊乱致大鼠髁突软骨细胞过度死亡及软骨下骨异常改建的机制研究

（摘　要）

第四军医大学口腔医学院博士研究生　焦凯　　导师　王美青　杨琨

（2013 年陕西省优秀博士学位论文）

目的　颞下颌关节紊乱病（temporomandibular disorders，TMD）是口颌面部第四大疾病，由磨牙咬合关系异常所导致的颞下颌关节（temporomandibular joint，TMJ）异常受力被认为是 TMD 的可能致病因素之一。骨关节炎（osteoarthritis，OA）为重症 TMD 患者的典型病理改变，其主要表现为关节软骨进行性退变及软骨下骨改变。目前对 TMJ OA 的病理实质和发病机理的认识还不甚清楚，致使其临床治疗效果不佳。本研究首先揭示大鼠 TMJ 髁突增龄性变化特征，为后续 TMJ OA 动物模型研究提供基线资料；其次以年轻大鼠为研究对象，通过正畸学方法建立不同类型磨牙咬合紊乱，论证磨牙咬合紊乱可作为独立因素造成大鼠 TMJ 软骨 OA 样改变；然后通过两次移动磨牙建立 TMJ OA 样变大鼠模型，针对此模型研究 OA 髁突软骨及软骨下骨病变的病理实质和发病机理；最后探索软骨特异性吞噬细胞的存在及其在 OA 软骨退变中的作用，以期为临床 TMJ OA 的治疗提供新策略。

方法　首先采用大体测量、组织测量术、Micro-CT 等方法探索 2 ~7 月龄大鼠颞下颌关节髁突软骨厚度及软骨下骨密度及显微结构的增龄性特征，为后续软骨及软骨下骨病理学特征研究提供基线资料；据此结果，选择 8 周龄大鼠为研究对象，采用正畸学方法建立不同磨牙咬合异常模型，即推左上、右下颌第一磨牙（M1）向近中移动组（Exp Ⅰ），推左上、右下颌第三磨牙（M3）向远中移动（Exp Ⅱ），推两下颌 M3 向远中移动组（Exp Ⅲ），推两上颌 M3 向远中移动（Exp Ⅳ），采用 HE 及甲苯胺蓝组织学定量法研究磨牙咬合异常对 TMJ 髁突软骨组织形态的影响；随后采用以上方法首先造成左上、右下颌 M1 咬合紊乱，4 周后再造成左上、右下颌 M3 咬合紊乱（双磨牙咬合紊乱组），以此建立 TMJ 髁突 OA 样变大鼠模型，通过免疫组化染色、TUNEL 原位标记、实时定量 PCR 等实验手段探索实验 8、12 周后软骨细胞增殖及死亡平衡在 OA 软骨退变中的作用及其信号传导机制；继而采用 Micro-CT、组织测量术、成骨动态标记、TRAP 及免疫组化染色等方法探索软骨细胞异常分泌破骨相关因子 M-CSF、OPG 及 RANKL 在 OA 软骨下骨改变中的作用；最后综合运用体内及体外实验，以双磨牙咬合紊乱大鼠及其对照组 TMJ 以及 OA 患者及外伤截（对照组）肢膝关节标本为研究对象，通过透射电镜、western blot、流式细胞技术、细胞分选、活细胞工作站等方法探索软骨特异吞噬细胞在 OA 软骨退变中的作用。

结果

1. 大鼠 TMJ 髁突显著增龄性变化主要发生在 2 ~ 5 月龄，其中软骨厚度快速降低时间段：雌性为 2 ~ 3 月龄，雄性大鼠为 2 ~ 4 月龄；髁突软骨下骨密度及显微结构快速变化时间段：雌性为 3 ~ 4 月龄，雄性大鼠为 3 ~ 5 月龄。

2. 磨牙移动组软骨局部出现退行性改变，表现为关节软骨中、后部成熟层与肥大层局部软骨间质均质嗜伊红染色及局部蛋白多糖丢失。在雌性，Exp Ⅱ 及 Exp Ⅲ 组软骨退变率均显著高于对照组，而 Exp Ⅰ 及 Exp Ⅳ 组与对照组无显著差异。Exp Ⅱ 组软骨退变率明显高于 Exp Ⅰ 及 Exp Ⅳ 组，而与 Exp Ⅲ 组间无明显差异。在雄性，各实验组软骨退变率均与对照组无明显差异，且各实验组间也无明显差异。

3. 双磨牙咬合紊乱组雌性大鼠髁突软骨出现明显退变，主要表现为软骨表面损蚀样变，软骨基质出现无结构的均质嗜伊红纤维化及蛋白多糖丢失；软骨细胞数目明显减少，胞核固缩，个别部位软骨细胞聚集形成独立的“岛样结构”。

4. 双磨牙咬合紊乱组大鼠髁突软骨中、后部出现大量胞核固缩、嗜伊红染色的细胞，电镜下 8 周实验组病变软骨内凋亡细胞明显增多，12 周实验组病变软骨内坏死软骨细胞明显增多，呈局灶性聚集。雌性 12 周实验组软骨内 PCNA 阳性细胞较其同龄对照组明显减少，其 8 及 12 周实验组软骨内 TUNEL 及 caspase-3 阳性细胞均明显增多。然而，雄性仅 12 周实验组软骨内 TUNEL 及 caspase-3 阳性细胞较其同龄对照组减少。雌性 8 及 12 周实验组 caspase-3、caspase-9、MAP4K3、bax/bcl-2 mRNA 的表达均分别明显高于其同龄对照组，而 caspase-8 及 P53 的表达在实验组与对照组间则无明显差异。

5. 双磨牙咬合紊乱组大鼠髁突软骨退变及钙化在实验 8 周开始出现，而明显的软骨下骨丢失则发生在实验 12 周，其主要特征为较其同龄对照组 BMD、BV/TV 及 Tb. Th 下降，但 Tb. Sp 增加。伴随实验 12 周时的骨丢失发生的还有新生骨比率降低、血清 CTXs 升高及软骨下骨破骨细胞数量及面积的增加。在 12 周实验组软骨退变区域周围的肥大层内，M-CSF、VEGF、RUNX-2 及 RANKL/OPG 阳性细胞面积均较其同龄对照组明显增加，这与其 mRNA 水平变化相一致。

6. 3 周龄大鼠 TMJ 髁突及膝关节软骨内可见 CD163 阳性细胞，分别为从髁突及膝关节软骨内分选出的 Col-II 阳性细胞的 2.6% 及 3.3%，其中约 70% 具有吞噬功能。电镜结果显示双磨牙咬合紊乱组退变软骨内部分吞噬样软骨细胞正在吞噬其周边的凋亡及坏死细胞，且其软骨内 CD163、TNF-α 及 MMPs 表达水平均较其同龄对照组明显增高。8 周实验组及其对照组髁突软骨中的 Col-II 阳性细胞 CD163 表达及吞噬功能检测结果显示，实验组 CD163 表达及吞噬功能均较其同龄对照组明显增高；同样，外源性 TNF-α 也可显著增加原代软骨的细胞 CD163 表达及吞噬功能。此外，在截肢膝关节软骨（对照组）中几乎看不到 CD163 或 TNF-α 阳性软骨细胞，而在膝关节 OA 软骨中 CD163 及 TNF-α 阳性细胞数目明显增多。

结论

1. 大鼠 TMJ 髁突软骨及软骨下骨的增龄性变化主要发生在 5 月龄之前，主要表现为软骨变薄、软骨下骨骨量增多及骨小梁变厚。

2. 不同类型的磨牙咬合紊乱可造成雌性大鼠 TMJ 髁突软骨不同程度的退行性变，其中推左上、右下颌 M3 向远中移动所造成的软骨退变最为明显。

3. 双磨牙咬合紊乱可以诱发雌性大鼠髁突软骨出现明显 OA 样改变，主要表现为软骨表面损蚀样变，软骨基质出现无结构的均质嗜伊红纤维化及蛋白多糖丢失。

4. 双磨牙咬合紊乱可致雌性大鼠 TMJ 髁突软骨出现以细胞增殖减弱及凋亡增加为典型特征的退行性变，由 MAP4K3 调控的内源性凋亡通路在退变软骨细胞过度凋亡中发挥重要作用。

5. 双磨牙咬合紊乱致大鼠髁突软骨下骨丢失继发于软骨退变之后，而病变软骨内由软骨细胞异常分泌 M-CSF、RANKL 等促破骨因子可能在软骨下骨丢失的过程中发挥重要作用。

6. 关节软骨内存在 CD163 阳性吞噬细胞，其在退变软骨内数目增多、吞噬功能增强表明软骨自身具有清除退变组织的能力。

［关键词］ 咬合；颞下颌关节；骨关节炎；髁突软骨；软骨下骨；吞噬细胞；CD163

miR-17 调控人牙周膜干细胞骨向分化的机制研究

（摘　要）

第四军医大学口腔医学院博士研究生　刘文佳　　导师　丁寅　金岩

（2013 年陕西省优秀博士学位论文）

慢性炎症环境下，如牙周炎等，骨组织再生能力显著下降，其原因目前仍不清楚。近年来发现的牙周膜干细胞（PDLSCs），因具有多向分化以及自我更新潜能，已成为骨再生的重要种子细胞。本实验组前期研究证明，在慢性炎症微环境中，PDLSCs 的骨向分化能力受到明显抑制，因此如何恢复并增强其骨向分化能力是牙周再生成功的关键。

miRNA 是一类长 19～24 个核苷酸的小分子非编码 RNA，它们能够识别特定的靶基因，并负向调控其表达。研究发现，miRNA 更倾向于选择信号转导通路上的蛋白作为靶基因，因而能够在转录后水平对信号通路进行精确的调控。此外，miRNA 因其靶基因数量庞大且种类繁多，能够广泛地参与到基因调控网络中，从而发挥多种生物学作用。因此，本课题拟通过 PDLSCs 成骨相关性 miRNAs 表达谱的建立及特异性 miR-17 的筛选与确定；miR-17 在 PDLSCs 骨向分化中的生物学作用以及 miR-17 调控 PDLSCs 骨向分化的机制研究三部分实验深入研究 miR-17 调控 PDLSCs 骨向分化的分子机制，将有助于明确组织特异性干细胞骨向分化的分子机理，为优化 miRNA 介导的干细胞相关组织再生的治疗方法提供理论依据。

一、PDLSCs 成骨相关性 miRNAs 表达谱的建立及 miR-17 的筛选与确定

目的　①体外分离培养并鉴定 PDLSCs 的生物学特性；②建立人 PDLSCs 成骨诱导前后 miRNAs 差异表达谱；③筛选及确定在人 PDLSCs 骨向分化过程中，特异性发生改变的 miRNAs。

方法　①使用有限稀释法分离培养 PDLSCs；细胞免疫荧光染色及流式细胞仪进行表面标记的检测；克隆形成能力检测增殖情况；RT-PCR 对成骨以及成脂分化的关键基因进行检测。②采用 Exiqon 公司的 miRCURY™ LNA Array v. 11.0 芯片对正常及成骨诱导后 PDLSCs 差异 miRNAs 进行筛选；RT-PCR 对芯片结果进行验证。③RT-PCR 检测 miR-17 在 PDLSCs 成骨分化过程中的表达时相。

结果　①有限稀释法分离培养的 PDLSCs，免疫荧光染色结果显示间充质干细胞表面标

记 STRO-1、CD146、CD29、CD90 和 CD105 阳性，造血分子表面标记 CD31 和 CD34 阴性；克隆形成能力 38%；RT-PCR 结果显示成骨相关基因 Runx2、ALP、OCN 和 OPN，以及成脂相关基因 PPARγ 和 LPL 诱导后均显著上调。②聚类分析 miRNA 芯片结果显示 52 个 miRNAs 上调，51 个 miRNAs 下调，29 个 miRNAs 的变化具有统计学意义（$P<0.05$）；选择 2 个下调的及 2 个上调的 miRNA 进行 RT-PCR 验证，芯片准确性良好。③RT-PCR 结果显示 miR-17 在 PDLSCs 骨向分化过程中表达下调，在第 7 天时达到最低，后逐渐升高，但仍低于未诱导组。

结论　①有限稀释法分离培养的 PDLSCs 具有自我更新及多向分化潜能；②首次建立了人 PDLSCs 成骨分化前后的 miRNAs 表达谱，并发现内源性 miR-17 在 PDLSCs 骨向分化的过程中降低。

二、miR-17 在 PDLSCs 骨向分化中的调控作用研究

目的　①明确 miR-17 在 PDLSCs 骨向分化中的功能；②明确 miR-17-靶基因之间的相互作用，从而证明在 PDLSCs 的定向分化过程中，miR-17 起着重要的调控作用。

方法　①通过细胞转染技术过表达和抑制 miR-17，ALP、茜素红染色、RT-PCR 和 Western blot 观察转染后细胞成骨分化能力的差异；②生物信息学结合荧光素酶报告基因检测，确定 miR-17 的相关靶基因。

结果　①升高 miR-17 的表达后，ALP、茜素红染色，RT-PCR 及 Western blot 检测成骨相关基因（Runx2、ALP）均表明 PDLSCs 的骨向分化能力受到显著抑制；反之，抑制内源性 miR-17 的表达后，PDLSCs 的骨向分化能力增强。②荧光素酶报告基因检测结果表明，TCF3 是 miR-17 的直接靶基因。

结论　① miR-17 发挥负向调控 PDLSCs 骨向分化的作用；②经典 Wnt 信号通路关键转录因子 TCF3 是 miR-17 的直接靶基因。

三、miR-17 调控 PDLSCs 骨向分化的机制研究

目的　①明确 TCF3 对 PDLSCs 骨向分化的调控作用；②明确 miR-17 与经典 Wnt 信号通路之间的相互关系。

方法　①使用 siRNA 沉默 TCF3 的表达，ALP、茜素红染色、RT-PCR 及 Western blot 技术观察转染后细胞成骨分化能力的差异；②Western blot 检测过表达和抑制 miR-17 后，胞核内 β-catenin 的表达情况；③RT-PCR 检测加入 Wnt3a 或 DKK-1 后 miR-17 的表达情况。

结果　①沉默 TCF3 后，结果显示 PDLSCs 骨向分化能力明显受到抑制；在预先沉默 TCF3 的 PDLSCs 中，抑制内源性 miR-17 的表达并不能有效地增强 PDLSCs 的骨向分化能力。②过表达和抑制 miR-17 后，结果显示，β-catenin 在 mRNA 水平基本没有变化，而胞核中 β-catenin 蛋白水平在升高 miR-17 后显著减少，反之，在下调内源性 miR-17 表达量后，胞核中 β-catenin 升高；其次，使用重组人 Wnt3a 蛋白和 DKK-1 蛋白激活和抑制 Wnt 通路后发现，Wnt3a 能够显著抑制 miR-17 的表达量，而 DKK-1 则能够明显上调 miR-17 的表达量。

结论　①首次证明 TCF3 促进 PDLSCs 的骨向分化；②改变 miR-17 的表达量能够促进或者抑制 β-catenin 的入核，从而激活或者抑制 Wnt 通路，我们的结果表明 miR-17 能够调控经典 Wnt 通路；而激活或者阻断经典 Wnt 通路后 miR-17 的表达也发生变化。相比复杂的通路级联激活的程序，miR-17 能够快速且简便的通过 TCF3 即可激活 Wnt 通路，从而发挥其强大的调控作用。

[关键词]　牙周膜干细胞；成骨分化；miR-17；经典 Wnt 通路；协同调控

星形胶质细胞参与氯胺酮治疗神经病理性痛的基础研究

（摘　要）

第四军医大学口腔医学院博士研究生　毋晓鹏　　导师　徐礼鲜

（2013 年陕西省优秀博士学位论文）

背景及目的　神经病理性痛是一种非常棘手的临床疾病。文献报道鞘内注射 NMDA 受体的非竞争性拮抗剂氯胺酮可以通过抑制脊髓痛觉信息相关神经元的活性从而缓解神经病理性痛。尽管氯胺酮的镇痛疗效很确切，但其作用机理却不能在现有的“神经元中心”理论基础上得以清楚阐明。近年来，越来越多的研究开始关注星形胶质细胞在神经病理性痛中的作用。于是，我们提出假说：鞘内注射氯胺酮或许可以通过抑制星形胶质细胞的活化从而达到镇痛的目的。此外，c-JNK，作为 MAPK 家族的重要成员之一，有报道称期参与了星形胶质细胞活化，尤其是在外周神经损伤之后。并且，研究发现氯胺酮则可以抑制 LPS 所激活的星形胶质细胞 JNK 的活化。借此我们猜想：JNK 信号通路也可能参与了氯胺酮的星型胶质细胞相关作用机制。为了解决以上问题，本实验应用腰 5 神经结扎所致的神经病理性痛模型，研究鞘内注射和腹腔注射氯胺酮两种不同给药方式对神经病理性痛的作用以及这两给药方式对脊髓背角星型胶质细胞活化状态的影响。并且探讨其相关的作用机制。

材料与方法　基于大鼠脊神经结扎（spinal nerve ligation，SNL）所致的神经病理性痛模型，应用 von Frey 行为测试，观察鞘内注射氯胺酮对大鼠基础痛阈和 SNL 所诱导的神经病理性痛的影响。然后，通过免疫组织化学和 Western blot 检测鞘内注射后对正常和 SNL 大鼠脊髓背角星形胶质细胞活化的影响，以及 pJNK 表达和细胞定位，以及药物对其表达变化的影响。

结果

1. 行为学结果显示：无论是鞘内注射氯胺酮还是腹腔注射氯胺酮，都能降低 SNL 诱导的机械性痛觉增敏。但免疫组织化学结果提示只有鞘内注射氯胺酮能抑制 SNL 所诱导的大鼠同侧脊髓背角星形胶质细胞的活化，而腹腔注射氯胺酮则没有观察到脊髓背角星型胶质细胞活化状态的变化。结合 Western blot 定量检测结果，我们观察到鞘内注射氯胺酮可以降低 SNL 诱导的星形胶质细胞活化后胶质纤维酸性蛋白（glial fibrillary acidic protein，GFAP）的表达，而腹腔注射氯胺酮则对 GFAP 没有明显的影响。

2. SNL 可以诱导脊髓背角星型胶质细胞内 JNK 通路的活化，而鞘内注射氯胺酮则可以剂量依赖性的抑制 JNK 活化，缓解神经病理性痛。

结论　由以上结果可以得出，腹腔注射氯胺酮可以通过经典的神经元相关机制来缓解神经病理性痛，而鞘内注射氯胺酮则可以通过一些与星型胶质细胞相关的作用机制来发挥镇痛作用，这其中就包括了抑制星型胶质细胞内信号 JNK 通路的活化。

［关键词］　神经病理性痛；氯胺酮；胶质细胞；镇痛

破骨细胞功能相关分子 CTSK 与 ClC-7 的临床及基础研究

（摘 要）

第四军医大学口腔医学院博士研究生 薛洋 导师 毛天球

（2013 年陕西省优秀博士学位论文）

目的 本研究选择了 3 例 CTSK 或 CLCN7 基因突变所致的遗传性骨病患者进行相关的临床和基础研究，旨在探讨破骨细胞功能相关分子 CTSK 与 ClC-7 参与疾病发生的机理，为相关疾病的诊断、预防及治疗提供理论依据。

方法和结果

1. 本研究对 1996 年以来文献报道的 109 个家系中的 159 例致密性成骨不全患者进行了回顾性研究，结果发现：①其中 59 个家系（涉及 104 例患者）的基因分析发现了 33 种不同的 CTSK 基因突变类型，主要以错义突变为主（69.70%），且位于 6 号外显子的 Arg241 和位于 7 号外显子的 Ala277 是突变的高发位点；59 个家系中除 1 个单亲二倍体家系外，携带纯合子突变的家系共 44 个（74.58%），携带复合杂合子突变的家系为 14 个（23.73%）。②根据 74 个家系中 97 例致密性成骨不全患者的临床表征，本研究发现身材矮小、骨密度增高、颅缝不闭合、颅骨膨隆、频发骨折、下颌角变钝、颌骨发育不良、四肢短小伴指/趾端溶骨是该病最常见的八大表征。③除了错义突变患者指/趾端溶骨和下颌角变钝阳性率较高外（$P < 0.05$），其余基因型与表型之间没有明确的关系。根据回顾性研究的结果，我们首建了 CTSK 基因突变数据库（http://www. centralmutations. org/Lsdb. php#CTSK）。

2. 为了进一步研究 CTSK 功能，探讨 CTSK 参与疾病发生的机理，本部分研究选择了我科接诊的一例致密性成骨不全患者，在全面检查、基因分析和家系研究的基础上不但证实了该患者的诊断（该患者 30 年来一直被诊断为骨硬化症），还发现了一对新的 CTSK 杂合突变位点（p. Trp29X 和 p. Tyr283Cys）、2 个父系 p. Tyr283Cys 携带者和 7 个母系 p. Trp29X 携带者。同时提出颅颌面部特征在致密性成骨不全的鉴别诊断中具有重要意义。

3. 对该患者接受死骨清除术时一并去除的左侧上颌磨牙进行 Micro CT 扫描和组织学观察，结果发现：牙根周围牙骨质明显增厚（平均厚度为 1.30 ± 0.42 mm），牙骨质与周围牙槽骨之间没有明确的界限，根管狭窄伴部分钙化闭锁，但牙本质无明显异常。从而提出 CTSK 除了在骨代谢方面发挥重要作用外，很可能参与牙骨质的形成并发挥重要作用。同时提出了致密性成骨不全患者拔牙后继发颌骨骨髓炎的一个可能机制：增厚的牙骨质与周围牙槽骨之间没有明确的界限，使得拔牙时容易损伤患牙周围的牙槽骨，增大拔牙创面，造成更多的牙槽骨暴露，从而导致拔牙后继发颌骨骨髓炎的风险增大。

4. 免疫功能相关研究发现该患者外周血总 IgE 和抑制性 T 淋巴细胞升高、IL-17A 水平和辅助性 T 淋巴细胞降低。利用白芍总甙胶囊和胸腺肽肠溶胶囊进行免疫调节治疗 12 周后，各项异常的免疫指标均有不同程度的改善，且右侧上颌骨骨髓炎相关的临床症状逐渐缓解，口内病灶区新生肉芽组织形成并逐渐增大，部分覆盖拔牙创底。该患者外周血 IL-17A 水平降低不仅预示着 CTSK 可能在人免疫系统中发挥重要作用，同时也揭示了致密性成骨不全患者拔牙后继发颌骨骨髓炎的又一可能机制：辅助性 T 淋巴细胞 17 及其相关细胞因子的匮乏导致致密性成骨不全患者抵抗外源微生物感染的能力减低，从而增加拔牙后颌骨骨髓炎发生的风险。

5. ClC-7 作为一种 Cl^-/H^+ 反向转运体位于破骨细胞的褶皱缘上，通过控制氯离子通透性，调控骨吸收陷窝内的 pH 值。CLCN7 基因突变将导致一组遗传性疾病——骨硬化症，根据其遗传方式、临床特征、疾病的发病年龄以及严重程度，可以分为三型：常染色体隐性遗传性骨硬化症（autosomal recessive osteopetrosis，ARO）、常染色体显性遗传性骨硬化症Ⅱ型（autosomal dominant osteopetrosis typeⅡ，ADOⅡ）、中间型常染色体隐性遗传性骨硬化症（intermediate autosomal recessive osteopetrosis，IARO）。本部分研究选择 2 例不同类型的 CLCN7 基因突变导致的骨硬化症患者进行了相关的临床和基础研究。通过详细的临床研究和 CLCN7 基因测序分析，证实了病例 2 为中国首例 IARO 患者，并发现了一个新的 CLCN7 纯合突变位点 p. Pro470Leu，其母为该位点的杂合携带者。同时发现该患者表现有睾丸及阴茎发育障碍，染色体核型分析发现其 Y 染色体增大（Yq +）。在以往的研究中，并未见骨硬化症患者表现有生殖系统发育障碍的报道。但 CLCN7 基因突变、Yq + 和男性外生殖器发育障碍之间是否存在相关性还有待于进一步研究。CLCN7 基因测序分析明确病例 3 为 CLCN7 基因杂合突变（p. Arg286Trp）导致的 ADOⅡ。外周血免疫球蛋白、IL-17 水平及淋巴细胞亚型分析发现该患者外周血辅助性 T 淋巴细胞轻度降低，余未见明显异常。ClC-7 在人免疫系统中的作用还有待于进一步研究。本部分研究还发现病例 2、3 均表现有部分后牙埋藏伴不同程度的牙根发育障碍，于是首次提出 ClC-7 可能参与牙根发育，且其在牙根发育中的作用存在时空效应和剂量效应的假设。

结论　本研究通过对 159 例致密性成骨不全患者的文献回顾性研究，得出了致密性成骨不全的临床及分子遗传学特征，并首次创建了 CTSK 基因突变数据库。通过对 3 例 CTSK 或 CLCN7 基因突变所致的遗传性骨病患者进行相关研究，发现 CTSK 很可能在人类免疫系统和牙骨质发育方面发挥重要作用，并首次提出 ClC-7 参与牙根发育，并且其在牙根发育中的作用存在时空效应和剂量效应的假设。

[关键词]　破骨细胞；组织蛋白酶 K；致密性成骨不全；氯离子通道 7；骨硬化症；牙齿

异基因间充质干细胞治疗舍格伦综合征及颌面部放射损伤研究

（摘　要）

首都医科大学口腔医学院博士研究生　徐骏疾　　导师　王松灵

（2013 年北京市优秀博士学位论文）

舍格伦综合征（Sjögren′s syndrome，SS）是一种以唾液腺疾病为主的慢性唾液腺炎、干燥性角膜炎和口干症为主要临床表现的慢性、系统性的自身免疫性疾病。目前其发病机制不清，临床上对 SS 的治疗较为棘手。放射治疗是头颈部恶性肿瘤常规治疗方法之一，但放射治疗也给患者带来并发症，如腺体、颌骨损伤及坏死。颌骨放射性骨坏死（ORN）及双膦酸盐相关颌骨骨坏死（BRONJ）常导致颌面部组织不愈、器官缺损，严重影响肿瘤患者治疗后的生存质量。目前放疗对唾液腺组织及颌骨损伤机制不明，治疗也非常困难。

间质干细胞（mesenchymal stem cells，MSCs）有良好的组织再生作用，且具有低/无免疫原性和免疫调节功能。本研究利用 NOD/Ltj 小鼠作为舍格伦综合征动物模型，观察异基因骨髓间充质干细胞移植治疗舍格伦综合征效果及机理，同时通过临床实验观察疗效；利用小型猪建立颌面放射损伤动物模型，探讨腮腺及颌骨放射损伤机制；用间充质干细胞治疗小型猪颌骨坏死及牙周炎，为临床应用提供关键技术及参数。本研究包括以下 4 部分。

一、异基因间充质干细胞治疗舍格伦综合征动物及临床疗效研究

目的　研究异基因骨髓间充质干细胞 BMMSCs 移植对 SS 治疗效果。

方法　选 6、16 周龄雌性 NOD/Ltj 小鼠作为 SS 动物模型，6 及 16 周龄雌性 ICR 小鼠作为实验对照。经静脉移植入 BMMSCs，观察其唾液流率及颌下腺组织病理学变化。11 例 SS 患者于 2009 年 6 月至 2009 年 12 月在南京鼓楼医院行人脐带间质干细胞移植，随访 12 个月，观察其唾液流率、口干症状及腮腺造影表现。

结果　SS 动物模型实验发现 BMMSCs 移植后其腺体内淋巴细胞浸润灶及唾液流率均得到了较为显著的改善。对 11 例临床 SS 病人移植脐带间充质干细胞后 1 年内随访观察，发现脐带间充质干细胞移植可显著、长效缓解 SS 口干症状，对 SS 病人治疗前后行腮腺造影观察发现，异基因间充质干细胞移植后腮腺内球状扩张消失，点状扩张减少，同时腮腺分泌功能有所恢复。结论：异基因间充质干细胞移植可减缓病减少 SS 唾液腺炎细胞浸润，且可预防并部分恢复 SS 唾液腺功能损伤，有望成为临床治疗 SS 的新方法。

二、异基因间充质干细胞治疗舍格伦综合征机理研究

目的　研究异基因 BMMSCs 移植对 SS 的治疗机理。

方法　分离培养 NOD/Ltj 小鼠的 BMMSCs，对其表达的干细胞表面标记物进行测定，观察其增殖、成骨、成脂分化能力及免疫调节能力；观察 BMMSCs 移植后 SS 动物各辅助 T 细

胞变化，利用 GFP 标记的 BMMSCs 示踪观察其趋化情况，利用 SDF-1 中和抗体作用于 BMMSCs 探讨趋化因子在治疗中的作用。

结果　NOD/Ltj 小鼠骨髓细胞中 MSCs 比率并未下降，其增殖能力存在缺陷，成骨、成脂能力及免疫调节能力下降；异基因 BMMSCs 移植后可上调 SS 动物 Treg、Th2 细胞，下调 SS 动物 Th17、Tfh 细胞，下调 SS 动物相关自身抗体的分泌；异基因 BMMSCs 移植 SS 动物模型后可趋化至颌下腺，该趋化作用主要由 SDF-1/CXCR4 引起；阻断 BMMSCs 上 CXCR4 后移植，BMMSCs 对 SS 动物模型唾液腺损伤的恢复及免疫调节减弱。

结论　舍格伦综合征骨髓间充质干细胞生物学特性及免疫调节能力明显缺陷，异基因骨髓间充质干细胞移植后通过 SDF-1/CXCR4 趋化至病损区发挥作用，调节舍格伦综合征的免疫失衡状态。

三、小型猪腮腺及颌骨放射后局部内皮细胞及血流研究

目的　研究唾液腺放射损伤的可能机理；通过观察颌骨放射区局部血流、微血管密度及细胞凋亡等一系列变化，为 ORN 发病机理提供直接证据。

方法　对小型猪腮腺及颌骨进行放射线照射，建立相应动物模型；按放疗后时序对照射部位进行血流测定及组织切片染色，观察小型猪颌骨放射区早期血流变化、微血管密度、细胞凋亡情况。

结果　小型猪腮腺放射后 4 小时即出现大量细胞凋亡，放射后 15 天凋亡细胞的比例依旧保持较高的水平；腮腺微血管内皮细胞放疗早期即成为被损害的主要目标，且在放射后 2 周内一直持续而无恢复，有可能成为腺泡损伤的原因之一；小型猪颌骨放射后一周内血流升高，15 天血流及微血管密度显著下降；小型猪颌骨放射后 4 小时开始内皮细胞大量凋亡并持续至第 15 天。

结论　内皮细胞是颌面放射的首要靶细胞，微血管损伤是引起唾液腺及颌骨放射损伤的主要机制。

四、间充质干细胞治疗小型猪颌骨坏死及牙周炎研究

目的　研究异体 BMMSCs 移植治疗双膦酸盐相关颌骨骨坏死（BRONJ）效果及牙周膜干细胞（PDLSCs）移植对牙周炎牙周组织中 B 细胞的抑制作用，为间充质干细胞治疗颌骨坏死及牙周炎的临床前的研究得到关键数据。

方法　利用小型猪建立相应疾病的大型动物模型。颌骨接受照射后 2 个月，拔牙组动物均拔除右侧下颌第一恒磨牙，建立 ORN 模型；动物每两周静脉注射 4mg 唑来膦酸盐，共 10 次，最后一次用药后 24 周拔除双侧下颌第一前磨牙，建立 BRONJ 模型；通过去骨及丝线结扎下颌第二乳磨牙，建立牙周炎动物模型。利用 HA/TCP + BMMSCs 治疗 ORN 及牙周炎动物模型，利用 BMMSCs 静脉注射治疗 BRONJ 动物模型，通过组织学切片染色观察其相应效果。

结果　ORN 通过自体 BMMSCs 移植后，骨组织修复良好，其中内皮细胞及微血管密度高于空白材料组，BMMSCs-HA/TCP 复合体对下颌骨 ORN 有良好的修复作用；异体 BMMSCs 静脉注射后可趋化至颌骨坏死处，原 BRONJ 颌骨部位自行愈合，组织学观察发现其骨改建活跃，并一直延续到移植一年后，异体 BMMSCs 对 BRONJ 有良好治疗作用；异体 PDLSCs 与自体 PDLSCs 一样，能抑制牙周炎局部的体液免疫反应。

结论　骨髓间充质干细胞移植对下颌骨放射性骨坏死及双膦酸盐相关颌骨骨坏死有良好的修复作用，异体牙周膜间充质干细胞移植能抑制牙周炎局部的体液免疫反应。

［关键词］　舍格伦综合征；间充质干细胞；免疫调节；放射损伤；颌骨骨坏死

钙敏感受体与钙调激素在骨骼和牙齿发育中相互作用的机制研究

（摘 要）

南京医科大学口腔医学院博士研究生 孙雯 导师 苗登顺 陈宁

（2013 年江苏省优秀博士学位论文）

本研究解析了钙敏感受体与钙调激素在骨骼和牙齿发育中的相互作用及机制。结果提示:①活性维生素 D 和甲状旁腺素在软骨内成骨和膜内成骨中的作用可能是不同的，活性维生素 D 相对于甲状旁腺素对于膜内骨形成具有更为重要的作用;②钙敏感受体可能通过调节磷、钙和甲状旁腺素相关肽的表达,间接参与调节了牙齿和下颌牙槽骨的发育和矿化;③甲状旁腺素相关肽核定位序列和 C-末端缺失导致的牙齿和牙槽骨发育和矿化障碍可能与氧化应激增加有关。本研究为钙敏感受体激动剂、活性维生素 D、甲状旁腺素、甲状旁腺素相关肽的核定位序列和 C-末端及抗氧化剂应用于防治颌骨和牙齿相关疾病提供了理论和实验依据。

目的 为了研究钙敏感受体(CaR)与活性维生素 D[1,25(OH)$_2$D$_3$]或甲状旁腺素(PTH)在小鼠软骨内成骨、膜内成骨及牙齿发育过程中的相互作用及机制。

方法 我们建立了 CaR 与 1α 羟化酶双基因敲除[CaR$^{-/-}$1α(OH)ase$^{-/-}$]及 CaR 与 PTH 双基因敲除(CaR$^{-/-}$PTH$^{-/-}$)小鼠模型,通过影像学、组织病理学和分子生物学的方法比较了它们与各相应单基因敲除小鼠及野生型(WT)小鼠间长骨、下颌骨和牙齿的表型差异。

结果 与 2 周龄同窝 WT 小鼠相比,CaR 基因敲除(CaR$^{-/-}$)小鼠长骨单位骨面的成骨细胞数和小梁骨骨量明显增高,但骨密度下降,显示矿化不足;CaR$^{-/-}$小鼠下颌牙槽骨单位骨面的成骨细胞数明显增高,但牙槽骨骨量和牙量明显下降,颌骨体骨密度和牙齿的矿化程度也明显下降。1α 羟化酶基因敲除[1α(OH)ase$^{-/-}$]小鼠和 PTH 基因敲除(PTH$^{-/-}$)小鼠长骨单位骨面的成骨细胞数较同窝 WT 小鼠降低,长骨骨量和骨密度下降;1α(OH)ase$^{-/-}$小鼠和 PTH$^{-/-}$小鼠下颌牙槽骨骨量、骨密度、牙量与 WT 小鼠相比均无明显差异。与同窝 WT 小鼠相比,CaR$^{-/-}$1α(OH)ase$^{-/-}$小鼠长骨单位骨面的成骨细胞数和小梁骨骨量均明显增加,但骨密度下降,提示矿化不足;下颌牙槽骨单位骨面的成骨细胞数明显增高,但牙槽骨骨量和牙量明显下降,颌骨体骨密度和牙齿的矿化程度也明显下降。与同窝 WT 小鼠相比,CaR$^{-/-}$PTH$^{-/-}$小鼠长骨单位骨面的成骨细胞数和小梁骨骨量均明显降低,骨密度轻度下降;而下颌牙槽骨骨量、骨密度及牙量与 WT 小鼠相比均无明显差异。CaR$^{-/-}$1α(OH)ase$^{-/-}$小鼠长骨、下颌骨和牙齿的表型均较 CaR$^{-/-}$小鼠有所纠正,而 CaR$^{-/-}$PTH$^{-/-}$小鼠长骨、下颌骨和牙齿的表型均较 CaR$^{-/-}$小鼠有明显纠正,基本恢复至 WT 小鼠水平。因此,CaR 缺失导致小鼠长骨、下颌骨骨形成和牙齿发育障碍,1α(OH)ase 基因敲除部分纠正 CaR$^{-/-}$小鼠的表型异常,而 PTH 基因敲除几乎完全纠正 CaR$^{-/-}$小鼠长骨、下颌骨和牙齿的异常。此外,通过这部分实验,我们还发现 1,25(OH)$_2$D$_3$ 和 PTH 在软骨内成骨和膜内成骨中的作用可能是不同的,1,25(OH)$_2$D$_3$

相对于 PTH 在膜内骨形成中起有更为重要的作用。

为了进一步明确 CaR 在牙齿和颌骨体发育中的作用及机制，对 2 周龄 WT、$CaR^{-/-}$、$CaR^{-/-}1\alpha(OH)ase^{-/-}$ 和 $CaR^{-/-}PTH^{-/-}$ 小鼠下颌骨和牙齿的表型展开了深入研究。结果发现：与 2 周龄 WT 小鼠相比，$CaR^{-/-}$ 小鼠呈现高钙、低磷和高 PTH 血症，牙量和牙槽骨骨量明显减少，而前期牙本质比率和单位骨面成骨细胞数及成骨细胞面均明显增加。敲除 $CaR^{-/-}$ 小鼠的 $1\alpha(OH)ase$ 基因，使其血钙恢复正常，牙齿发育和矿化障碍得到部分纠正。敲除 $CaR^{-/-}$ 小鼠的 PTH 基因，使其血钙恢复正常，血磷升高，牙齿和下颌骨中 PTH 相关肽（PTHrP）表达水平显著增高，其牙齿发育和矿化障碍得到明显纠正，基本恢复至 WT 水平。因此，CaR 可能通过调节磷、钙和 PTHrP 的表达，间接参与调节了牙齿的发育和矿化。此外，$CaR^{-/-}$ 小鼠和 $CaR^{-/-}1\alpha(OH)ase^{-/-}$ 小鼠的高 PTH 血症可能导致了其下颌牙槽骨成骨细胞数和成骨细胞面显著增加，但是牙槽骨骨量却明显降低。这种不一致可能与 $CaR^{-/-}$ 小鼠和 $CaR^{-/-}1\alpha(OH)ase^{-/-}$ 小鼠下颌骨组织中 PTH 受体（PTHR）和胰岛素样生长因子 1（IGF-1）表达水平显著下降有关。在 $CaR^{-/-}$ 小鼠敲除 PTH 基因后，使下颌骨组织中 PTHR、IGF-1 和 PTHrP 表达水平明显上调，成骨细胞骨形成和牙槽骨骨量恢复至正常水平，从而纠正了 $CaR^{-/-}$ 小鼠下颌牙槽骨发育和矿化障碍。因此，我们认为 CaR 对于牙齿和颌骨体的发育和矿化具有重要作用，但这种作用可能是通过钙、磷和 PTHrP 介导的间接作用。

上述结果提示 PTHrP 在 CaR 缺乏引起的牙齿和颌骨发育异常及 PTH 基因敲除在纠正其异常中起有重要作用。根据 PTHrP 主要定位于根髓细胞和上皮根鞘细胞的细胞核的免疫染色结果，我们认为 PTHrP 核定位序列（NLS）的胞内分泌可能在牙齿和牙槽骨发育和矿化中起有重要作用。因此，为了进一步明确 PTHrP 的胞内分泌在牙齿和颌骨体发育中的作用及机制，我们比较分析了 2 周龄 PTHrP KI（PTHrP NLS 和 C-末端缺失）小鼠与 WT 小鼠间下颌骨和牙齿的表型差异。结果显示：与同窝 WT 小鼠相比，PTHrP KI 小鼠下颌骨短小，骨密度和牙齿的矿化程度显著降低；下颌牙槽骨骨量明显减少，切牙和第一磨牙牙量也显著降低；前期牙本质比率、双糖链蛋白多糖阳性面积明显增高，牙本质涎蛋白阳性面积明显降低，显示前期牙本质成熟和牙本质形成存在明显异常；下颌牙槽骨单位骨面成骨细胞数明显降低，碱性磷酸酶阳性面积、Ⅰ型胶原阳性面积明显下降，显示成骨细胞骨形成降低；下颌牙槽骨单位骨面破骨细胞数和破骨细胞面均明显降低，显示破骨细胞骨吸收降低；下颌骨和牙齿组织中过氧化氢含量和丙二醛含量均显著增高，而超氧化物歧化酶活性和谷胱甘肽过氧化物酶活性均明显下降，显示抗氧化能力显著下降，发生明显的氧化损伤。因此，PTHrP NLS 和 C-末端缺失导致的牙齿和牙槽骨发育和矿化障碍可能与氧化应激水平改变有关。

结论　本研究解析了钙敏感受体与钙调激素在骨骼和牙齿发育中的相互作用及机制。结果提示：①$1,25(OH)_2D_3$ 和 PTH 在软骨内成骨和膜内成骨中的作用可能是不同的，$1,25(OH)_2D_3$ 相对于 PTH 对于膜内骨形成具有更为重要的作用；②CaR 可能通过调节磷、钙和 PTHrP 的表达，间接参与调节了牙齿和下颌牙槽骨的发育和矿化；③PTHrP NLS 和 C-末端缺失导致的牙齿和牙槽骨发育和矿化障碍可能与氧化应激增加有关。本研究为 CaR 激动剂、$1,25(OH)_2D_3$、PTH、PTHrP NLS 和 C-末端和抗氧化剂应用于防治骨骼和牙齿相关疾病提供了理论和实验依据。

［关键词］　钙敏感性受体；钙调激素；甲状旁腺素相关肽；下颌骨；牙齿

中国高等学校口腔医学专业招生和培养简况

资料由我国高等学校口腔医学院系提供(尚有部分院系未提供),中国香港、澳门特别行政区和台湾省口腔医学专业招生培养简况未统计在内。统计时限为 2013 年 1 月至 12 月。

表 10　2013 年度中国口腔医学本科生招生培养简况

单位	在校生人数			招生人数			毕业人数		
	8 年制	7 年制	5 年制	8 年制	7 年制	5 年制	8 年制	7 年制	5 年制
四川大学	200	276	554	30	40	108	27	37	68
北京大学	365	–	–	60	–	–	38	–	–
上海交通大学	–	205	56	–	32	10	–	33	12
第四军医大学	82	–	256	10	–	37	10	–	37
武汉大学	65	50	196	17	–	43	11	30	50
首都医科大学	–	130	110	–	30	25	–	26	21
南开大学	–		84	–	–	17	–	–	–
天津医科大学	3	193	22	1	31	–	–	30	–
河北医科大学	–	–	219	–	–	52	–	–	34
河北联合大学	–	–	270	–	–	58	–	–	58
河北北方学院	–	–	304	–	–	65	–	–	59
山西医科大学	–	–	405	–	–	93	–	–	41
赤峰学院	–	–	153	–	–	61	–	–	–
中国医科大学	–	–	387	–	–	60	–	–	54
大连大学	–	–	191	–	–	60	–	–	33
大连医科大学	–	–	475	–	–	96	–	–	96
大连市口腔医院	–	–	720	–	–	104	–	–	104
吉林大学	–	153	96	–	29	22	–	31	–
北华大学	–	–	324	–	–	58	–	–	48
佳木斯大学	–	–	323	–	–	68	–	–	58
同济大学	–	–	183	–	–	44	–	–	33
南京大学	–	112		–	11	–	–	11	–
南京医科大学	–	179	276	–	35	45	–	17	44
浙江大学	–	216		–	47	–	–	22	–
浙江中医药大学	–	–	260	–	–	60	–	–	63
温州医科大学	–	–	152	–	–	29	–	–	32
安徽医科大学	–	–	299	–	–	59	–	–	60
皖南医学院	–	–	719	–	–	119	–	–	146
福建医科大学	–	–	484	–	–	108	–	–	95
南昌大学			182			34			49
井冈山大学	–	–	206	–	–	39	–	–	–
山东大学	–	167	260	–	30	50	–	29	47

续表 10

单位	在校生人数			招生人数			毕业人数		
	8 年制	7 年制	5 年制	8 年制	7 年制	5 年制	8 年制	7 年制	5 年制
青岛大学	–	–	183	–	–	33	–	–	35
潍坊医学院	–	–	510	–	–	104	–	–	68
济宁医学院	–	–	348	–	–	115	–	–	55
滨州医学院	–	–	750	–	–	125	–	–	132
郑州大学	–	–	310	–	–	80	–	–	79
华中科技大学	–	–	101	–	–	–	–	–	26
湖北科技学院	–	–	440	–	–	96	–	–	58
中南大学	–	167	175	–	–	65	–	35	–
湖南中医药大学	–	–	460	–	–	80	–	–	98
中山大学	–	203	288	–	30	60	–	26	57
暨南大学	–	–		–	–	60	–	–	42
南方医科大学	–	–	212	–	–	51	–	–	40
佛山科学技术学院	–	–	314	–	–	73	–	–	56
广西医科大学	–	–	173	–	–	36	–	–	35
右江民族医学院	–	–	260	–	–	52	–	–	55
桂林医学院	–	–	284	–	–	50	–	–	64
海南医学院	–	–	360	–	–	89	–	–	58
重庆医科大学	–	–	443	–	–	100	–	–	39
泸州医学院	–	–	363	–	–	81		–	65
川北医学院	–	–	326	–	–	80	–	–	48
贵阳医学院	–	–	387	–	–	69	–	–	178
遵义医学院	–	–	504	–	–	230	–	–	97
昆明医科大学	–	–	392	–	–	85	–	–	60
西安交通大学	–	34	36	–	–	–	–	17	16
西安医学院	–	–	323	–	–	51	–	–	75
兰州大学	–	–	371	–	–	75	–	–	45
西北民族大学	–	–	74	–	–	–	–	–	58
石河子大学	–	–	213	–	–	70	–	–	38
新疆医科大学	–	–	185	–	–	79	–	–	92
宁夏医科大学	–	–	172	–	–	37	–	–	33

表 11　2013 年度中国口腔医学硕士研究生(不含 7 年制)招生培养简况

硕士学位授予单位	学科专业	指导教师人数	在读硕士生人数	招生人数	毕业人数
四川大学					
	口腔基础医学	20	37	10	17
	口腔临床医学	60	281	106	83
北京大学					
	口腔基础医学	3	7	3	2

续表 11

硕士学位授予单位	学科专业	指导教师人数	在读硕士生人数	招生人数	毕业人数
	口腔临床医学	47	147	55	35
上海交通大学					
	口腔基础医学	5	7	1	1
	口腔临床医学	66	108	39	27
第四军医大学					
	口腔基础医学	1	6	2	2
	口腔临床医学	32	204	86	128
武汉大学					
	口腔基础医学	2	3	2	1
	口腔临床医学	59	141	69	58
首都医科大学					
	口腔基础医学	5	15	5	5
	口腔临床医学	39	66	27	19
解放军医学院					
	口腔基础医学	15	22	19	10
北京协和医院					
	口腔临床医学	6	9	4	2
南开大学					
	口腔临床医学	7	5	4	2
天津医科大学					
	口腔基础医学	1	4	1	1
	口腔临床医学	19	44	13	14
河北医科大学					
	口腔基础医学	2	4	2	2
	口腔临床医学	13	38	19	24
河北联合大学					
	口腔临床医学	20	76	23	31
山西医科大学					
	口腔临床医学	19	109	46	41
中国医科大学					
	口腔基础医学	7	8	4	6
	口腔临床医学	42	228	76	87
遵义医学院					
	口腔临床医学	12	16	4	6
大连医科大学					
	口腔基础医学	4	32	12	20
	口腔临床医学	31	327	121	73
辽宁医学院					
	口腔临床医学	14	–	23	4
吉林大学					

续表 11

硕士学位授予单位	学科专业	指导教师人数	在读硕士生人数	招生人数	毕业人数
	口腔基础医学	1	1	–	1
	口腔临床医学	60	134	41	35
北华大学					
	口腔临床医学	4	8	1	–
哈尔滨医科大学					
	口腔基础医学	5	4	1	5
	口腔临床医学	5	20	7	1
佳木斯大学					
	口腔基础医学	3	12	1	3
	口腔临床医学	28	181	80	70
复旦大学					
	口腔基础医学	3	3	1	1
	口腔临床医学	9	11	5	5
同济大学					
	口腔基础医学	3	3	1	2
	口腔临床医学	21	75	24	20
南京大学					
	口腔临床医学	17	31	10	4
南京医科大学					
	口腔基础医学	2	5	1	3
	口腔临床医学	21	140	38	29
浙江大学					
	口腔临床医学	7	14	7	6
浙江中医药大学					
	口腔基础医学	3	7	4	–
	口腔临床医学	3	9	4	3
温州医科大学					
	口腔临床医学	10	44	18	13
安徽医科大学					
	口腔临床医学	14	70	30	25
福建医科大学					
	口腔临床医学	23	117	47	32
南昌大学					
	口腔基础医学	1	2	1	1
	口腔临床医学	42	73	25	24
山东大学					
	口腔基础医学	2	5	2	1
	口腔临床医学	33	159	47	37
青岛大学					
	口腔临床医学	33	143	48	54

续表 11

硕士学位授予单位	学科专业	指导教师人数	在读硕士生人数	招生人数	毕业人数
潍坊医学院					
	口腔临床医学	42	29	16	16
滨州医学院					
	口腔临床医学	18	39	12	8
郑州大学					
	口腔基础医学	3	1	–	–
	口腔临床医学	31	33	10	10
	口腔医学硕士	31	39	19	19
华中科技大学					
	口腔基础医学	5	11	–	12
中南大学					
	口腔基础医学	1	–	–	–
	口腔临床医学	27	98	36	23
湖南中医药大学					
	口腔临床医学	5	3	2	–
中山大学					
	口腔基础医学	4	2	–	–
	口腔临床医学	95	152	54	44
暨南大学					
	口腔基础医学	3	3	1	–
	口腔临床医学	16	80	21	5
南方医科大学					
	口腔临床医学	7	34	13	15
广西医科大学					
	口腔临床医学	21	125	40	36
重庆医科大学					
	口腔基础医学	13	14	6	13
	口腔临床医学	23	95	33	24
第三军医大学					
	口腔临床医学	4	6	4	–
泸州医学院					
	口腔临床医学	20	79	32	20
贵阳医学院					
	口腔基础医学	13	40	14	118
	口腔临床医学	13	13	5	–
遵义医学院					
	口腔基础医学	4	7	3	4
	口腔临床医学	27	45	38	38
昆明医科大学					
	口腔基础医学	2	3	–	2

续表 11

硕士学位授予单位	学科专业	指导教师人数	在读硕士生人数	招生人数	毕业人数
	口腔临床医学	23	123	45	35
西安交通大学					
	口腔临床医学	24	90	31	38
兰州大学					
	口腔临床医学	14	164	48	34
新疆医科大学					
	口腔临床医学	8	54	24	21
宁夏医科大学					
	口腔临床医学	8	45	16	15

表 12　2013 年度中国口腔医学博士研究生(不含 8 年制)招生培养简况

博士学位授予单位	学科专业	指导教师人数	在读博士生人数	招生人数	毕业人数
四川大学					
	口腔基础医学	13	25	7	2
	口腔临床医学	42	152	52	53
北京大学					
	口腔基础医学	2	7	1	2
	口腔临床医学	46	107	42	22
交通大学					
	口腔基础医学	5	14	2	4
	口腔临床医学	30	57	19	17
第四军医大学					
	口腔基础医学	6	10	2	1
	口腔临床医学	23	81	23	48
武汉大学					
	口腔基础医学	1	–	–	–
	口腔临床医学	20	84	26	37
首都医科大学					
	口腔基础医学	1	3	1	1
	口腔临床医学	7	16	5	9
解放军医学院					
	口腔基础医学	6	11	13	5
天津医科大学					
	口腔基础医学	2	–	–	–
	口腔临床医学	3	5	2	1*
河北医科大学					
	口腔病理学	1	6	2	1
	颌面整形外科基础与临床	1	7	–	2
中国医科大学					

续表 12

博士学位授予单位	学科专业	指导教师人数	在读博士生人数	招生人数	毕业人数
	口腔基础医学	2	5	2	2
	口腔临床医学	11	31	13	11
吉林大学					
	口腔基础医学	–	–	–	–
	口腔临床医学	6	35	7	7
哈尔滨医科大学					
	口腔临床医学	1	3	4	3
	肿瘤学*	–	3	–	–
复旦大学					
	口腔基础医学	1	3	1	–
同济大学					
	口腔基础医学	1	–	–	–
	口腔临床医学	6	32	8	7
南京大学					
	口腔临床医学	3	15	6	2
南京医科大学					
	口腔临床医学	4	37	12	3
浙江大学					
	口腔临床医学	8	12	4	4
福建医科大学					
	口腔临床医学	4	8	1	3
南昌大学					
	口腔临床医学	1	–	–	–
山东大学					
	口腔基础医学	1	1	1	–
	口腔临床医学	5	24	3	8
华中科技大学					
	口腔基础医学	2	4	2	5
中南大学					
	口腔整形美容学	1	1	1	–
中山大学					
	口腔基础医学	3	–	–	–
	口腔临床医学	29	78	26	16
南方医科大学					
	外科学*	4	16	8	1
广西医科大学					
	临床口腔医学	3	2	2	–
	耳鼻咽喉科学*		1	–	1
	外科学*		1	–	–
重庆医科大学					

续表 12

博士学位授予单位	学科专业	指导教师人数	在读博士生人数	招生人数	毕业人数
	牙医学*	1	2	2	–
第三军医大学	生物医学工程*	1	4	1	1
昆明医科大学	口腔临床医学*	3	2	1	–
西安交通大学	口腔临床医学	3	6	2	–
新疆医科大学	口腔临床医学	2	3	2	2

注：* 均为口腔医学专业教师挂靠有关博士学科点招生。

表 13　2013 年度中国口腔医学博士研究生毕业生一览表

博士学位授予单位	姓名	性别	出生年月	获学位年月	所授学位专业	指导教师	毕业论文题目
四川大学							
	张　铁	男	1977.04	2013.12	口腔颌面外科学	李龙江	MicroRNA-200b 调节口腔鳞癌 E-钙黏着蛋白的研究
	杨文蔚	女	1985.03	2013.12	口腔内科学	吴红崑	PI3k/Akt/NOS 通路在牙龈卟啉单胞菌脂多糖诱导 EA.hy926 细胞凋亡的作用研究
	刘　英	女	1973.11	2013.12	口腔黏膜病学	周红梅	转化生长因子 β 受体Ⅱ对口腔癌相关成纤维细胞糖代谢的调控作用研究
	李艳忠	男	1983.10	2013.12	口腔黏膜病学	陈谦明	人 β-防御素 2 与口腔黏膜癌变及转移的关系
	张娄强	男	1980.11	2013.12	口腔颌面外科学	李龙江	涎腺黏液表皮样癌细胞系 MC3 肿瘤干细胞样细胞的分选与鉴定
	翟浚江	男	1984.10	2013.12	口腔修复学	梁　星	上颌前牙区种植体唇侧骨吸收的影响因素的研究
	施心畅	男	1982.10	2013.06	口腔内科学	李　伟	含锌羟基磷灰石的合成及其对冷光美白后牙釉质的作用
	熊　萍	女	1982.03	2013.06	口腔内科学	李　伟	变异链球菌磷酸蔗糖变位酶基因调控机制的研究
	汤亚玲	女	1976.12	2013.06	口腔基础医学	陈　宇	c-kit/Slug 信号通路与涎腺腺样囊性癌侵袭转移关系的研究

续表 13

博士学位授予单位	姓名	性别	出生年月	获学位年月	所授学位专业	指导教师	毕业论文题目
	王　倩	女	1982.10	2013.06	口腔内科学	黄定明	龈沟线状杆菌多菌种生物膜形成及其致病毒力机制的研究
	杨　森	男	1980.02	2013.06	口腔颌面外科学	唐休发	TSP-1 基因表达蛋白在治疗口腔黏液表皮样癌中的生物学作用及分子机制的研究
	郝　亮	男	1983.12	2013.06	口腔修复学	王　敏	CathepsinK 在 Toll 受体介导的口腔感染性疾病中的作用及机制研究
	贺　兵	男	1984.09	2013.06	口腔基础医学	周学东	Basic-Helix-Loop-Helix 转录因子 CartD 调控小鼠牙齿发育的研究
	冯晓东	男	1984.02	2013.06	口腔基础医学	陈谦明	原癌基因 Gαq 及其偶联受体通过信号传导刺激细胞增殖的细胞核程序
	李　丽	女	1984.12	2013.06	口腔内科学	吴红崑	不同年龄人牙髓组织差异 microRNAs 筛选及 miR-433 在牙髓细胞中的功能研究
	张　琼	女	1983.08	2013.06	口腔内科学	周学东	生物小分子对变异链球菌生物学特性的影响
	陈　亮	男	1984.01	2013.06	口腔内科学	李继遥	树枝状聚合物 PAMAM 诱导牙釉质仿生矿化的实验研究
	邵美瑛	女	1983.05	2013.06	口腔内科学	胡　涛	RhoA/ROCK 调控牙髓干细胞迁移-分化修复应答模式的机制研究
	杨英明	女	1985.11	2013.06	口腔内科学	胡　涛	变异链球菌 rnc 基因经 vicRKX 通路调节的机制与效果研究
	唐　寅	男	1986.05	2013.06	口腔内科学	周学东	Wnt/β-catenin 通路在根尖周骨质修复中的作用
	梁　雪	女	1983.12	2013.06	口腔内科学	李继遥	高频 X 射线对人牙硬组织损伤机制的研究
	蒋玉清	男	1985.01	2013.06	口腔内科学	黄定明	根管修补生物材料的抗菌性能和生物相容性的初步探讨
	卢　煜	男	1980.03	2013.06	口腔内科学	黄定明	TRAF6 在粪肠球菌感染牙周膜成纤维细胞炎症反应中的作用

续表 13

博士学位授予单位	姓名	性别	出生年月	获学位年月	所授学位专业	指导教师	毕业论文题目
	王甲一	男	1983.10	2013.06	口腔黏膜病学	陈谦明	WDFY4 基因多态性与口腔扁平苔藓发病相关性的初步研究
	刘传霞	女	1987.01	2013.06	口腔黏膜病学	周红梅	骨髓间充质干细胞与口腔鳞状细胞癌细胞株的融合实验研究
	雷　蕾	女	1984.05	2013.06	口腔黏膜病学	陈谦明	异鼠李素诱导自噬抑制口腔鳞状细胞癌生长增殖的体内外研究
	刘　娜	女	1984.10	2013.06	口腔黏膜病学	陈谦明	RACK1 调控口腔黏膜癌变的作用及机制
	巩　健	男	1983.11	2013.06	口腔内科学	吴亚菲	BMMSCs-DFCs 复合细胞膜片/小球促进牙周组织再生的相关实验研究
	钟亦思	女	1985.02	2013.06	口腔预防医学	胡德渝	一种新型生物玻璃陶瓷材料抗牙本质敏感的实验与临床研究
	梅丽琴	女	1974.10	2013.06	口腔预防医学	胡德渝	学龄前儿童口腔健康影响程度量表的验证及应用研究
	张晓辉	男	1983.04	2013.06	口腔颌面外科学	胡　静	淫羊藿苷联合阿仑膦酸改善 OVX 大鼠种植体稳定性的研究
	肖　迪	男	1983.10	2013.06	口腔颌面外科学	胡　静	Wnt/β-catenin 信号通路在髁突发育过程中的时空表达
	刘延山	男	1983.04	2013.06	口腔颌面外科学	胡　静	Notch 信号通路分子在牵张成骨中的表达
	陈　伟	男	1979.04	2013.06	口腔颌面外科学	梁新华	HSP27 诱导肿瘤 EMT 对涎腺腺样囊性癌侵袭转移的影响及作用机制
	宋国栋	男	1982.12	2013.06	口腔颌面外科学	胡　静	功能化碳纳米管对骨髓间充质干细胞生物学行为的影响
	郑　珉	男	1984.06	2013.06	口腔颌面外科学	梁新华	EMT 转录因子 Snail 和 Slug 对口腔鳞癌侵袭转移的影响及作用机制
	黄　怡	女	1984.08	2013.06	口腔颌面外科学	李龙江	间质液压与涎腺腺样囊性癌恶性表型及相关分子机制的研究

续表 13

博士学位授予单位	姓名	性别	出生年月	获学位年月	所授学位专业	指导教师	毕业论文题目
	王　鹏	男	1971.03	2013.06	口腔颌面外科学	石　冰	唇腭裂修复术对非综合征性唇腭裂患者颌面部生长发育的影响
	马　利	男	1983.02	2013.06	口腔颌面外科学	石　冰	PAR3/PAR6/aPKC 细胞极性复合体在 C57BL/6J 小鼠腭胚突发育中的作用研究
	胥　毅	男	1985.10	2013.06	口腔颌面外科学	石　冰	单侧完全性唇裂术后鼻唇形态三维变化分析
	赵树蕃	女	1984.01	2013.06	口腔颌面外科学	石　冰	两种软腭内成形腭裂整复法疗效的比较研究
	盛　磊	男	1984.08	2013.06	口腔颌面外科学	田卫东	利用工程化天然支架材料在小型猪体内构建功能性牙齿的研究
	李　鹏	男	1978.11	2013.06	口腔颌面外科学	汤　炜	计算机虚拟设计和三维有限元分析辅助颅颌面功能性重建的系列研究
	陈哂媛	女	1985.02	2013.06	口腔修复学	王　航	MAPK 信号通路在地塞米松诱导骨细胞凋亡及骨吸收中的作用机制研究
	贺　瑞	女	1979.08	2013.06	口腔修复学	万乾炳	多功能碳纳米管基靶向药物抗肿瘤的实验研究
	权慧欣	女	1980.11	2013.06	口腔修复学	于海洋	生物多孔钛涂层的表征及抗扭动微动磨损性能研究
	朱一蓓	女	1985.03	2013.06	口腔修复学	王　航	AFM 对直接/间接复合树脂细菌黏附力及边缘缝隙测量
	田　也	女	1983.10	2013.06	口腔修复学	王　敏	生物钟基因 Clock 和 Bmal1 对小鼠骨改建的调控作用及机制的初步研究
	徐　倩	女	1984.05	2013.06	口腔修复学	朱智敏	低强度脉冲超声对去卵巢大鼠 BMSCs 成骨能力的影响及机制初探
	张保荣	男	1979.07	2013.06	口腔修复学	于海洋	牙种植体钛材在人工唾液中的微动行为磨损研究
	伍颖颖	女	1984.12	2013.06	口腔修复学	宫　苹	1,25$(OH)_2D_3$ 对 2 型糖尿病大鼠种植体骨整合的影响及其相关机制的研究
	王艳颖	女	1984.05	2013.06	口腔修复学	宫　苹	血小板衍生生长因子对牙种植体周神经数量和骨量的影响研究

续表 13

博士学位授予单位	姓名	性别	出生年月	获学位年月	所授学位专业	指导教师	毕业论文题目
	魏　惺	女	1985.10	2013.06	口腔正畸学	赵志河	SDF1 及 bFGF 在骨髓干细胞介导牙周膜再生中的影响研究
	王娅婷	女	1985.03	2013.06	口腔正畸学	白　丁	动态压应力对大鼠 BMSCs 成软骨分化中细胞增殖的体外研究
	简　繁	女	1985.07	2013.06	口腔正畸学	赖文莉	孤啡肽对大鼠三叉神经节神经元上牙移动疼痛受体的快速作用
	何姝姝	女	1986.09	2013.06	口腔正畸学	邹淑娟	CR-MI 不调的功能性磁共振成像研究
	李晓婷	女	1984.07	2013.06	口腔正畸学	张　丁	流体剪切力作用下连接蛋白 connexin43 对骨细胞生物学特性影响的研究
	刘泽萍	女	1983.07	2013.06	口腔正畸学	邹淑娟	BMSCs/COL-HA 促进牙周再生的研究
北京大学							
	宫玮玉	女	1985.08	2013.07	牙体牙髓病学	高学军 董艳梅	纳米生物活性玻璃诱导骨再生作用的机理研究
	王啸轩	女	1985.08	2014.01	牙周病学	栾庆先	侵袭性牙周炎相关线粒体基因多态性和线粒体功能研究
	谢　颖	女	1986.06	2013.07	牙周病学	欧阳翔英	Dickkopf-1 及模式识别受体在牙周炎患者中的表达
	甄　敏	女	1984.09	2013.07	牙周病学	孟焕新 胡文杰	改良冠延长术的疗效观察、力学分析及组织愈合方式
	冯晓宇	女	1984.03	2014.01	儿童口腔医学	葛立宏 赵玉鸣	Msx1 在小鼠牙胚发育帽状期和钟状早期调控作用的初步研究
	贾凌飞	男	1984.09	2013.07	口腔颌面外科学	俞光岩	MicroRNA 表达与舌鳞状细胞癌预后的关系及分子机制
	陈　卓	男	1971.09	暂未获	口腔颌面外科学	张　益	平谷地区小学生牙外伤流行病学调查及干预研究
	郭玉兴	男	1984.02	2013.07	口腔颌面外科学	郭传瑸	颅底-颞下区肿瘤的临床治疗研究
	何　颖	女	1985.11	2013.07	口腔颌面外科学	王　兴 郭传瑸 王晓霞	中国北方正常殆颅颌面三维数据库的初步建立
	苏家增	男	1985.07	2013.07	口腔颌面外科学	俞光岩	慢性阻塞性移植颌下腺炎的诊断、治疗和预防

续表 13

博士学位授予单位	姓名	性别	出生年月	获学位年月	所授学位专业	指导教师	毕业论文题目
	刘中宁	男	1984.08	2013.07	口腔修复学	王新知 姜　婷	氟轻松应用于牙髓损伤修复的实验研究
	赵　静	女	1983.06	2013.07	口腔修复学	王新知	美学氧化锆牙冠的制备程式研究
	陈志宇	男	1982.10	2013.07	口腔修复学	王新知	基于印模扫描的 CAD/CAM 一体化玻璃纤维桩核及密合度研究
	王芳萍	女	1983.04	2013.07	口腔修复学	徐　军 谭建国	低温等离子对牙本质黏接的作用及机制研究
	关　心	女	1984.08	暂未获	口腔正畸学	周彦恒	骨性Ⅲ类错𬌗畸形的遗传机制研究
	刘晓默	女	1983.09	2013.07	口腔正畸学	林久祥	不同托槽正畸治疗前后摩擦学性能变化的研究
	宋广瀛	女	1983.06	2013.07	口腔正畸学	许天民	正畸疗效评价的主客观方法研究
	于潇楠	女	1984.05	2014.01	口腔正畸学	许天民	评价正畸患者面部美观的方法学研究
	曹　甜	女	1985.11	2013.07	口腔正畸学	周彦恒 徐　莉	正畸-牙周组织再生术联合治疗的初步研究
	李　晶	女	1984.11	2013.07	口腔正畸学	周彦恒 刘　怡	个体化全解剖正畸虚拟排牙系统的初步研究
	刘思琦	女	1984.10	2013.07	口腔正畸学	许天民	影响中国正畸专家对错合畸形严重程度判断的因素分析
	周绍楠	男	1985.11	2013.07	口腔正畸学	林久祥	核转录因子 NF-κB 参与正畸力导致骨改建机制的研究
	姜炜鹏	男	1983.01	2014.01	口腔组织病理学	李铁军	牙源性角化囊性瘤纤维间充质细胞的转录组测序及结果分析
	时瑞瑞	女	1985.06	2013.07	口腔组织病理学	李铁军	GNAS 基因突变在颌骨骨纤维异常增殖症鉴别诊断中的作用及其致病机制初探
交通大学							
	马　丽	女	1979.09	2013.06	口腔临床医学	冯希平	表达具核梭杆菌外膜 fomA 蛋白的嗜酸乳杆菌的构建及其生物效应研究
	顾申生	男	1979.12	2013.06	口腔临床医学	梁景平	组蛋白乙酰化修饰对牙髓细胞成牙本质分化调控的初步研究

续表13

博士学位授予单位	姓名	性别	出生年月	获学位年月	所授学位专业	指导教师	毕业论文题目
	冯　静	女	1976.05	2013.06	口腔临床医学	沈　刚	前牵引作用下大鼠颅底软骨联合改建的机制研究
	李凌志	男	1980.02	2013.06	口腔临床医学	杨　驰	关节盘位置在颞下颌关节创伤性骨关节炎发病中的作用
	赵琰芳	女	1983.11	2013.06	口腔临床医学	张富强	rhPDGF-BB对STZ诱导糖尿病大鼠BMSCs成骨影响的实验研究
	夏伦果	男	1984.11	2013.06	口腔临床医学	张志愿	生物陶瓷离子组成/微纳结构调控骨修复研究
	傅锦业	男	1973.12	2013.06	口腔临床医学	张志愿	口腔鳞癌发病危险因素的多中心病例对照研究
	孙　强	男	1985.01	2013.06	口腔基础医学	陈万涛	microRNAs调控口腔鳞癌生长及转移的机制研究
	张春叶	女	1980.12	2013.06	口腔基础医学	李　江	腺样囊性癌临床病理分析及肿瘤中RASSF1A的变化
	杜　嵘	女	1977.07	2013.06	口腔临床医学	朱亚琴	硅酸三钙促人牙髓细胞增殖与矿化的机制研究
	钟　旖	女	1985.03	2013.06	口腔临床医学	郭　伟	NeuGcGM3在口腔黏膜恶性黑色素瘤的表达及靶点研究
	顾迎新	男	1978.04	2013.06	口腔临床医学	赖红昌	钛基 TiO_2 纳米管负载羟基磷灰石表面的实验研究
	姒蜜思	女	1985.05	2013.06	口腔临床医学	赖红昌	经牙槽嵴顶入路上颌窦提升术的动物与临床研究
	王　娟	女	1980.05	2013.06	口腔临床医学	梁景平	根管外生物膜体内定植模式和群落构成研究
	朱　超	男	1984.10	2013.06	口腔临床医学	张志愿	慢病毒载体介导的BMP-2基因增强骨组织工程研究
	于德栋	男	1983.09	2013.06	口腔临床医学	沈国芳	基于触觉反馈的颌骨切削研究及虚拟正颌手术培训的实现
	辛鹏飞	男	1985.09	2013.06	口腔临床医学	沈国芳	弹性模量及图像融合提升虚拟视觉反馈的研究
	乌丹旦	男	1980.11	2013.06	口腔临床医学	王国民	中国腭心面综合征患者临床表型与遗传学机制类型关系的研究
	王明一	男	1983.11	2013.06	口腔临床医学	张陈平	颧种植赝复体修复上颌骨缺损的生物力学研究
	王　洋	男	1985.02	2013.06	口腔临床医学	张陈平	PLAG1在细胞分化及转基因小鼠唾液腺肿瘤中的作用

续表 13

博士学位授予单位	姓名	性别	出生年月	获学位年月	所授学位专业	指导教师	毕业论文题目
	孙圣军	男	1983.06	2013.06	口腔临床医学	张富强	种植体表面 PLGA 膜/TiO_2 纳米管缓释系统的相关研究
	冯靳秋	女	1973.08	2013.06	口腔临床医学	周曾同	口腔黏膜流行病学调查研究
	袁　灏	男	1981.08	2013.12	口腔临床医学	沈国芳	正颌手术加速正畸牙移动的实验研究
第四军医大学							
	张　婧	女	1984.01	2013.06	口腔基础医学	王美青	实验性咬合紊乱致大鼠 TMJ 髁突骨关节炎样变及 Cx43 半通道在关节软骨退变中的作用
	王　峰	男	1983.06	2013.06	口腔临床医学	牛忠英	牙种植体骨界面多尺度下的模拟构建及力学耦合
	翟莎菲	女	1983.08	2013.06	口腔临床医学	倪龙兴	人牙髓成纤维细胞发生 nemosis 的初步研究
	李　鹏	男	1979.04	2013.06	口腔临床医学	肖明振	新型机械敏感离子通道 Piezo 在成牙本质细胞表达和功能研究
	严　妍	女	1984.11	2013.06	口腔临床医学	牛忠英	PELP1 蛋白在牙周膜干细胞成骨分化过程中的作用及其机制探讨
	张　菁	女	1985.08	2013.06	口腔临床医学	牛忠英	转录因子 NFIC 在人根尖牙乳头干细胞分化中的作用及其机制研究
	唐　君	男	1986.01	2013.06	临床医学	徐礼鲜	鞘内给予雷公藤内酯醇对神经病理性痛的镇痛作用及相关机制研究
	李　强	男	1983.09	2013.06	口腔临床医学	陈永进 小野高裕	屈曲传感器在喉运动监测中的有效性验证及其在吞咽中与舌压传感器的同步应用
	赵寅华	女	1983.01	2013.06	口腔临床医学	陈永进	富血小板衍生物及与牙周膜干细胞复合促脱位再植牙牙周膜愈合的研究
	缪　叶	男	1981.06	2013.06	口腔基础医学	吴军正	黏液表皮样癌耐药机制的研究
	冀　堃	女	1983.12	2013.06	口腔临床医学	文玲英	ALPL 基因突变影响 ADRB2 基因调控 BMMSCs 成骨分化的实验研究
	高　黎	女	1973.02	2013.06	口腔临床医学	文玲英	低碱性磷酸酯酶症患儿骨髓间充质干细胞免疫调控功能的实验研究

续表 13

博士学位授予单位	姓名	性别	出生年月	获学位年月	所授学位专业	指导教师	毕业论文题目
	居兆钰	男	1984.02	2013.06	口腔临床医学	刘彦普	可注射式脂肪干细胞复合PRF促进小型猪放射性损伤腮腺组织再生的实验研究
	李光辉	男	1982.12	2013.06	口腔临床医学	刘彦普	外周血 $CD34^+$ 细胞与骨髓间充质干细胞共培养修复兔颅骨缺损的实验研究
	徐小方	男	1983.02	2013.06	口腔临床医学	刘彦普	黄芩苷对人涎腺黏液表皮样癌细胞及其耐药细胞的抑瘤作用研究
	韶　波	男	1978.06	2013.06	口腔临床医学	刘宝林	末端可吸收牵张种植体的实验研究
	贺龙龙	男	1983.10	2013.06	口腔临床医学	刘彦普	可注射式自体脂肪组织复合PRF和SVF在小型猪模型中的实验研究
	石　磊	男	1980.01	2013.06	口腔临床医学	刘宝林	种植体表面改性——光诱导超亲水性表面骨结合机制研究
	杜兆杰	男	1982.11	2013.06	口腔临床医学	刘宝林	牵张成骨中交感神经调控骨髓间充质干细胞动员与迁移的研究
	袁　坤	男	1984.12	2013.06	口腔临床医学	陈吉华	新型牙科二硅酸锂玻璃陶瓷的计算机配色研究及性能分析
	王国伟	男	1982.10	2013.06	口腔临床医学	郭天文	纯钛表面磁控溅射氮硅锆/二氧化锆纳米复合涂层对钛瓷结合强度的影响及其生物学性能的研究
	毕云鹏	男	1980.12	2013.06	口腔临床医学	赵铱民	“CAD/CAM 负形法”制作颜面赝复体的关键技术研究
	王　薇	女	1983.11	2013.06	口腔临床医学	张玉梅	种植体微纳米形貌对成骨细胞行为影响的分子机制研究
	杨晓红	女	1976.10	2013.06	口腔临床医学	施生根	miR-705 对绝经后骨质疏松小鼠骨髓间充质干细胞分化功能异常的调控作用
	张　翔	男	1978.03	2013.06	口腔临床医学	陈吉华	新型长链硅烷偶联剂的合成及其对瓷修复体粘接效果影响的初步研究
	程义成	男	1986.02	2013.06	口腔临床医学	高　勃	纯钛表面功能性抗菌涂层的构建及其抗菌和细胞相容性研究

续表 13

博士学位授予单位	姓名	性别	出生年月	获学位年月	所授学位专业	指导教师	毕业论文题目
	梅盛林	男	1984.12	2013.06	口腔临床医学	张玉梅	种植体表面载银 TiO_2 纳米管涂层的构建及其抗菌性能和生物学性能的评价
	牛丽娜	女	1983.10	2013.06	口腔临床医学	陈吉华	纤维内仿生硅化胶原材料的研制及其促进骨再生的实验研究
	王晓东	女	1983.07	2013.06	口腔临床医学	倪龙兴	新型有序氟磷灰石晶体对间充质干细胞分化的影响及信号机制研究
	陈兴兴	女	1983.05	2013.06	口腔临床医学	肖明振	MEPE 蛋白质裂解活化在牙本质形成中的作用和机制研究
	许一起	男	1979.05	2013.06	口腔临床医学	丁　寅	大鼠磨牙根周微观结构的仿真和验证
	陈小燕	女	1983.02	2013.06	口腔临床医学	丁　寅	NF-κB 信号通路在炎症状态下人牙周膜干细胞成骨分化中的调控作用
	黄世友	男	1978.02	2013.06	口腔临床医学	段银钟	类金刚石膜应用于正畸托槽及弓丝生物学及摩擦性能的实验研究
	蔡　川	男	1983.11	2013.06	口腔临床医学	丁　寅	雌激素相关受体 α 对牙周膜干细胞成骨分化的调控作用研究
	王　茜	女	1983.09	2013.06	口腔临床医学	丁　寅	半侧颜面发育不全患者骨髓间充质干细胞生物学行为及免疫调控能力的研究
	温　丽	女	1984.10	2013.06	口腔临床医学	丁　寅	血管内皮祖细胞对大鼠骨髓间充质干细胞生物学特性调控作用的研究
	陈　红	女	1973.05	2013.06	口腔临床医学	丁　寅	锁骨颅骨发育不良综合征患者的临床与基础研究
	张　亮	男	1984.06	2013.06	口腔临床医学	丁　寅	骨髓间充质干细胞修复骨质疏松大鼠牙槽骨及牙周缺损的研究
	丁永林	男	1975.03	2013.12	口腔临床医学	倪龙兴	Bac8c 对口腔主要致龋菌抗菌敏感性研究
	刘利军	男	1979.11	2013.12	口腔临床医学	孙沫逸	p12CDK2AP1 与新相互作用蛋白 UPP(NBP)在头颈肿瘤发生发展中的机制研究

续表 13

博士学位授予单位	姓名	性别	出生年月	获学位年月	所授学位专业	指导教师	毕业论文题目
	汤雨龙	男	1981.04	2013.12	口腔临床医学	刘宝林	种植体扭转振动共振频率分析法及其影响因素的实验研究
	杨向明	男	1984.11	2013.12	口腔临床医学	孙沫逸	p53 基因调控涎腺腺样囊性癌细胞系 SACC-83 发生上皮间质样转化
	赵　亮	男	1977.11	2013.12	口腔临床医学	刘彦普	牵张修复下颌骨颏部弧形缺损的生物力学分析
	王　婧	女	1983.10	2013.12	口腔临床医学	丁　寅	PELP1 在牙周膜成纤维细胞中的表达及与细胞增殖和成骨分化的相关性研究
	唐成芳	女	1977.12	2013.12	口腔临床医学	陈吉华	原花青素对牙本质及其粘接界面耐脱矿和再矿化能力影响的实验研究
	陈　昕	男	1982.10	2013.12	口腔临床医学	丁　寅	雌激素相关受体 α 对大鼠髁突软骨细胞生物学特性影响的研究
	崔　敏	女	1982.10	2013.12	口腔临床医学	陈永进	慢性不可预知性轻度应激对大鼠咬肌超微结构和代谢的影响以及姜黄素的拮抗作用
武汉大学							
	夏大弘	男	1975.10	2013.06	口腔临床医学	程祥荣	错殆畸形对青年人群生活质量的影响
	Zhu Lingling	女	1982.09	2013.06	口腔临床医学	边　专	垂体激素 FSH 对骨骼的调节作用
	李禛田	男	1984.07	2013.06	牙体牙髓病学	边　专	高能重粒子辐射影响 DNA 双链损伤断端连接模式的研究
	胡　璇	女	1983.12	2013.06	牙体牙髓病学	樊明文	武汉市儿童龋病监测及防龋措施评估的相关临床研究
	毛甜甜	女	1984.10	2013.06	牙体牙髓病学	樊明文	基因工程改性变异链球菌替代疗法防龋研究
	黄　丽	女	1984.10	2013.06	牙体牙髓病学	樊明文	防龋 DNA 疫苗产生唾液分泌型 IgA 对变异链球菌黏附力影响的实验研究
	周　密	女	1984.11	2013.06	牙体牙髓病学	张　旗	2 型糖尿病对牙周龈下菌斑的影响
	颜燕宏	女	1983.06	2013.06	牙体牙髓病学	樊明文	CCL19、CCL17 增强防龋 DNA 疫苗免疫反应的研究

续表 13

博士学位授予单位	姓名	性别	出生年月	获学位年月	所授学位专业	指导教师	毕业论文题目
	李晓岩	女	1983.04	2013.06	牙体牙髓病学	樊明文	Dlx3 对人牙髓细胞增殖分化的影响及其分子机制研究
	张　莉	女	1985.02	2013.06	牙体牙髓病学	陈　智	Sox2 在小鼠牙胚发育中的生物学作用
	林　恒	男	1979.10	2013.06	牙体牙髓病学	陈　智	klf4 在小鼠成牙本质细胞分化中的作用
	李贤玉	女	1984.10	2013.06	牙体牙髓病学	张　旗	丝氨酸蛋白酶 HtrA1 在牙本质形成过程中的作用研究
	李　冉	女	1985.04	2013.06	牙体牙髓病学	张　旗	丝氨酸蛋白酶 HtrA1 在人牙周膜中的生物学作用研究
	张慧慧	男	1986.02	2013.06	牙周病学	李成章	牙周病与糖尿病临床研究及牙周病临床实践
	杨　栋	男	1971.05	2013.06	牙周病学	李成章	MMP-8 和-13 在牙周炎发病过程中的表达和作用及与 EMMPRIN 的关系
	胡图强	男	1983.10	2013.06	口腔颌面外科学	李祖兵	混旋聚乳酸可吸收板生物相容性研究及其在内固定中的应用
	朱　飞	男	1981.07	2013.06	口腔颌面外科学	尚政军	hERG1 及口腔癌-内皮祖细胞融合在肿瘤新生血管中作用的初步研究
	周海华	男	1970.09	2013.06	口腔颌面外科学	李祖兵	颌面部创伤流行病学与髁突发育的研究
	黄　伟	男	·1978.06	2013.06	口腔颌面外科学	李祖兵	双膦酸盐相关性颌骨坏死的循证治疗与动物实验模型建立
	刘　慧	男	1985.12	2013.06	口腔颌面外科学	赵怡芳	巨噬细胞移动抑制因子在人唾液腺腺样囊性癌中的表达及作用
	邹海啸	男	1975.10	2013.06	口腔颌面外科学	赵怡芳	普萘洛尔通过 Akt、ERK 信号通路影响血管生成
	刘　琦	男	1984.02	2013.06	口腔颌面外科学	李祖兵	PTH 对髁突软骨细胞和 BM-SCs 增殖、分化影响的实验研究
	刘　凯	男	1970.10	2013.06	口腔颌面外科学	李祖兵	小鼠股骨坚固内固定系统研发及节段性骨缺损模型建立与评估
	戴　婧	女	1983.05	2013.06	口腔修复学	程祥荣	早期负重状态下三种种植体形态对骨结合的影响

续表 13

博士学位授予单位	姓名	性别	出生年月	获学位年月	所授学位专业	指导教师	毕业论文题目
	马毅慧	男	1979.08	2013.06	口腔修复学	程祥荣	重组新型亲水性骨水泥对牙科种植体即刻负重作用初探
	王　敏	女	1983.08	2013.06	口腔修复学	王贻宁	二氧化锆基台材料的生物学性能研究
	徐镔亭	女	1983.02	2013.06	口腔修复学	王贻宁	天然牙及牙色修复材料的色彩学研究
	李　蓉	女	1985.09	2013.06	口腔修复学	王贻宁	生物活性玻璃 NovaMin 在治疗牙本质敏感中的应用基础研究
	杜习金	男	1987.02	2013.06	口腔修复学	黄　翠	茶多酚对牙色修复材料的改性研究
	谈　飞	男	1984.03	2013.06	口腔修复学	王家伟	载电聚乙二醇双丙烯酸酯水凝胶骨组织工程支架的基础研究
	郭　嘉	男	1983.11	2013.12	牙体牙髓病学	边　专	着色性干皮病与遗传性牙龈纤维瘤分子遗传学研究
	江　峥	男	1985.09	2013.12	牙体牙髓病学	边　专	Wnt16 在膜内成骨和成骨细胞分化中的研究
	黄焱玉	女	1985.01	2013.12	牙体牙髓病学	边　专	Twist1/2、Runx2 在骨和牙齿发育中功能的相关研究
	邓东来	女	1977.07	2013.12	口腔修复学	黄　翠	牙本质黏接界面老化方法的比较研究
	孙　为	女	1985.07	2013.12	口腔修复学	施　斌	二至丸对去势大鼠骨内种植体骨结合及下颌骨微结构的影响
	赵　丹	女	1983.03	2013.06	牙体牙髓病学	彭　彬	HyflexCM,TF 与 K3 对上颌第一磨牙近中颊根成形能力的显微 CT 研究
	胡雅静	女	1984.12	2013.06	牙体牙髓病学	彭　彬	BA、MTA、CH 三种材料直接盖髓的动物实验研究
首都医科大学							
	张　珂	女	1985.07	2013.07	口腔正畸学	白玉兴	新型季铵盐和-定型磷酸钙材料对牙本质黏接系统改性的研究
	茹　楠	男	1985.04	2013.07	口腔正畸学	白玉兴	骨替代材料修复牙槽嵴缺损对牙齿移动和牙周组织改建的动态实验研究
	王　鹏	男	1980.01	暂未获	口腔内科学	孙　正	北京市窝沟封闭预防龋齿项目效果评价及政策改进研究

续表 13

博士学位授予单位	姓名	性别	出生年月	获学位年月	所授学位专业	指导教师	毕业论文题目
	朱晓茹	女	1979.02	暂未获	口腔内科学	孙　正	草莓对 DMBA 诱导的地鼠颊囊口腔癌的化学预防作用机制研究
	刘　锐	女	1972.06	2013.07	口腔内科学	侯本祥	镍钛器械根管预备后牙根微裂隙及缺损的体外研究
	刘亦然	女	1978.09	暂未获	口腔修复学	张振庭	钛/钽表面组装金属氧化物纳米管阵列生物相容性研究和成骨效能比较
	靳路远	女	1983.02	2013.07	口腔颌面外科学	王松灵	应激状态下唾液硝酸盐功能研究及硝酸盐转运通道 sialin 对人牙周膜干细胞生物学行为的影响
	郭力嘉	男	1982.03	暂未获	口腔颌面外科学	王松灵	骨架蛋白 SHANK2 对根尖牙乳头干细胞牙向/骨向分化的影响及腺病毒介导成纤维细胞生长因子 2(bFGF)预防小型猪腮腺放射损伤研究
	张凯宇	男	1973.10	暂未获	口腔颌面外科学	李　钧	唾液 CEA,CA125 及 leptin 检测作为腮腺肿瘤诊断辅助方法的初步研究
解放军医学院							
	白　阳	女	1985.01	2013.06	口腔临床医学	刘洪臣	镁合金膜引导骨再生修复重度萎缩下颌牙槽骨的实验研究
	蒋　一	女	1978.10	2013.06	口腔临床医学	刘洪臣	Periostin 在高糖条件下牙周组织中的表达及胰岛素干预调控的研究
	李　冰	男	1975.11	2013.06	口腔临床医学	刘洪臣	颌面 X 线影像片及口腔腭皱在同一认定中的应用
	王俊成	男	1979.02	2013.06	口腔临床医学	刘洪臣	miR-467f 对高糖环境下小鼠骨髓间充质干细胞成骨分化的调节机制研究
	栗洪师	男	1975.08	2013.06	口腔临床医学	刘洪臣	当归芍药散对牙移动导致大鼠疼痛和空间学习记忆改变的作用研究
天津医科大学							
	王　悦	女	1972.09	2013.06	生物医学工程	张连云	新型口腔表面麻醉剂的初步研究
河北医科大学							

续表13

博士学位授予单位	姓名	性别	出生年月	获学位年月	所授学位专业	指导教师	毕业论文题目
	郝福良	男	1974.07	2013.06	颌面整形外科基础与临床	董福生	淫羊藿苷促进兔颅骨缺损修复愈合的影响和机制的探讨
	高　毅	女	1965.11	2013.06	颌面整形外科基础与临床	董福生	淫羊藿苷对成骨细胞增殖分化的影响及机制探讨
	张艳宁	女	1984.05	2013.06	口腔病理学	董福生	硫酸乙酰肝素蛋白多糖与涎腺腺样囊性癌肺转移关系的研究
中国医科大学							
	郝凤渝	女	1977.01	暂未获	口腔基础医学	钟　鸣	EMT相关蛋白和hTERT在成釉细胞瘤中的表达及临床意义
	高秀秋	女	1969.10	2013.12	口腔基础医学	钟　鸣	Frizzled1及相关蛋白在成釉细胞瘤中的表达与调控
	张　丹	女	1979.02	暂未获	口腔临床医学	卢　利	上颌前牵引配合快速扩弓治疗单侧腭裂伴牙槽裂面中份发育不全的三维有限元分析
	徐中飞	男	1976.10	暂未获	口腔临床医学	孙长伏	RhoA信号通路在CCR7调控的头颈鳞癌侵袭和生存中作用的研究
	白　冰	女	1978.01	2013.12	口腔临床医学	艾红军	化学官能团影响BMSCs成骨分化能力的研究
	张学鹏	男	1975.03	暂未获	口腔临床医学	张　扬	TWIST基因在SACC的表达及与其侵袭相关性的研究
	赵海礁	女	1982.06	2013.06	口腔临床医学	潘亚萍	CBCT在慢性牙周炎的诊断和治疗中的应用
	任　颂	女	1980.09	2013.06	口腔临床医学	潘亚萍	CBCT联合肌电仪在侵袭性牙周炎的诊断和治疗中的应用
	刘法昱	男	1980.08	2013.06	口腔临床医学	孙长伏	MAPK信号通路在CCR7调节人头颈鳞癌细胞侵袭转移中作用的研究
	袁尉力	男	1982.01	2013.06	口腔临床医学	王绪凯	普萘洛尔治疗婴幼儿血管瘤作用机制的实验研究
	李　晶	女	1980.01	2013.06	口腔临床医学	艾红军	Zr基金属玻璃生物相容性的研究
	张　雪	女	1983.01	2013.06	口腔临床医学	张　扬	新短肽P17-BMP-2/矿化胶原骨材料的实验研究
	段娇红	女	1976.08	2013.06	口腔临床医学	张　扬	低水平激光照射对大鼠正畸牙移动的实验研究
吉林大学							

续表 13

博士学位授予单位	姓名	性别	出生年月	获学位年月	所授学位专业	指导教师	毕业论文题目
	候　旭	女	1980.02	2013.06	口腔临床医学	孙新华	ODNMT01 通过 MAPK 通路调控成骨细胞分化的机制研究
	李　琦	女	1983.06	2013.06	口腔临床医学	周延民	富血小板纤维蛋白对牙周膜前体细胞成骨分化的影响及机制研究
	王　瑞	女	1970.03	2013.12	口腔临床医学	周延民	钛金属表面飞秒激光掺银改性的生物学研究
	乔春燕	女	1984.01	2013.12	口腔临床医学	孙宏晨	载 BMP-2 基因 PLGA 微球的制备及在体内外成骨作用的研究
	刘金钟	男	1981.09	2013.12	口腔临床医学	孙宏晨	血管内皮细胞和 α-TCP 提高骨髓基质干细胞成骨分化作用的研究
	刘麒麟	男	1981.01	2013.12	口腔临床医学	孙宏晨	牙本质涎磷蛋白(DSPP)对出生后小鼠下颌骨髁突软骨形成与维持作用的研究
	张　祎	女	1986.05	2013.12	口腔临床医学	胡　敏	牙龈卟啉单胞菌脂多糖对成骨细胞-破骨细胞间 EphB4-ephrinB2 双向传导信号的影响
哈尔滨医科大学							
	孙　一	女	1982.02	2013.12	口腔临床医学	毕良佳	光动力抗微生物疗法对龈上病原菌群体灭活效果的研究
	于　洋	女	1975.01	2013.12	口腔临床医学	毕良佳	青少年夜磨牙症与心理和睡眠关系的研究
	沈兰花	女	1966.10	2013.12	口腔临床医学	毕良佳	光动力抗微生物疗法对龈下病原菌群体杀伤效果的研究
同济大学							
	曹立群	女	1975.12	2013.11	口腔临床医学	赵守亮	光固化复合树脂聚合收缩及耐磨性实验研究
	乔广艳	女	1978.08	2013.11	口腔临床医学	苏俭生	EGCG 与牙科铸造合金金属离子的络合作用研究
	褚　萌	女	1982.09	2013.11	口腔临床医学	苏俭生	靶向阳离子聚合物基因载体的构建及应用
	周　健	男	1984.05	2013.05	口腔临床医学	刘月华	低氧诱导因子在雌激素保护慢性间歇性低氧大鼠颏舌肌功能中的作用
南京大学							

续表 13

博士学位授予单位	姓名	性别	出生年月	获学位年月	所授学位专业	指导教师	毕业论文题目
	邓智智	男	1979.06	2013.06	外科学	胡勤刚	凝溶胶蛋白在口腔鳞癌中的表达及作用 E
	贺智凤	女	1987.06	2013.06	外科学	胡勤刚	TLR3. TLR7. TLR9 信号通路对口腔鳞癌发展过程的影响
南京医科大学							
	王培志	男	1978.03	2012.12	口腔临床医学	陈　宁	不同管径 TiO_2 纳米管对钛种植体周围骨再生的影响
	袁　华	男	1979.12	2012.07	口腔临床医学	陈　宁	中国汉族人群头颈癌遗传易感性的研究
	胡　芳	女	1973.04	2012.07	口腔临床医学	王　林	TRPV4 在雌激素的软骨保护中的协同作用
浙江大学							
	黄　颖	女	1984.04	2013.05	口腔临床医学	赵士芳	多尺度微纳复合结构在钛基种植体表面的构建及其生物活性评价
	王朝阳	女	1984.03	2013.05	口腔临床医学	傅柏平	牛牙釉质超微结构及其对粘接强度影响的研究
山东大学							
	韩　敏	女	1984.07	2013.06	口腔临床医学	王春玲	不同生长型人群下颌磨牙区牙槽骨形态的 CBCT 研究
	刘　毅	男	1983.01	2013.06	口腔临床医学	王春玲	纳米银颗粒和 PLGA 共涂层的不锈钢合金在抗菌和骨诱导方面的作用研究
	刘　超	男	1985.08	2013.06	口腔临床医学	魏奉才	beta 肾上腺素受体在婴幼儿血管瘤发病中的作用研究
	刘刚利	男	1981.02	2013.06	口腔临床医学	徐　欣	N-glycosylationandcanonical-WntsignalingcooperatetoinduceCTHRC1anddriveoralcancercellmigration.
	齐玉萍	女	1986.09	2013.06	口腔临床医学	杨丕山	原位保留病变牙骨质联合应用 EMD 对牙骨质再生的影响
	刘国新	女	1983.06	2013.06	口腔临床医学	姜广水	CCL28 在感染 CMV 涎腺中的表达变化及相关信号传导途径的初步探讨
	李国菊	女	1965.01	2013.06	口腔临床医学	徐　欣	KGF 噬菌体活性肽构建及防治放射性口炎的实验研究
	闫香珍	女	1984.03	2013.12	口腔临床医学	杨丕山	重组人骨形成蛋白 2 和重组人神经生长因子 β 在三度根分叉缺损修复过程的作用研究
中南大学							

续表 13

博士学位授予单位	姓名	性别	出生年月	获学位年月	所授学位专业	指导教师	毕业论文题目
	尹 乒	女	1974.05	2013.06	口腔临床医学	翦新春	双相 FHA/SrHA 涂层的构建及其生物相容性
	李奉华	男	1965.11	暂未获	口腔基础医学	彭解英	槟榔碱对口腔黏膜上皮细胞 MMP-2 及成纤维细胞 CTGF 表达影响的信号通路机制研究
	李继佳	男	1986.08	暂未获	口腔临床医学	彭解英	靶向双重抑制 TBK1 和 IKKi 的新型化合物抗舌癌作用及机制研究
	左 军	男	1977.02	暂未获	口腔临床医学	唐瞻贵	DBD 改性对纯钛表面生物相容性影响的体外研究
	王 璇	女	1979.10	暂未获	口腔临床医学	唐瞻贵	自体骨髓间充质干细胞用于小型猪全脱位牙延迟再植的实验研究
	白明海	男	1977.02	2013.12	口腔临床医学	凌天牖	天然衍生脱细胞牛心包膜复合 BMP-2 基因转染的骨髓间充质干细胞(BMSCs)引导骨组织再生的实验研究
中山大学							
	刘 佳	女	1984.11	2013.06	口腔临床医学	凌均棨	变形链球菌调控自身生物膜分散的机制研究及生物膜分散细菌生物学特性分析
	刘 伟	男	1984.07	2013.12	口腔临床医学	凌均棨	变形链球菌调控自身生物膜分散的机制研究及生物膜分散细菌生物学特性分析
	刘昭慧	女	1977.02	暂未获	口腔临床医学	凌均棨	根管不规则区域的三维形态预备分析及感染控制
	滕 飞	女	1984.05	暂未获	口腔临床医学	凌均棨	龋病菌群演替的宏基因组学研究
	田亚光	女	1973.01	2013.06	口腔临床医学	林正梅	粪肠球菌 LTA 对人成骨样 MG63 细胞生物学特性影响的实验研究
	宋 智	男	1982.01	2013.06	口腔临床医学	林正梅	MDP 诱导牙髓细胞 BMP-2 生成及其机制
	贾丽华	女	1985.11	暂未获	口腔临床医学	程 斌	二甲双胍联合氯喹抑制口腔鳞癌的研究
	邱荣敏	女	1982.08	2013.06	口腔临床医学	林焕彩	社会心理学因素对儿童口腔健康行为的影响及儿童龋病相关因素的结构方程分析

续表 13

博士学位授予单位	姓名	性别	出生年月	获学位年月	所授学位专业	指导教师	毕业论文题目
	陶　冶	女	1984.12	2013.06	口腔临床医学	林焕彩	牙菌斑菌群多样性与 S-ECC 发生关系的动态研究
	王剑宁	男	1973.01	2013.06	口腔临床医学	黄洪章	microRNA-375 调控 YAP 促进细胞凋亡逆转头颈鳞癌化疗耐药性的研究
	梁立中	男	1983.12	2013.06	口腔临床医学	廖贵清	Beclin1 调控唾液腺腺样囊性癌自噬与凋亡的分子机制
	荣　琼	女	1985.12	2013.06	口腔临床医学	陈松龄	上颌窦黏膜对窦底提升成骨的影响及其机制研究
	刘志国	男	1978.04	2013.09	口腔临床医学	丁学强	髓系抑制细胞促进口腔鳞癌转移机制的初步研究
	张云燕	女	1983.11	2013.06	口腔临床医学	冉　炜	PA 信号分子 3-O-C12-HSL 通过阻碍人树突细胞成熟介导 Th 细胞极化的分子机制研究
	舒大龙	男	1973.05	暂未获	口腔临床医学	冉　炜	计算机辅助快速原型导板技术在口腔颌面外科的应用研究
	陈　琳	女	1979.07	2013.09	口腔临床医学	艾　虹	RhoA/ROCK 在髁突软骨细胞力学信号转导中的作用及机制研究
南方医科大学							
	谢苗苗	女	–	2013.07	外科学	吴补领	C-di-GMP 信号通路及 *RgpAc* 基因调节变形链球菌致龋特性的初步研究
广西医科大学							
	曾晶晶	女	1980.12	2013.06	耳鼻咽喉科学	周　诺	hBMP-2 基因修饰 BMSCs 膜片异体冻干骨输送盘的构建及其牵张成骨机制的探讨
第三军医大学							
	周　霞	女	1982.12	2013.06	生物医学工程	刘鲁川	FGFR2 功能增强型突变对小鼠下颌骨及牙齿的影响研究

表 14　2013 年度中国口腔医学八年制毕业生一览表

博士学位授予单位	姓名	性别	出生年月	获学位年月	所授学位专业	指导教师	毕业论文题目
四川大学							
	王诗达	男	1987.04	2013.06	口腔临床医学	周学东	变异链球菌 VicRK 双组分信号传导系统结构及功能的研究

续表 14

博士学位授予单位	姓名	性别	出生年月	获学位年月	所授学位专业	指导教师	毕业论文题目
	班兆阳	女	1986.03	2013.06	口腔临床医学	朱智敏	种植体数目及位置对固定种植义齿载荷分布影响的体外模拟试验研究
	甘雪琦	女	1986.06	2013.06	口腔临床医学	于海洋	线粒体关键蛋白在氧化应激相关性疾病中的作用及其机制研究
	吴亭熹	女	1987.01	2013.06	口腔临床医学	周学东	以最新表现型及基因组方法研究义齿微生物群落及其相关疾病
	何武林	男	1985.12	2013.06	口腔临床医学	邹淑娟	微弧氧化和喷砂处理对种植体骨整合影响的研究
	李春洁	男	1986.07	2013.06	口腔临床医学	李龙江	口腔癌下颌骨侵犯的影像诊断、治疗及预后的系统评价
	唐贶昀	男	1987.01	2013.06	口腔临床医学	胡　静	牵张成骨及颏成形术矫治TMJ强直继发小下颌畸形
	杨　阳	女	1987.09	2013.06	口腔临床医学	宫　苹	bFGF对种植体周神经再生和骨再生影响的初步研究
	成　伟	男	1985.04	2013.06	口腔临床医学	吴亚菲	Glutaredoxin在牙龈卟啉单胞菌脂多糖诱导EA-hy926细胞氧化损伤中的作用
	文　才	男	1985.10	2013.06	口腔临床医学	梁　星	种植单冠的经济学和对口腔卫生维护及临床效果的影响
	李　锋	男	1985.12	2013.06	口腔临床医学	田卫东	不同体积分数富血小板血浆复合脂肪干细胞促进脂肪移植存活的实验研究
	杨琪建	男	1986.06	2013.06	口腔临床医学	石　冰	PRDM16基因单核苷酸多态性及吸烟饮酒暴露因素与非综合征型唇腭裂相关性研究
	蒋贤军	男	1986.09	2013.06	口腔临床医学	胡德渝	成都市郊区学龄儿童患龋状况调查和防龋探讨
	林　威	男	1986.09	2013.06	口腔临床医学	胡　静	山羊颞下颌关节盘损伤自我修复能力研究
	门　乙	男	1987.01	2013.06	口腔临床医学	李龙江	腮腺肿瘤诊断及治疗的系统评价及Meta分析
	王李鑫	男	1987.01	2013.06	口腔临床医学	郑　谦	成人鼻形态的测量分析及改良鼻中隔软骨植入术后疗效观察
	许鹏程	男	1987.01	2013.06	口腔临床医学	周学东	精氨酸对人牙釉质早期龋再矿化的实验研究

续表14

博士学位授予单位	姓名	性别	出生年月	获学位年月	所授学位专业	指导教师	毕业论文题目
	敬治兴	男	1988.05	2013.06	口腔临床医学	胡　涛	CBCT应用于评估磨牙根管充填质量的研究
	颜　雯	女	1986.01	2013.06	口腔临床医学	李　伟	代谢组学方法用于分析口腔生物材料生物相容性的探讨
	李晓旭	女	1986.03	2013.06	口腔临床医学	陈谦明	人前列腺干细胞抗原基因与口腔黏膜癌变相关性的初步研究
	邹华伟	女	1986.09	2013.06	口腔临床医学	宫　苹	慢性肾脏病对钛种植体骨整合的影响
	王晓婧	女	1986.12	2013.06	口腔临床医学	于海洋	微振动对血管内皮细胞增殖和分化的影响研究
	彭怡然	女	1986.12	2013.06	口腔临床医学	陈杨熙	正畸治疗中菌斑生物膜的控制与预防
	肖　凌	女	1987.01	2013.06	口腔临床医学	于海洋	中国民航飞行员口腔健康现状及口腔相关生存质量的横断面调查
	叶　瑞	女	1987.02	2013.06	口腔临床医学	赵志河	神经纤维瘤病牙槽生物学的研究
	任　倩	女	1987.03	2013.06	口腔临床医学	周红梅	口腔鳞状细胞癌浸润早期体外三维模型的建立初探
	黄文婷	女	1987.06	2013.06	口腔临床医学	朱智敏	喇叭口残根不同桩核修复后的抗折强度研究
北京大学							
	李　莱	女	1986.12	2013.07	口腔医学	林　野	局部肌注A型肉毒素对种植患者最大咬合力的影响
	黄云惠	女	1985.12	2013.07	口腔医学	华　红	p38MAPK在口腔扁平苔藓及口腔临床细胞癌中的表达及意义
	戴帆帆	女	1989.03	2013.07	口腔医学	许天民	拔牙矫治初期镍钛弓丝排齐阶段支抗牙力系统分析
	李嘉楠	女	1986.08	2013.07	口腔医学	高学军	复合树脂-牙本质黏接界面的超声显微成像研究
	黄良斌	男	1986.12	2013.07	口腔医学	彭　歆	游离组织瓣修复全舌缺损的临床研究
	童泽榕	男	1987.02	2013.07	口腔医学	高学军	次氯酸钠和氯己定联合冲洗对根管内粪肠球菌的作用
	章晶晶	女	1987.04	2013.07	口腔医学	李巍然	正畸拔牙矫治对上气道及周围结构的影响

续表 14

博士学位授予单位	姓名	性别	出生年月	获学位年月	所授学位专业	指导教师	毕业论文题目
	赖观有	男	1987.08	2013.07	口腔医学	周永胜	赖氨酸特异性去甲基化酶 1 抑制骨髓间充质干细胞的成骨向分化
	孙　浩	男	1988.05	2013.07	口腔医学	冯海兰	短种植体支持游离端可摘局部义齿的三位有限元力学分析
	罗　铮	男	1987.04	2013.07	口腔医学	徐　军	牙本质肩领缺损和牙槽骨高度降低对上颌前磨牙桩核修复后抗折强度的影响
	郑佳佳	女	1987.02	2013.07	口腔医学	葛立宏	硫酸铁止血剂在乳磨牙牙髓切断术中的应用
	廖　宇	男	1986.09	2013.07	口腔医学	谭建国	紫外线和低温等离子对氧化锆黏接强度的影响
	林　斐	女	1987.10	2013.07	口腔医学	岳　林	树脂间结合与黏接的微拉伸强度研究
	陈　虎	男	1986.08	2013.07	口腔医学	吕培军	面向效率的飞秒激光牙体切削参数探索
	杨　雪	女	1987.01	2013.07	口腔医学	马绪臣	口腔医学专业医生及学生对 CBCT 临床应用认识现况的调查
	黄　湉	女	1986.12	2013.07	口腔医学	张　益	计算机导航系统在颞下颌关节强直手术中的应用及效果评价
	苑绪光	男	1987.01	2013.07	口腔医学	郭传瑸	不同截骨工具对下颌骨旁正中劈开入路骨愈合及术后咬合关系影响的研究
	李　丹	女	1987.01	2013.07	口腔医学	郭传瑸	超声骨刀在磨牙拔除术中的应用研究
	李　昕	女	1987.12	2013.07	口腔医学	秦　满	糖尿病儿童血浆及龈沟液中白细胞介素-1β、C 反应蛋白水平的初步研究
	孙　玥	女	1987.08	2013.07	口腔医学	周彦恒	托槽隐形矫治器远移上磨牙矫治效果的初步研究
	赵静仁	男	1989.01	2013.07	口腔医学	孟焕新	45 300 份信息电子化牙周检查表的回顾性分析
	郭晓丹	女	1988.08	2013.07	口腔医学	欧阳翔英	富血小板血浆应用于牙周骨下袋治疗的长期疗效观察
	金　鑫	女	1988.01	2013.07	口腔医学	刘宏伟	口腔扁平苔藓癌变及其影响因素的研究

续表 14

博士学位授予单位	姓名	性别	出生年月	获学位年月	所授学位专业	指导教师	毕业论文题目
	刘　园	女	1987.09	2013.07	口腔医学	栾庆先	北京社区人群慢性牙周炎和颈动脉内膜中层厚度的相关性研究
	王思斯	女	1987.05	2013.07	口腔医学	郑树国	综合防治措施对重度低龄儿童龋患儿唾液中微生物的影响
	高　原	女	1986.09	2013.07	口腔医学	谢秋菲	颞下颌关节紊乱病—肌筋膜疼痛相关基因的筛选与分析
	乔　迪	女	1988.01	2013.07	口腔医学	高学军	新型生物陶瓷材料(iRootBP-plus 和 iRootFS)生物学特性的体外研究
	胡　嘉	女	1987.04	2013.07	口腔医学	刘　鹤	乳前牙根部牙本质力学性能及根管形态的测定
	杨　柳	女	1987.03	2013.07	口腔医学	马　莲	50 年先天性唇腭裂外科治疗的回顾性研究
	刘欣然	男	1987.08	2013.07	口腔医学	王新知	天然人前磨牙釉牙本质界三维形态平均模型的建立
	廖晓玲	女	1986.12	2013.07	口腔医学	冯海兰	小直径种植体固位的下颌覆盖义齿力学分析及临床初步观察
	刘　帅	女	1987.07	2013.07	口腔医学	周彦恒	分级化纤维内矿化胶原的纳米机械性能与生物相容性研究
	胡洪成	男	1986.12	2013.07	口腔医学	栾庆先	个性化根形种植体的制作精度评价和动物实验研究
	张　昕	女	1986.09	2013.07	口腔医学	徐　韬	两种牙膏抑制牙菌斑和减轻牙龈炎症功效的临床试验研究
	肖雨萌	女	1987.02	2013.07	口腔医学	葛立宏	全身麻醉下牙齿治疗对患儿身心影响的临床研究
	王　哲	女	1986.08	2013.07	口腔医学	王　兴	女性双颌前突患者正颌术后软硬组织变化的研究
	杨　刚	男	1986.11	2013.07	口腔医学	孟焕新	基于软组织间接显影结合 CBCT 测量和分析上颌前牙软硬组织形态的初步临床研究
	吕晓鸣	男	1987.09	2013.07	口腔医学	张建国	^{125}I 粒子植入放射治疗下颌下腺恶性肿瘤的临床分析
第四军医大学							

续表 14

博士学位授予单位	姓名	性别	出生年月	获学位年月	所授学位专业	指导教师	毕业论文题目
	张文凯	男	1987.10	2013.06	牙体牙髓病学	余　擎 金　岩	骨衰老过程中 miR-31 对骨髓间充质干细胞的调控作用机制研究
	王亚飞	男	1987.08	2013.06	牙体牙髓病学	倪龙兴	AIM2 在大鼠牙髓中的表达以及与牙髓炎症相关作用机制的研究
	张　钰	男	1987.02	2013.06	儿童口腔医学	王小竞 金　岩	牙周膜干细胞在乳牙生理性根吸收中的作用及 Runx2 调控作用的实验研究
	翁雁鸣	男	1987.12	2013.06	口腔颌面外科学	刘彦普	应用细胞膜片体内构建带血管蒂组织工程骨的初步研究
	刘　毅	女	1986.06	2013.06	口腔种植学	李德华	单纯脱蛋白牛骨材料用于开窗法上颌窦底提升延期牙种植体植入术的临床研究
	王　超	男	1987.02	2013.06	口腔正畸学	丁　寅	脊柱侧弯与颌面部不对称性畸形的相关性研究
	吴凯敏	男	1988.01	2013.06	口腔修复学	张玉梅	微弧氧化牙种植体表面 miRNA 生物学修饰促成骨实验研究
	芦　帅	男	1987.08	2013.06	口腔修复学	陈吉华	蛋白聚糖在牙本质中分布及其与牙本质黏接性能的相关性研究
武汉大学							
	龙　甜	女	1987.08	2013.06	口腔医学	王家伟	电化学沉积钙磷涂层的体外降解及含锶/锌钙磷涂层对成骨细胞/破骨细胞体外影响的初步研究 & 临床病例报告
	吕军州	男	1987.08	2013.06	口腔医学	边　专	ProTaper 和 TF 的根管偏移的 μCT 比较研究病例报告
	刘　欢	男	1986.09	2013.06	口腔医学	陈　智	成牙本质细胞分化的表观遗传学调控研究及病例报告
	钟皓研	女	1985.06	2013.06	口腔医学	赵怡芳	口腔颌面部动静脉畸形的临床诊治及组织病理学研究
	李昊森	男	1987.05	2013.06	暂未获	龙　星	-
	韦　健	男	1987.08	2013.06	口腔医学	王贻宁	基于三维红外扫描的可摘局部义齿三维有限元建模及其应力分析研究 & 临床病例报告
	刘思颖	女	1987.05	2013.06	口腔医学	黄　翠	含钙脱敏剂对牙本质黏接强度的影响 & 临床病例报告

续表14

博士学位授予单位	姓名	性别	出生年月	获学位年月	所授学位专业	指导教师	毕业论文题目
	张　晨	男	1986.09	2013.06	口腔医学	贺　红	上气道的三维测量及其与骨面型的相互关系
	沈振宇	男	1986.09	2013.06	口腔医学	李祖兵	发育期髁突胫骨折愈合的数学模型研究
	阳沙沙	女	1988.09	2013.06	口腔医学	彭　彬	调节性T细胞在根尖周炎中的作用机制及病例报告
	廖亚洲	男	1987.07	2013.06	口腔医学	赵怡芳	袋形术治疗下颌骨大型牙源性角化囊性瘤的临床研究&病例报告
华中科技大学							
	魏　蔚	女	1984.07	2013.07	外科学	毛　靖	牙生物磷灰石结合肽的淘选及生物矿化的初步研究
	龚士强	男	1986.11	2013.07	外科学	毛　靖	季铵盐改性硅酸盐在齿科甲基丙烯酸酯基树脂材料中的应用研究
	祁胜才	男	1985.04	2013.07	外科学	朱声荣	高迁移率族蛋白B_1对人牙髓细胞增殖、迁移和分化的影响
	木　义	男	1984.01	2013.07	外科学	朱声荣	人类乳头瘤病毒在含牙囊肿、牙源性角化囊性瘤及成釉细胞瘤中的检出率，及其检出率同Ki-67和COX-2蛋白表达之间的关系

（吴　婷）

科学研究

教育部关于进一步规范高校科研行为的意见

教监[2012]6 号

省、自治区、直辖市教育厅(教委)、新疆生产建设兵团教育局,有关部门(单位)教育司(局),部属各高等学校:

为全面落实科教兴国和人才强国战略,调动和保护高校和科研人员的积极性创造性,维护高校科学研究秩序,营造良好科研氛围,增强高校科研能力,促进教育科技事业科学发展、健康发展,现就规范高校科研行为提出如下意见:

一、规范高校科研行为的总体要求

1. 科学研究是高校的重要职能,科研人员是高校科学发展的重要资源。长期以来,高校科研人员牢记科教兴国和人才强国使命,立足岗位、敬业奉献,为创新型国家建设和高校人才培养、科学研究、社会服务、文化传承创新作出重要贡献。新的历史条件下,大力推动科技创新驱动发展、全面提高高等教育质量,对高校科学研究提出新的更高要求。当前,在高校科研活动中学术失范行为较为严重,贪污、挪用科研经费案件时有发生。进一步规范高校科研行为,维护科研秩序,是一项紧迫任务。

2. 规范高校科研行为的总体工作要求是:坚持教育引导、制度规范、监督约束并重的原则,坚持标本兼治、综合治理、惩防并举、注重预防的方针,坚持管理与服务相结合、自律与他律相结合、严格规范科研行为与保护科研人员积极性创造性相结合,切实加强科研行为管理,促进科研人员廉洁从业。

3. 高校科研人员开展科研活动的总体要求是:自觉践行社会主义核心价值观,严格遵守国家宪法和法律法规;模范遵循学术规范和科学伦理,坚决抵制学术失范和学术不端行为;大力弘扬科学研究精神,不断增强科技创新能力;严格遵守师德规范,牢固树立服务意识,主动服务经济社会发展。

二、高校科研行为规范的具体内容

4. 科研人员申报项目,要坚持实事求是,充分考虑自身研究力量,加强可行性论证,对申报项目的工作基础、研究现状、人员组成等作真实陈述,保证申报项目材料的真实可信。不得隐瞒与项目协作单位以及参与人员的利益关系。不得以任何方式干扰影响项目评审工作。

5. 科研人员要在学校指导协助下,按照目标相关性、政策相符性和经济合理性原则,科学、合理、真实地编制科研经费预算,增强预算的前瞻性和可操作性。不得以编造虚假合同、虚列支出项目等手段编报虚假预算。

6. 科研人员要严格按照项目合同(任务书)的预期目标和要求,认真完成各项研究任务,严格执行国家保密法规。不得随意变更项目承担单位、项目负责人、研究目标、研究内容、研究进度和执行期、主要研究人员。不得违反规定将科研任务外包、转包他人,利用科研项目为特定关系人谋取私利。不得泄露国家秘密、商业秘密和个人隐私,确保科研项目安全。

7. 科研人员要有高度的社会责任感,坚持实事求是的科学精神和严谨认真的治学态度。不得从事危害国家安全、损害社会公共利益、危害人体健康、违反伦理道德等方面的研究。不得抄袭、剽窃、侵占他人研究成果，伪造、篡改科研数据文献。

8. 科研人员要严格遵守财经法律法规，坚持科研经费统一管理原则，按照预算批复的支出范围和标准使用经费，提高科研经费使用效益。不得违反规定转拨、转移科研经费，购买与科研活动无关的设备、材料。不得虚构项目支出、使用虚假票据套取科研经费。不得虚列、虚报、冒领科研劳务费，用科研经费报销个人家庭消费支出。不得用科研经费从事投资、办企业等违规经营活动。不得隐匿、私自转让、非法占有学校用科研经费形成的固定资产和无形资产。不得借科研协作之名将科研经费挪作他用。

9. 科研人员在学术评价和学术评审活动中，要坚持科学标准，遵循客观、公正原则，如实反映评价对象的质量和水平，若与被评对象存在利益关系，要及时主动说明并回避。不得在学术评价或学术评审活动中徇私舞弊，接受可能影响客观公正的礼金和各种有价证券、支付凭证。不得泄露评审信息，散布不实评审信息，利用评审工作或掌握的评审信息谋取利益，从事不正当交易。

10. 项目负责人要模范遵守相关法律法规和规章制度，对项目申报、执行和科研经费使用的合规性、合理性、真实性、相关性负直接责任，在项目申报、实施和结项等环节，主动向管理部门说明与科研活动利益关联和利益冲突情况，自觉接受监督。要加强对所带领科研团队、所承担项目的成员特别是青年人才的教育和管理，做到身体力行、言传身教。

三、建立健全高校科研行为管理机制

11. 坚持党管人才的原则，在高校党委的领导下，贯彻落实人才强国战略，把科研人才队伍建设纳入人才工作总体部署，不断完善科研行为管理制度和服务保障机制，激发科研人员的创新创造活力。

12. 坚持高校党委对重大科研项目和重大科研经费的监管，强化责任意识，完善责任体系，健全科技资源配置机制、科研活动内控机制。校长要认真履行法人代表责任，指导督促分管科研、财务工作的校领导，加强对科研行为的管理。分管科研、财务工作的校领导要切实担负起对科研活动督促引导和对科研经费监督管理的职责。

13. 高校科研、财务等职能部门，要增强管理和服务意识，认真履行监管职能，加强对科研人员的服务、指导、管理、监督，对科研人员申报的合作(外协)项目，要按项目管理规定严格审核把关。学院(系、所、中心、研究院等)作为科研活动基层管理单位，要认真履行对本单位科研行为的监管责任，对项目执行、经费使用等情况予以指导和监督。审计、纪检监察部门要加强对重大科研项目执行、科研经费使用、科研人员从业行为的监督检查。

14. 高校学术委员会、学位评定委员会、学风建设委员会应充分发挥在学术评价、学术发展、学风建设中的重要作用，完善工作规程，积极开展学术规范和科研诚信宣传教育。学校科研机构和学术团队要加强团队管理，完善自我约束、自我管理机制。学校要为学术组织有序有效开展工作提供支持和保障。

15. 高校要把教育引导作为规范科研行为、促进科研人员廉洁从业的基础，加强对科研人员职业素养和诚信教育，弘扬良好学风，不断提高科研人员思想政治素质和业务素质。加大违法违纪案件通报力度，加强警示教育、示范教育，增强科研人员廉洁从业意识。建立健全科研人员培训制度，将法律法规、廉洁从业培训纳入教师岗位培训和职业培训之中，完善培训内容，创新培训形式，建立培训档案，增强培训实效。

16. 高校要加强科研文化建设，把科研文化建设作为大学文化传承创新的重要动力，大力培育崇尚科学、追求真理的思想理念，包容并蓄、宽松和谐的学术环境，诚实守信、风清气正的文化氛围。

17. 高校要建立健全科研人员考核评价

体系，建立科研诚信档案制度，及时准确记录科研人员从业行为，将廉洁从业情况纳入对科研人员考核的重要内容，考核结果作为对教学科研人员专业技术职务评聘、奖惩的重要依据。

四、依法惩处高校科研违法违纪行为

18. 高校要完善学术不端行为的查处机制，严肃查处科研活动中的违规违纪违法行为。对于违反科研行为规范的，视情节轻重，给予约谈警示、通报批评、暂停项目执行和项目拨款、责令整改、终止项目执行和项目拨款直至限制项目申报资格等处理。构成违纪的，依据《事业单位工作人员处分暂行规定》、《财政违法行为处罚处分条例》，视情节轻重给予警告、记过、降低岗位等级或撤职、开除等处分。涉嫌犯罪的，移送司法机关依法追究其刑事责任。

19. 高校各级领导特别是主要负责人，要切实履行对科研人员的服务和科研活动的监管职责，加强服务保障、教育引导、监督管理，确保科研工作健康发展。因未能正确履行监管责任，发生科研人员重大违法违纪问题被依法判处刑罚的，参照《关于实行党政领导干部问责的暂行规定》，追究责任单位和有关领导、管理人员的责任。

教育部

二〇一二年十二月十八日

教育部　国家外国专家局关于高等学校学科创新引智计划2014年度建设项目立项通知

教技函[2013]50号

有关高等学校：

根据“十二五”总体规划，教育部和国家外国专家局联合组织的2014年度“高等学校学科创新引智计划”(简称“111计划”)评审工作已结束。经研究，批准北京大学“区域生态与环境(污染与气候变化)创新引智基地”等44个引智基地作为2014年度建设项目予以立项(名单见附件1)。现将有关要求通知如下：

一、各基地依托高校要严格按照教育部、国家外国专家局《高等学校学科创新引智基地管理办法》(教技[2006]4号，以下简称《办法》)，高度重视和加强本校引智基地的建设与管理，建立统筹管理长效机制，强化校内科研管理部门和外事管理部门的协作，确立并完善由相关部门组成的“111计划”校级管理机构，积极有效地推动引智基地健康可持续发展。

二、各基地依托高校要为引智基地在组织、人员、资金、管理体制与运行机制等方面提供保障支持，为引进的高水平海外专家团队创造良好的科研环境和生活条件，充分发挥中外团队的积极性和创造力，有效推进学校学科建设、科学研究和人才培养水平的不断提升。

三、各基地依托高校要切实按照1∶1的比例落实配套经费，并强化对引智基地经费的管理，严格遵守国家有关财务管理规定，加强监督，提高资金使用效益，确保基地按计划、高质量建设。

四、各新建引智基地要根据《办法》和专家评审意见，进一步明确学科目标，凝练研究方向，完善建设方案，落实合作任务，加强实质性合作，努力提高自身实力水平。教育部和国家外国专家局将组织力量对建设中的引智基地进行检查指导。

五、各新建基地及依托高校需填报《高等学校学科创新引智基地情况表》(附件 2),于 2013 年 10 月 31 日前分别报送至教育部科技司和国家外国专家局教科文卫专家司。

教育部科技司主页:http://www.dost.moe.edu.cn

教育部科技司联系人:王斌 李渝红

联系电话:010-66096298

国家外国专家局教科文卫专家司联系人:刘铭辉 王嵩

联系电话:010-68944761

附件:

1. 高等学校学科创新引智计划 2014 年度立项基地名单

2. 高等学校学科创新引智基地情况表

附件略

教育部　国家外国专家局

二〇一三年十月十四日

表 1　高等学校学科创新引智计划 2014 年度立项基地名单*

序号	基地编号	基地名称	依托单位	负责人
38	B14038	口腔医学学科创新引智基地	四川大学	陈谦明

注:* 摘自高等学校学科创新引智计划 2014 年度立项基地名单,排序不分先后。

教育部关于下达 2013 年度教育部工程研究中心建设项目立项计划的通知

教技函[2013]56 号

北京、江苏、浙江、福建、江西、河南、广东、陕西省(市)教育厅(教委),部属有关高等学校,国家开放大学:

根据《教育部工程研究中心建设与管理暂行办法》,经立项评审、现场考察和建设方案可行性论证,同意你们报送的相关《教育部工程研究中心建设项目可行性研究报告(修订版)》,并将相关工程研究中心纳入教育部工程研究中心(以下简称工程中心)建设计划。现将《2013 年度教育部工程研究中心建设项目立项计划》(详见附件)下达给你们,有关事项通知如下:

一、工程中心建设是高校工程技术学科创新平台建设的载体和抓手,是提升高校人才、学科、科研三位一体创新能力的着力点。各依托高校及其行政主管部门要高度重视,抓紧建设计划的组织实施。

二、工程中心建设过程中,要紧密结合国家和区域经济社会发展的重大需求,密切产学研结合,切实加强中试和工程化验证环境与条件、研发与工程技术队伍建设。各依托高校要以改革促建设,积极探索建立有效的成果转化体制机制。

三、项目建设期为三年,到期应及时开展竣工验收。

附件:2013 年度教育部工程研究中心建设项目立项计划

附件略

教育部

二〇一三年十月三十日

表 2　2013 年度教育部工程研究中心建设项目立项计划*

序号	立项工程中心名称	建设负责人	依托单位
9	口腔转化医学	田卫东	四川大学、四川大学华西口腔医院
10	口腔颌面再生与修复	金　岩	第四军医大学、四军医大附属口腔医院

注：* 摘自 2013 年度教育部工程研究中心建设项目立项计划。

教育部关于公布 2013 年度“创新团队发展计划”入选名单的通知

教技函[2013]59 号

有关省、自治区、直辖市教育厅(教委)，新疆生产建设兵团教育局，有关部门教育(人事)司(局)，解放军总政治部干部部，部属有关高等学校：

经有关高校、教育主管部门推荐，专家通讯评审和会议答辩评审，并经公示，2013 年度教育部“创新团队发展计划”入选团队已经确定，现予以公布(名单见附件)，并将有关事项通知如下：

一、入选创新团队资助期限为 2014 年 1 月至 2016 年 12 月，资助经费自然科学领域 300 万元，哲学社会科学领域 150 万元。“985 工程”高校所属团队的资助经费由所在高校“985 工程”建设经费支持，非“985 工程”高校所属团队的资助经费由教育部和所在单位按照 1:1比例共同支持。

二、有关高校应按照我部《“长江学者和创新团队发展计划”创新团队支持办法》(教人[2004]4 号)的规定，做好创新团队后续管理工作，于 2014 年 6 月前组织创新团队建设论证，并提交建议论证报告，资助期满及时组织结题验收。

三、有关高校要把团队建设与学科建设、平台建设紧密结合，积极为团队发展提供政策支持和条件保障，营造良好的学术氛围。

附件：2013 年度教育部“创新团队发展计划”入选名单

附件略

教育部

二〇一三年十一月七日

表 3　教育部“创新团队发展计划”口腔医学类入选名单*

年度	序号	姓名	所在高校	研究方向
2006	IRT0639	陈谦明	四川大学	人类重大牙颌面疾病发病机制与防治关键技术的研究
2012	IRT1217	金　岩	第四军医大学	颅颌面组织再生与重建基础和临床研究
2013	IRT13051	陈吉华	第四军医大学	牙齿及颊面组织缺损修复材料研究与功能化改进

注：* 摘自历年教育部“创新团队发展计划”入选名单。

关于公布 2013 年度国家自然科学基金申请项目评审结果的通告

国科金发计[2013]50 号

国家自然科学基金委员会在 2013 年度项目申请集中接收期间共接收各类项目申请 157 986 项,经初步审查受理 153 525 项。根据《国家自然科学基金条例》、国家自然科学基金相关类型项目管理办法的规定和专家评审意见,决定资助面上项目、重点项目、重大项目、创新研究群体项目、优秀青年科学基金项目、青年科学基金项目、地区科学基金项目、海外及港澳学者合作研究基金项目、国家基础科学人才培养基金项目、重大国际(地区)合作研究项目、科学仪器基础研究专款项目、国家重大科研仪器设备研制专项自由申请项目、部分联合基金项目和科普项目合计 35 533项,其余项目正在评审过程中。

有关评审结果将通知相关依托单位,其科研管理人员可登录科学基金网络信息系统(https://isis.nsfc.gov.cn)查询本单位申请项目评审结果。申请项目批准资助通知、不予资助通知及专家评审意见将以电子邮件形式告知申请人。

申请人如对不予资助决定有异议,可在 9 月 6 日前向国家自然科学基金委员会提出复审申请。有关复审申请、受理及审查工作程序和要求见附件。

欢迎各依托单位和科研人员对国家自然科学基金项目评审工作提出意见和建议。

附件:2013 年度国家自然科学基金不予资助项目复审申请、受理及审查工作程序和要求

附件略

国家自然科学基金委员会

二〇一三年八月十六日

中国高等院校口腔医学院系和口腔医院科技成果获奖及获科研基金资助简况

本栏目收录范围主要为中华人民共和国各部委、省(自治区)、直辖市和中国人民解放军军级以上单位授予的口腔医学科技成果奖(表 4)及资助的科研基金项目(表 5),市级和校级以及立项无资助的项目均未统计。收录时限为 2013 年。

表 4　2013 年度中国口腔医学院系和口腔医院科技成果获奖一览表

获奖项目名称	主要完成单位	主要完成人	奖励名称与等级	授奖部门
牙种植体周围骨再生的基础和临床研究	四川大学	林云锋　宫　苹 满　毅　蔡潇潇 杨醒眉　袁　泉 彭　强　高　波 孙建勋	高等学校科学技术研究优秀成果奖科技进步二等奖 成都市科技进步奖二等奖	中华人民共和国教育部 成都市人民政府

续表 4

获奖项目名称	获奖单位	获奖人员	奖励名称与等级	授奖部门
口腔黏膜上皮细胞体外癌变模型的建立及基因组学、蛋白质组学研究	上海交通大学	钟来平　张志愿 潘红芽　叶冬霞 张　雷　杨　筱 陈万涛	高等学校科学研究优秀成果奖自然科学奖二等奖	中华人民共和国教育部
颞下颌关节囊内黏边的诊疗新技术及发病机制	上海交通大学	张善勇　杨　驰 陈万涛　刘秀明 沈　佩　陈敏洁 蔡协艺　王保利 曹　巍　魏魁杰	高等学校科学研究优秀成果奖科学技术进步奖二等奖	中华人民共和国教育部
骨性Ⅲ类牙颌畸形非手术矫治的突破及传动矫正器、技术的研发	北京大学 华中科技大学	林久祥　周彦恒 许天民　陈莉莉 陈贤明　谷　岩 李巍然　聂　琼 丁　鹏　江久汇等	北京市科技奖二等奖 中华医学科技奖二等奖	北京市人民政府 中华医学会
数字化外科修复重建颅颌面缺损与畸形的基础与临床研究	上海交通大学	沈国芳　张诗雷 王旭东　房　兵 王成焘　林艳萍 徐　兵　史　俊 于洪波　蔡　鸣	上海市科学技术进步奖三等奖	上海市政府
牙颌面畸形的正颌正畸联合治疗-临床与基础研究	上海交通大学	沈国芳　房　兵 王旭东　唐友盛 朱　敏　张诗雷 蔡　鸣　于洪波 张文斌	华夏医学科技奖二等奖	中国医疗保健国际交流促进会
口腔颌面-头颈部恶性肿瘤超声热化疗的基础研究及临床应用	上海交通大学	郭　伟　任国欣 沈国峰　孟　箭 陈亚珠　白景峰 邱蔚六　叶冬霞 张　杰	中华医学科技奖三等奖	中华医学会
口腔癌基因表达谱和诊治靶点基因的基础和临床	上海交通大学	陈万涛　张志愿 邱蔚六　张　萍 徐　骎　张陈平 孙　坚　周晓健 严　明　曹　巍	上海医学科技奖二等奖	上海市医学会
牙周组织重建与再生的基础与应用研究	第四军医大学	金　岩　陈发明 张勇杰　金钫轩昆 丁　寅　吴织芬 罗海浪　刘文佳 胡成虎　杨振华	陕西省科学技术进步奖一等奖	陕西省科技厅
牙周炎微生物学机制伴全身系统疾病综合治疗方案确定和评估	中国医科大学	潘亚萍	辽宁省科学技术奖二等奖	辽宁省科技厅

续表 4

获奖项目名称	获奖单位	获奖人员	奖励名称与等级	授奖部门
口腔颌面-头颈肿瘤根治术后缺损的个体化修复与重建	中国医科大学	孙长伏	辽宁省科学技术奖二等奖	辽宁省科技厅
牙周骨缺损的基础与牙周病临床系列研究	中国医科大学	林晓萍	辽宁省科学技术奖二等奖	辽宁省科技厅
血管瘤及血管畸形的生物学行为及治疗的系列研究	中国医科大学	王绪凯	辽宁省科学技术奖三等奖	辽宁省科技厅
细胞周期素 D1 对口腔颌面部肿瘤发生及预后的影响	大连医科大学	刘婷姣 王莉红 杨雪松 王 如 马国武 贾祝强 刘唯佳 朱 蕾 张建威 贵 林等	辽宁省科技进步奖三等奖	辽宁省科技学技术奖励委员会
先天性唇腭裂发生机制与缺损修复的系列研究	大连医科大学	肖 晶 王 如 马国武 刘婷姣 王 福 梁 欣 丛 蔚 朱 蕾 李 楠 张奎启等	辽宁省科技进步奖三等奖	辽宁省科技学技术奖励委员会
细胞因子 VEGF 及 Leptin 联合间充质干细胞促进放创复合伤愈合机制的研究	吉林大学	刘志辉 王博蔚 刘春丽 王 悦 刘书会	吉宁省科技进步奖三等奖	吉林省科技厅
临床科研双优型口腔医学人才的培养与实践	南京大学	胡勤刚 孙卫斌 葛久禹 唐恩溢 骆小平	江苏省教学成果奖高等教育类二等奖	江苏省教育厅
热塑牙胶充填技术用于疑难根管的治疗	南京大学	葛久禹 张 宁 董迎春	江苏省卫生厅医学新技术引进一等奖	江苏省卫生厅
树脂黏接剂对提高薄壁根管金属桩固位、抗力的临床基础研究	南京大学	王 宁 方秀华 骆小平	江苏省卫生厅医学新技术引进二等奖	江苏省卫生厅
上颌快速扩弓技术的基础和临床应用研究	南京医科大学	王 林 张卫兵 马俊青 李青奕 潘永初 赵春洋 王震东 严 斌 张晓旻	江苏省科技进步奖二等奖	江苏省人民政府
表面修饰有功能基团的促骨生成材料的研究与开发	浙江大学	谢志坚 何福明 杨国利 石 珏 杨晓峰 葛巍立 李盛来 朱赴东 宋 恩 何剑锋 潘 珲	浙江省科学技术奖三等奖	浙江省科技厅
富血小板纤维在牙周组织再生手术中促进牙周软硬组织再生的应用	安徽医科大学	徐 燕 何家才 江崇英 孙晓瑜 李 为 伍雪丽	安徽省科学技术奖三等奖	安徽省科技厅

续表 4

获奖项目名称	获奖单位	获奖人员	奖励名称与等级	授奖部门
Amelotin 蛋白生物学功能研究	山东科技大学	李武修　高玉光　孙岩梁　广　智　褚现明　张娟娟	山东省科技进步奖三等奖	山东省人民政府
医用缓释纳米颗粒的研制与临床应用	中南大学	周建大　吴　松　罗成群　陈良建	湖南省技术发明奖二等奖	湖南省人民政府
牙体牙髓疾病防御调控机制与拟生态修复体系的研究及临床干预	中山大学	凌均棨　韦　曦　林正梅　古丽莎　曾劲峰　龚启梅　高　燕　张　恺　王劲茗　刘　路等	广东省科学技术奖一等奖	广东省科技厅
头颈癌细胞 MDR1、MRP1、Nbs1 表达水平的检测与临床应用	广西医科大学	王代友　周　诺　蒙　宁　巫家晓　邝　海　林　丹　韦山良	广西医药卫生适宜技术推广奖二等奖	广西卫生科教管理学会
牙齿缺损微创修复新技术的应用与研究	第三军医大学	刘鲁川　温秀杰　邓蔓菁　谭颖徽　聂　鑫　刘　锐　张　莉　王金川　张　芸	军队医疗成果二等奖	中国人民解放军总后勤部
新疆维吾尔自治区第十二届自然科学优秀学术论文	新疆医科大学	龚忠诚	新疆维吾尔自治区第十二届自然科学优秀学术论文三等奖	自治区科技厅

表 5　2013 年度中国口腔医学院系和口腔医院获科研基金资助一览表

项目名称	项目负责人	单位	基金来源及名称	批准号或编号	资助金额（万元）
基于混合现实的脑与脊髓及其比邻结构微创手术训练与实时决策系统	田卫东	四川大学	国家高技术研究发展计划（“863”计划）	2013AA013803-3	68.00
颅颌面缺损数字化外科精确整复技术及其装备的研究	汤　炜	四川大学	国家高技术研究发展计划（“863”计划）	2013AA040804	528.00
生物牙根构建及功能评价合作研究	郭维华	四川大学	国际科技合作与交流专项	2013DFG32770	100.00
骨环植骨并同期种植体植入的中远期临床研究	谭　震	四川大学	国际种植学会研究项目	W2013ZZXH01	26.07
牙、颌面发育性疾病研究	叶　玲	四川大学	四川省教育厅科研创新团队	13TD0038	20.00
口腔医学学科创新引智基地	陈谦明	四川大学	高校学科创新引智计划	B14038	900.00

续表 5

项目名称	项目负责人	单位	基金来源及名称	批准号或编号	资助金额（万元）
口腔黏膜癌前损害的发生发展与防治	陈谦明	四川大学	国家自然科学基金创新研究群体科学基金	81321002	600.00
髓源性细胞 TGF-β 信号通路调控 HPV 相关头颈鳞癌侵袭转移的分子机制	梁新华	四川大学	国家自然科学基金（NSFC-NIH 生物医学合作研究项目）	812111542	180.00
牙髓生物学	叶　玲	四川大学	国家自然科学基金优秀青年科学基金项目	81322013	100.00
PTHrP 协同压应力促进正畸牙移动的机制及应用基础研究	李　宇	四川大学	国家自然科学基金面上项目	11372202	80.00
胞外力学信号偶联调控间充质干细胞成软骨分化的机制研究	李　娟	四川大学	国家自然科学基金面上项目	31370992	85.00
树突状细胞对种植体表面成骨相关细胞及成骨作用的影响机制研究	莫安春	四川大学	国家自然科学基金面上项目	81371112	16.00
近日钟基因核心成分与经典 Wnt 通路在 BMSCs 增龄性改变中的交互作用和机制	赵　青	四川大学	国家自然科学基金面上项目	81371113	70.00
新型腭裂组织扩张器和组织工程化腭黏膜对修复腭裂缺损的研究	郑　谦	四川大学	国家自然科学基金面上项目	81371127	70.00
RhoA 对牙髓干细胞迁移过程中干性维持的调控机制研究	胡　涛	四川大学	国家自然科学基金面上项目	81371134	70.00
变异链球菌致龋毒力关键转录调节因子的鉴定及作用机制研究	李继遥	四川大学	国家自然科学基金面上项目	81371135	70.00
microRNA-17-5p 对骨髓间充质干细胞成骨向分化调控及修复根尖周骨的研究	周学东	四川大学	国家自然科学基金面上项目	81371136	70.00
基于 SPP 集成生化传感芯片技术的牙周病早期诊断研究	丁　一	四川大学	国家自然科学基金面上项目	81371149	68.00
牙龈卟啉单胞菌能量代谢基因群对其致病力影响的研究	吴亚菲	四川大学	国家自然科学基金面上项目	81371150	70.00
BMPs 调控 Mef2C-ECR5-SOST 转录轴的分子机制研究	白　丁	四川大学	国家自然科学基金面上项目	81371171	70.00
Dickkopf1 调控血管形成的分子机制研究	韩向龙	四川大学	国家自然科学基金面上项目	81371172	70.00
以 FGF23 为靶点增强慢性肾病患者牙种植体骨整合的研究	袁　泉	四川大学	国家自然科学基金面上项目	81371173	80.00
材料骨组织诱导中的蛋白质组学研究	包崇云	四川大学	国家自然科学基金面上项目	81371181	70.00

续表 5

项目名称	项目负责人	单位	基金来源及名称	批准号或编号	资助金额（万元）
口腔生物膜与肿瘤干细胞分化及肿瘤转移相互作用机制的研究	程　磊	四川大学	国家自然科学基金面上项目	81372889	70.00
钙离子信号通路在口腔鳞癌发生发展和免疫识别中的功能研究	冯明业	四川大学	国家自然科学基金面上项目	81372890	85.00
基于 MIF/CD74 信号通路探讨肿瘤微环境调控口腔鳞癌细胞 EMT/MET 可塑性和干性的分子机制	梁新华	四川大学	国家自然科学基金面上项目	81372891	55.00
蛋白激酶 D 在口腔鳞癌细胞生态位重建和适应中的作用和机制	张　平	四川大学	国家自然科学基金面上项目	81372892	85.00
胞外基质蛋白 Hemicentin1 在牙本质形成中的调控作用	孙建勋	四川大学	国家自然科学基金青年科学基金项目	81300847	23.00
Nfic 基因在 HERSCs 与 DFCs 互作中的作用及对牙根再生的影响	于　湄	四川大学	国家自然科学基金青年科学基金项目	81300848	23.00
超声结合碳纳米管应用于老龄牙周组织工程的研究	李　磊	四川大学	国家自然科学基金青年科学基金项目	81300857	23.00
神经轴突导向分子 SEMA3A 对大鼠牵张成骨的影响及其机制研究	李运峰	四川大学	国家自然科学基金青年科学基金项目	81300858	23.00
持续压缩力诱导 C57BL/6 小鼠骨缝软骨细胞凋亡的信号通路研究	刘　洋	四川大学	国家自然科学基金青年科学基金项目	81300859	23.00
miR-34a 调控人牙髓干细胞牙向分化的机制研究	高　波	四川大学	国家自然科学基金青年科学基金项目	81300875	23.00
根尖周炎中 Dickkopf-1(Dkk-1)诱发骨组织去偶联的机制	张　岚	四川大学	国家自然科学基金青年科学基金项目	81300876	23.00
白色念珠菌分泌型天冬氨酸蛋白酶致病机制及抑制剂的数值模拟研究与初步实验验证	林玉春	四川大学	国家自然科学基金青年科学基金项目	81300888	24.00
Lactoferrin 在大鼠腭中缝发育及牵张成骨中的调控机理研究	陈建伟	四川大学	国家自然科学基金青年科学基金项目	81300905	23.00
VEGF165/BMP2 修饰 BMSCs 对 RBI 早期种植体骨结合的实验研究	唐　华	四川大学	国家自然科学基金青年科学基金项目	81300906	23.00
正畸保持器表面生物膜及细菌黏附机制研究	梅　李	四川大学	国家自然科学基金青年科学基金项目	81301476	23.00

续表 5

项目名称	项目负责人	单位	基金来源及名称	批准号或编号	资助金额（万元）
RACK1 募集肿瘤相关巨噬细胞促进口腔鳞癌生长转移的机制研究	李　敬	四川大学	国家自然科学基金青年科学基金项目	81302371	23.00
2013 牙/骨发育及再生国际学术会	田卫东	四川大学	国家自然科学基金国际(地区)合作与交流项目	31381240271	7.00
Fgf23/Klotho 信号对甲状旁腺激素的调控机理研究	袁　泉	四川大学	四川省青年科技基金杰青资助计划	2013JQ0017	50.00
骨细胞在低强度脉冲超声促进骨折愈合信号感知和传导中的作用研究	李　磊	四川大学	四川省应用基础研究项目	2013JY0010	10.00
糖尿病通过干细胞微环境改变 HIF-1 信号通路影响牙发育的机制研究	陈国庆	四川大学	四川省应用基础研究项目	2013JY0019	10.00
Rho 信号通路调控牙髓细胞快速迁移损伤修复机制的研究	程　立	四川大学	四川省应用基础研究项目	2013JY0028	10.00
SOST 修复牙周炎牙槽骨骨缺失的应用基础研究	韩向龙	四川大学	四川省应用基础研究项目	2013JY0031	10.00
现代根管技术在牙体器官保存修复的临床应用研究	郭　斌	四川大学	四川省科技支撑计划项目	2013SZ0008	60.00
新型脱细胞牙本质修复材料的研发	于　湄	四川大学	四川省科技支撑计划项目	2013SZ0015	20.00
固定正畸治疗多托槽致牙釉质白垩斑的风险评估及发生机理研究	李小兵	四川大学	四川省科技支撑计划项目	2013SZ0016	20.00
健康儿童唾液及牙面菌斑微生物构成的研究	邹　静	四川大学	四川省科技支撑计划项目	2013SZ0024	20.00
应力作用下牙髓组织的修复保护作用及其机制研究	杨　惠	四川大学	四川省科技支撑计划项目	2013SZ0036	20.00
口腔扁平苔藓黏膜微生物组的结构动力学、功能解析与免疫状态的关联研究	李　燕	四川大学	四川省科技支撑计划项目	2013SZ0039	20.00
Wnt/β-catenin 信号通路对应力刺激下牙根吸收与修复过程的调控机制研究	邹淑娟	四川大学	四川省科技支撑计划项目	2013SZ0043	20.00
干细胞组织工程新技术联合细胞因子在牙周膜再生中的应用	赵志河	四川大学	四川省科技支撑计划项目	2013SZ0057	40.00
钛表面载雷尼酸锶壳聚糖膜涂层的研制	梁　星	四川大学	四川省科技支撑计划项目	2013SZ0070	20.00
个性化组织工程脂构建与软组织缺损的整复	王　杭	四川大学	四川省科技支撑计划项目	2013SZ0086	20.00

续表 5

项目名称	项目负责人	单位	基金来源及名称	批准号或编号	资助金额（万元）
羟基磷灰石/改性单壁碳纳米管/PHBV 支架材料体外机械性能及生物相容性研究	郝　亮	四川大学	四川省科技支撑计划项目	2013GZX0168-3	20.00
生物医用新材料关键技术研发	田卫东	四川大学	四川省战略性新兴产品项目	2013GZX0158	120.00
以临床路径为基础基于网络的智能化口腔电子病历的研究	罗　云	四川大学	四川省科技支撑计划	2013GZ0023	20.00
口腔微生物致化疗性口腔炎的分子机制研究	徐　欣	四川大学	四川省国际科技合作与交流计划项目	2013HH0009	10.00
微界面与牙菌斑微生态系时空生长相互作用机制的研究	程　磊	四川大学	教育部新世纪优秀人才计划	NCET-13-0381	50.00
多配体蛋白聚糖 4 在 FGF10 通路调控鼠切牙颈环干细胞增殖和维持中机制研究	郭维华	四川大学	教育部新世纪优秀人才计划	NCET-13-0385	50.00
Lactoferrin/LRP1 调控受力 MSCs 骨向分化及牵张成骨机制的研究	胡　静	四川大学	教育部博士点优先发展领域	20130181130004	40.00
脂肪源性诱导干细胞成软骨分化机制及在软骨再生中的应用研究	林云锋	四川大学	高等学校博士学科点专项科研基金博导类	20130181110012	12.00
增强子 ECR5 在 BMPs 调控 SOST 基因转录中的作用及其分子机制研究	白　丁	四川大学	高等学校博士学科点专项科研基金博导类	20130181110013	12.00
胞外基质蛋白 Hemicentin1 在牙骨质矿化中调控作用的初步研究	孙建勋	四川大学	高等学校博士学科点专项科研基金新教师类	20130181120082	4.00
miR-34a 在人牙乳头细胞牙向分化中的作用机制研究	高　波	四川大学	高等学校博士学科点专项科研基金新教师类	20130181120083	4.00
肿瘤微环境中 RACK1 与 TAM 的关系及其相互作用影响口腔鳞癌生长转移的机制研究	李　敬	四川大学	高等学校博士学科点专项科研基金新教师类	20130181120084	4.00
神经轴突导向分子 SEMA3A 对骨质疏松性骨折愈合的影响及其机制研究	李运峰	四川大学	高等学校博士学科点专项科研基金新教师类	20130181120090	4.00
Rho/ROCK 和 ZO-1 共同调控牙髓干细胞定向分化的机制研究	杨　惠	四川大学	高等学校博士学科点专项科研基金新教师类	20130181120092	4.00
茶多酚-磷酸钙纳米复合物防治酸蚀症的分子机制研究	何利邦	四川大学	高等学校博士学科点专项科研基金新教师类	20130181120125	4.00

续表 5

项目名称	项目负责人	单位	基金来源及名称	批准号或编号	资助金额（万元）
NELL1 基因转染 IPSC-MSCs 联合改良 CPC 修复骨缺损的实验研究	刘　钧	四川大学	全国优秀博士学位论文作者专项资金	201365	46.00
双重载药石墨烯基靶向微粒联合近红外光抗肿瘤实验研究	王　剑	四川大学	教育部留学回国人员科研启动基金	2013-693-11-8	3.00
牙龈卟啉单胞菌能量代谢基因群组的功能鉴定及调控机制研究	赵　蕾	四川大学	教育部留学回国人员科研启动基金	2013-693-11-11	3.50
体内组织工程原位固化骨诱导性骨再生材料的研究	欧国敏	四川大学	教育部留学回国人员科研启动基金	2012-1707-7-2	3.50
FGF23 对牙种植体骨结合的影响机理研究	袁　泉	四川大学	四川大学优青青年科学基金项目	2013SCU04A20	20.00
生物治疗辅助加速正畸牙移动的研究	李　宇	四川大学	四川大学优青青年科学基金项目	2013SCU04A33	20.00
FGF10 及其调控因子在牙根发育中的调控机制研究	郭维华	四川大学	四川大学优青青年科学基金项目	2013SCU04B13	20.00
持续压缩力诱导骨缝周围骨改建的主要作用机制研究	刘　洋	四川大学	四川省卫生厅科研课题	130130	1.00
腭裂术后腭咽功能恢复规律的研究	尹　恒	四川大学	四川省卫生厅科研课题	130131	1.00
纳米钙磷复合物防龋作用机制研究	程　磊	四川大学	中国-荷兰国际合作项目配套经费	SCU2013A001	20.00
A 型肉毒毒素诱导大鼠颌下腺细胞自噬的作用及机制研究	蔡志刚	北京大学	国家自然科学基金面上项目	81371162	69.00
生物活性玻璃仿生牙本质支架的构建及其诱导牙髓牙本质再生机制的研究	董艳梅	北京大学	国家自然科学基金面上项目	51372005	80.00
舍格伦综合征 M3 受体抗体对唾液腺紧密连接蛋白调控及其机制的研究	华　红	北京大学	国家自然科学基金面上项目	81371163	70.00
探索正畸牙齿移动中出现骨开窗、骨开裂及根吸收的风险因素	许天民	北京大学	国家自然科学基金面上项目	81371192	70.00
以间充质干细胞为靶点的创伤性颞下颌关节强直早期分子干预治疗	张　益	北京大学	国家自然科学基金面上项目	81371117	74.00
miR-34a 调控人脂肪基质细胞成骨向分化的作用和机制研究	周永胜	北京大学	国家自然科学基金面上项目	81371118	70.00
成分明确的多肽修饰人多功能干细胞体外培养微环境构建及其多能性维持的分子机制研究	魏世成	北京大学	国家自然科学基金面上项目	81371697	70.00

续表 5

项目名称	项目负责人	单位	基金来源及名称	批准号或编号	资助金额（万元）
gelE 基因敲除引起粪肠球菌脂磷壁酸（LTA）结构及生物学效应改变的研究	朱笑菲	北京大学	国家自然科学基金面上项目	81370023	16.00
CD133 和 Notch 对牙上皮细胞增殖分化的交互调节作用研究	庄 姮	北京大学	国家自然科学基金面上项目	81371138	16.00
CDC73 基因异常在颌骨骨化纤维瘤发病中的作用	陈 艳	北京大学	国家自然科学基金青年科学基金项目	81302349	23.00
GPD1L 作为口腔鳞状细胞癌潜在生物标志物及在缺氧调控中的作用研究	冯芝恩	北京大学	国家自然科学基金青年科学基金项目	81302350	23.00
雌激素通过 cadherin-11 加重颞下颌关节炎症机制的研究	寇晓星	北京大学	国家自然科学基金青年科学基金项目	81300897	23.00
实验性牙周炎促血小板 CD62P 和 CD63 表达的作用及干预对其表达的影响	路瑞芳	北京大学	国家自然科学基金青年科学基金项目	81300879	23.00
DLX3 基因突变对牙釉质发育的影响及机理研究	田 华	北京大学	国家自然科学基金青年科学基金项目	81300839	23.00
雌激素对颞下颌关节骨关节炎作用的研究	王雪东	北京大学	国家自然科学基金青年科学基金项目	81300850	23.00
生物活性玻璃/石墨烯纳米复合膜的可控制备与性能研究	卫 彦	北京大学	国家自然科学基金青年科学基金项目	51302005	25.00
脂联素中枢成骨作用及其机制研究	毋育伟	北京大学	国家自然科学基金青年科学基金项目	81300851	23.00
颌骨牙源性角化囊性瘤的定量蛋白质组学研究	张荷钰	北京大学	国家自然科学基金青年科学基金项目	81300894	23.00
口腔微生物代谢功能与牙周病致病机制的关系研究	张翼飞	北京大学	国家自然科学基金青年科学基金项目	81300880	23.00
口腔医学三维多源数据 ICP 配准精度关键因素研究	赵一姣	北京大学	国家自然科学基金青年科学基金项目	81300921	19.00
微生物诱导 T 细胞免疫应答在口面部肉芽肿病发病中作用	刘 洋	北京大学	国家自然科学基金主任基金	81341032	10.00
口腔鳞癌淋巴转移模型的建立及 VEGF-C/D 与口腔鳞癌淋巴转移相关性研究	郭传瑸	北京大学	国家自然科学基金主任基金	81341062	10.00
激活辣椒素受体调控颌下腺分泌的机制研究	俞光岩	北京大学	国家自然科学基金国际（地区）合作与交流项目	81311140269	8.00
面向颅颌面复杂功能假体高精度制造的多源数据服务平台	王 勇	北京大学	国家高技术研究发展计划（“863”计划）	2013AA040801	716.00
口内三维扫描核心技术装备研发	孙玉春	北京大学	国家高技术研究发展计划（“863”计划）	2013AA040802	356.00

续表 5

项目名称	项目负责人	单位	基金来源及名称	批准号或编号	资助金额（万元）
个性化口腔畸形矫治装置设计及制造系统	刘　怡	北京大学	国家高技术研究发展计划（“863”计划）	2013AA040803	295.00
血管周干细胞结合成骨基因调控颌骨再生研究	甘业华	北京大学	国家国际科技合作专项	2013DFB30360	526.00
miR-34a 在人脂肪基质细胞成骨向分化中的调控作用和机制研究	周永胜	北京大学	高等学校博士学科点专项科研基金博导类	20130001110101	12.00
WNT10A 基因突变对牙发育的影响及机理研究	田　华	北京大学	高等学校博士学科点专项科研基金新教师类	20130001120109	4.00
生物活性玻璃/石墨烯纳米复合膜的构建与性能研究	卫　彦	北京大学	高等学校博士学科点专项科研基金新教师类	20130001120112	4.00
钛表面微图案对人脂肪基质细胞成骨分化的影响及其机制研究	刘云松	北京大学	教育部留学回国人员科研启动基金	教外司留（2013）1792 号	3.00
个性化氧化锆种植体的设计、加工及动物实验研究	张　磊	北京大学	教育部留学回国人员科研启动基金	教外司留（2013）1792 号	4.00
牙源性角化囊肿间质细胞的转录组分析	陈　峰	北京大学	教育部留学回国人员科研启动基金	教外司留（2013）693 号	3.00
钛合金上部结构用于无牙颌种植修复的临床研究	邸　萍	北京大学	教育部留学回国人员科研启动基金	教外司留（2013）693 号	3.00
血小板来源生长因子对成釉细胞分化调控机制的研究	吴　南	北京大学	教育部留学回国人员科研启动基金	教外司留（2013）693 号	3.00
基于锥形束 CT 的软组织间接显影指导牙龈退缩患者牙预后判断、术式选择的研究	胡文杰	北京大学	教育部留学回国人员科研启动基金	教外司留（2012）1707 号	4.00
人脂肪干细胞三维生物打印体的体内成骨研究	孙玉春	北京大学	科学技术研究专项	113003A	50.00
用于牙冠桥功能性咬合面 CAD 的虚拟殆架	孙玉春	北京大学	科技新星交叉学科合作课题	xxhz201301	10.00
科研项目-北京实验室-口腔光固化树脂及高强度纤维的临床应用研究	邓旭亮	北京大学	北京市与中央在京高校共建项目	–	60.00
牙列缺损修复临床诊疗决策支持系统研究	吕培军	北京大学	北京市科技计划	Z131100006813021	49.64
数字化外科辅助复杂颅颌面软硬组织缺损的功能性修复重建	蔡志刚	北京大学	北京市科技计划	Z131107002213093	15.00
改良牙冠延长术保留残根残冠修复的临床应用研究	胡文杰	北京大学	北京市科技计划	Z131107002213174	15.00

续表 5

项目名称	项目负责人	单位	基金来源及名称	批准号或编号	资助金额（万元）
改良双颌前徙术治疗黄种人群 OSAHS 的临床研究	李　阳	北京大学	北京市科技计划	Z131107002213092	15.00
根管治疗疗效预测模型的建立和临床应用	梁宇红	北京大学	北京市科技计划	Z131107002213045	14.00
上颌-眶-颧缺损畸形的外科矫治	彭　歆	北京大学	北京市科技计划	Z131107002213116	15.00
应用转基因斑马鱼模型研究 Tie2-R849W 突变体导致静脉发育畸形的分子机制	王延安	上海交通大学	国家自然科学基金	81371164	70.00
VEGF/VEGFR2 自分泌和旁分泌轴在颞下颌关节骨关节炎中的机制和转化研究	张善勇	上海交通大学	国家自然科学基金	81371168	70.00
妊娠期口腔核心微生物群特征及其对健康维持的研究初探	黄正蔚	上海交通大学	国家自然科学基金	81371143	16.00
miR-21 介导的血管化组织工程骨对放射性骨坏死生物功能重建作用及 HIF-1α/VEGF 通路的调控机制	邹多宏	上海交通大学	国家自然科学基金	31370983	89.00
高糖环境下 AGEs 对大鼠成骨细胞 Caspase-3 凋亡通路的调控及颌骨缺损修复的影响	刘加强	上海交通大学	国家自然科学基金	81371178	70.00
GGTase-1 在 K-ras 突变诱导的舌癌 RhoA 蛋白修饰过程及 RhoA-p38MAPK 信号通路中的作用及机制	陈正岗	上海交通大学	国家自然科学基金	81372908	70.00
Fox01-Runx2 通路在正畸应力调控骨质疏松骨改建平衡中的作用及其机制	房　兵	上海交通大学	国家自然科学基金	11342005	16.00
力反馈与光学导航交互控制颅颌面外科手术辅助七自由度机器人的关键技术及算法研究	张诗雷	上海交通大学	国家自然科学基金	81371193	70.00
miR-210 介导的牙周膜干细胞修复标准骨缺损及 ERK/P38 信号转导通路的调控机制	吴轶群	上海交通大学	国家自然科学基金	81371190	69.00
涎腺多形性腺瘤中 PLAG1 与不同伙伴基因的融合及相关基因表达调节在肿瘤多向分化中的作用	李　江	上海交通大学	国家自然科学基金	81372910	50.00
Fox01-Cbfa1 轴及其上游信号通路在正畸应力诱导大鼠骨髓基质干细胞骨向分化中的作用及调控机制	江凌勇	上海交通大学	国家自然科学基金	81371121	79.00

续表 5

项目名称	项目负责人	单位	基金来源及名称	批准号或编号	资助金额（万元）
人羊水来源干细胞骨向诱导分化研究及其在牙槽骨缺损修复中的应用	沈国芳	上海交通大学	国家自然科学基金	81371122	70.00
不同环境压力状态下粪肠球菌生物膜基因及分泌蛋白表达差异的比较研究	姜　葳	上海交通大学	国家自然科学基金	81370024	16.00
DFO 通过 HIF-1α 影响 CXCR4 阳性牙髓细胞修复能力的研究	江　龙	上海交通大学	国家自然科学基金青年科学基金项目	81300912	23.00
半金属 TiO_2 纳米管力学性能及成骨行为研究	于卫强	上海交通大学	国家自然科学基金青年科学基金项目	81300866	23.00
luxS 密度感应调控在多菌种生物膜形成过程的研究初探	何智妍	上海交通大学	国家自然科学基金青年科学基金项目	81300866	23.00
基于虚拟（殆）架技术的 TMD 患者髁突运动的三维可视化研究	顾晓宇	上海交通大学	国家自然科学基金青年科学基金项目	81300919	23.00
涎腺腺样囊性癌中 MYB-NFIB 融合基因及亚型与肿瘤细胞特性、侵袭转移的相关性研究	张春叶	上海交通大学	国家自然科学基金青年科学基金项目	81302360	23.00
组蛋白乙酰化修饰对牙髓细胞成骨/成牙本质分化的调控初探	顾申生	上海交通大学	国家自然科学基金青年科学基金项目	81300865	23.00
载 rhPDGF-BB 氨基功能化 MBG 控释系统用于骨质疏松兔上颌窦底提升的研究	曾德良	上海交通大学	国家自然科学基金青年科学基金项目	81300853	23.00
口腔黏膜白斑癌变 IncRNA 表达谱的构建及其对 PDPN 过表达的调控	刘　伟	上海交通大学	国家自然科学基金青年科学基金项目	81302358	23.00
D1x2/Fgf9/p53 信号通路在颅神经嵴细胞发育中的作用研究	代杰文	上海交通大学	国家自然科学基金青年科学基金项目	81300842	23.00
PLAG1 转基因小鼠瘤唾液腺肿瘤干细胞 Plag1-Egr1-CD44 通路的研究	沈淑坤	上海交通大学	国家自然科学基金青年科学基金项目	81302359	23.00
lgY 分子缓释型镧掺杂磷酸钙的制备及其防龋机制的基础研究	陈　曦	上海交通大学	国家自然科学基金青年科学基金项目	81300911	23.00
口腔健康调查的检查方法	冯希平	上海交通大学	国家卫生和计划生育委员会行业标准	20132003	8.00
DFO 促进 CXCR4 阳性牙髓细胞修复能力的研究	朱亚琴	上海交通大学	教育部博士学科点专项基金	20130073110013	12.00
妊娠期牙周健康的生命历程 SEM 模型探讨	陆海霞	上海交通大学	教育部新教师基金	20130073120015	4.00

续表 5

项目名称	项目负责人	单位	基金来源及名称	批准号或编号	资助金额（万元）
牙颌面畸形数字化诊疗规范的建立与应用	沈国芳	上海交通大学	上海市申康医院发展中心上海市市级医院新兴前沿技术联合攻关项目	SHDC12013103	180.00
牵张诱导人牙周膜细胞凋亡中 caspase 蛋白酶调控机制的研究	胥　春	上海交通大学	上海市人力资源和社会保障局上海市浦江人才计划	13PJD021	20.00
牙周病早期防治方案的制定和前瞻性评估	束　蓉	上海交通大学	上海市科学技术委员会生物医药重点项目	13411951300	30.00
基于三维打印的口腔金属修复体蜡型数字化制作的临床应用系统开发与评价	孙　健	上海交通大学	上海市科学技术委员会新兴产业引导专项	13111104103	45.00
颞下颌关节外科——正颌外科——正畸联合诊治模式的建立与应用	杨　驰	上海交通大学	上海市科学技术委员会学科带头人项目	13XD1402300	40.00
AnnexinA1 与病理分化程度对口腔鳞癌诱导化疗的影响及及机制研究	钟来平	上海交通大学	上海市科学技术委员会启明星跟踪项目	13QH1401700	15.00
生长期兔单侧颞下颌关节盘移位致牙颌面畸形模型的建立及机制初探	蔡协艺	上海交通大学	上海市科学技术委员会动物实验研究项目	13140902702	15.00
遗传和环境因素交互作用产生的上消化道恶性肿瘤动物模型	陈万涛	上海交通大学	上海市科学技术委员会动物实验研究项目	13140902600	25.00
咬合创伤实验动物模型及其评价系统的建立	魏　斌	上海交通大学	上海市科学技术委员会动物实验研究项目	13140902701	35.00
Er:YAG 激光在提高管间峡区根管治疗成功率中的实验研究	洪　瑾	上海交通大学	上海市科学技术委员会医学引导项目	134119a2002	10.00
内镜上颌窦内提升技术在种植外科中的应用研究	张善勇	上海交通大学	上海市科学技术委员会医学引导项目	134119a5400	20.00
糜烂型口腔扁平苔藓中医辨证治疗疗效初探	沈雪敏	上海交通大学	上海市科学技术委员会医学引导项目	13401905700	10.00
多功能钙基磷酸盐无氟防龋材料的制备及其防龋机制研究	陈　曦	上海交通大学	上海市科学技术委员会上海市自然科学基金	13ZR1423400	10.00
miR-210 介导的人牙周膜干细胞修复标准骨缺损作用的初步研究	吴轶群	上海交通大学	上海市科学技术委员会上海市自然科学基金	13ZR1424000	10.00
感染根管内牙龈卟啉单胞菌基因多态性及其生物膜致病性研究	唐子圣	上海交通大学	上海市科学技术委员会上海市自然科学基金	13ZR1423900	10.00

续表5

项目名称	项目负责人	单位	基金来源及名称	批准号或编号	资助金额（万元）
FoxO1-Runx2通路在正畸应力诱导大鼠骨髓基质干细胞骨向分化中的作用及调控机理	江凌勇	上海交通大学	上海市科学技术委员会上海市自然科学基金	13ZR1423700	10.00
RIP1/RIP3依赖的程序性坏死在颞下颌关节创伤性骨关节炎发生中的作用	何冬梅	上海交通大学	上海市科学技术委员会上海市自然科学基金	13ZR1423500	10.00
膜联蛋白A1在口腔鳞癌颈部转移淋巴结中的表达及与诱导化疗的关系	杨　溪	上海交通大学	上海市科学技术委员会上海市自然科学基金	13ZR145710	10.00
兔血管化面神经移植模型建立及术后放疗影响的实验研究	杨雯君	上海交通大学	上海市教育委员会科研创新项目	14ZZ104	16.00
miR-146a在原发性舍格伦综合征中表达及意义研究	俞创奇	上海交通大学	上海市卫生和计划生育委员会科研重点项目	2014035	10.00
上颌窦内囊性病变的功能性外科治疗初探	徐光宙	上海交通大学	上海市卫生和计划生育委员会科研项目	20134102	3.00
髁突特发性吸收诊断及对策的临床研究	张晓虎	上海交通大学	上海市卫生和计划生育委员会科研项目	20134148	3.00
单侧唇腭裂继发畸形鼻的三维建模和计算机辅助修复技术的研究	吴忆来	上海交通大学	上海市卫生和计划生育委员会科研项目	20134078	3.00
低氧调控骨骼肌侧群细胞肌向分化及其在干细胞治疗中的应用初探	吴　勇	上海交通大学	上海市卫生和计划生育委员会科研项目	20134273	3.00
MYB-NFIB融合基因在腺样囊性癌诊断、预后及治疗中的应用研究	张春叶	上海交通大学	上海市卫生和计划生育委员会青年科研项目	20134Y057	2.00
超声骨刀辅助加速埋伏牙移动的前瞻性研究	马志贵	上海交通大学	上海市卫生和计划生育委员会青年科研项目	20134Y061	2.00
机械力介导NF-κB信号通路对成骨细胞与破骨细胞功能耦联的调节作用及机制研究	李永明	第四军医大学	国家自然科学基金面上项目	31370943	85.00
快速降解弹性血管支架的结构优化及其体内再生动脉的机理研究	吴　炜	第四军医大学	国家自然科学基金面上项目	31370997	85.00
具有细胞募集特性的钛种植体新型缓释涂层的构建及其内源性成骨功效的研究	吴　江	第四军医大学	国家自然科学基金面上项目	51371006	80.00
EGCG及其甲基化结构修饰物稳定牙本质黏接界面的作用及生物学机制	张　凌	第四军医大学	国家自然科学基金面上项目	51373198	78.00

续表 5

项目名称	项目负责人	单位	基金来源及名称	批准号或编号	资助金额（万元）
基于磁控溅射技术的微/纳米化仿生涂层用于促进骨质疏松下种植体骨结合的实验研究	孔　亮	第四军医大学	国家自然科学基金面上项目	81371186	70.00
长非编码 RNA 对牙髓成纤维细胞 NLRP3/caspase-1 炎症体的调控机制研究	倪龙兴	第四军医大学	国家自然科学基金面上项目	81371139	70.00
功能化高反应活性 POSS 的合成及其改性口腔复合树脂的应用基础研究	孙　翔	第四军医大学	国家自然科学基金面上项目	81371187	70.00
bfrg 在粪肠球菌生物膜形成中的作用及分子机制研究	田　宇	第四军医大学	国家自然科学基金面上项目	81371140	70.00
雌激素-低氧交互在下颌髁突 OA 新血管生成中的作用机制研究	于世宾	第四军医大学	国家自然科学基金面上项目	81371166	70.00
七氟醚导致幼鼠 GABA 能神经元发育障碍的机制研究——组蛋白去乙酰化酶的参与作用	张　惠	第四军医大学	国家自然科学基金面上项目	81371265	70.00
MGF 在力学刺激促 PDLSCs/PRF 修复脱位再植牙牙周损伤中的作用及机理研究	张　旻	第四军医大学	国家自然科学基金面上项目	81371188	70.00
基于摩擦副理论的齿科陶瓷与天然牙磨损规律及微观机制研究	张少锋	第四军医大学	国家自然科学基金面上项目	81371176	70.00
自噬调控炎症环境下牙周膜干细胞生物学特性的分子机制及其在牙周再生中的作用	张勇杰	第四军医大学	国家自然科学基金面上项目	81371155	70.00
SP 自组装类胶原多肽基质复合磷酸钙材料用于颌骨再生的研究	周宏志	第四军医大学	国家自然科学基金面上项目	81371119	70.00
组织蛋白酶 C 调控上皮细胞免疫防御的作用及分子途径	王新文	第四军医大学	国家自然科学基金面上项目	81371154	69.00
EMMPRIN 介导肿瘤微环境在涎腺腺样囊性癌演进中的作用及机制研究	雷德林	第四军医大学	国家自然科学基金面上项目	81372901	55.00
调控成骨细胞的 OPG 表达-miR-21 在骨重建中的新作用机制研究	胡成虎	第四军医大学	国家自然科学基金青年项目	31301062	23.00
NE-Adrb2 信号在咬合源性 TMJ 髁突软骨下骨吸收中的作用机制研究	焦　凯	第四军医大学	国家自然科学基金青年项目	81300898	23.00
Nrf2 通路对齿科单体及抗菌黏接剂细胞毒性的拮抗作用研究	马　赛	第四军医大学	国家自然科学基金青年项目	81300909	23.00

续表 5

项目名称	项目负责人	单位	基金来源及名称	批准号或编号	资助金额（万元）
PLGA/MSN-CCN2 复合微球涂层促进种植体经皮封闭的应用基础研究	魏洪波	第四军医大学	国家自然科学基金青年项目	81300918	23.00
CTSK 在人牙周膜干细胞向成牙骨质细胞分化及形成牙骨质中的作用研究	薛　洋	第四军医大学	国家自然科学基金青年项目	81300861	23.00
EMMPRIN 和 BDNF/TrkB 协同调控 EMT 促进涎腺腺样囊性癌嗜神经侵袭的机制研究	杨新杰	第四军医大学	国家自然科学基金青年项目	81302352	23.00
minTBP-1 与 RGD/IGF-1 靶向融合蛋白促进 2 型糖尿病下种植体骨结合的研究	张　茜	第四军医大学	国家自然科学基金青年项目	81300910	23.00
婴儿期唇腭裂面中部生物力学和生长发育模型的研究	吴国锋	第四军医大学	国家自然科学基金面上项目	31370950	15.00
重大疾病致病机理及防治的基础研究（糖脂代谢相关基因多态性与皮肤和口腔遗传疾病的关联及发病机制研究）	边　专	武汉大学	“973”计划项目	2012CB722404	145.00
miR-338-3p 在成牙本质细胞和成骨细胞分化过程中的作用	李　璐	武汉大学	国家自然科学基金青年科学基金项目	81300845	23.00
Bmpr1a 在下颌骨髁突软骨发育调控网络中的机制研究	吕　坤	武汉大学	国家自然科学基金青年科学基金项目	81300854	23.00
自噬受体 NBR1 介导微管骨架动态重组调控破骨细胞分化的研究	赵　熠	武汉大学	国家自然科学基金青年科学基金项目	81300855	23.00
根尖周炎中 miR-34a-CCL22 信号轴招募 Treg 细胞的机制及效应研究	何　淼	武汉大学	国家自然科学基金青年科学基金项目	81300870	23.00
Akt/mTOR 互反馈通路对根尖囊肿形成与骨破坏的调控作用	张　伟	武汉大学	国家自然科学基金青年科学基金项目	81300871	23.00
异甘草素基于 IKKβ/NF-κB 信号通路防治根尖周骨破坏的作用机制研究	朱玲新	武汉大学	国家自然科学基金青年科学基金项目	81300872	23.00
基质细胞蛋白 CCN3/CCN2 平衡调控体系在静脉畸形非稳态血管形成中的作用研究	陈　刚	武汉大学	国家自然科学基金青年科学基金项目	81300895	23.00
胞外多糖调控钛种植体菌斑生物膜形成演化的机制研究	王浙君	武汉大学	国家自然科学基金青年科学基金项目	81300904	23.00
牙胚发育早期 BMP-MAPK 和 BMP-Smad1/5 信号通路分别在上皮和间充质内不同功能及其调控机制的研究	杨国斌	武汉大学	国家自然科学基金面上项目	81371105	70.00

续表 5

项目名称	项目负责人	单位	基金来源及名称	批准号或编号	资助金额（万元）
自噬在成牙本质细胞分化及损伤修复中的分子机制	张　露	武汉大学	国家自然科学基金面上项目	81371106	70.00
整合素 α6β4 及 ECM 配体在口腔黏膜钉突形态发生中的作用	何三纲	武汉大学	国家自然科学基金面上项目	81371126	70.00
基于 PRRS 的黏膜 DC 程序调控诱导防龋长效抗体效应和机制研究	李宇红	武汉大学	国家自然科学基金面上项目	81371130	70.00
自噬系统调控中性粒细胞胞外陷阱(NETs)与根尖周骨破坏	彭　彬	武汉大学	国家自然科学基金面上项目	81371131	70.00
Fas/FasL 信号通路在牙龈卟啉单胞菌引起孕妇早产中的作用研究	杜民权	武汉大学	国家自然科学基金面上项目	81371145	69.00
EMMPRIN 糖基化对 EMMPRIN-MMPs-牙周炎路径效应影响的研究	李成章	武汉大学	国家自然科学基金面上项目	81371146	70.00
T 细胞自噬在口腔扁平苔藓中的作用及其调控机制的研究	周　刚	武汉大学	国家自然科学基金面上项目	81371147	70.00
TL/TLβR 系统介导淋巴管畸形中三级淋巴组织形成及巨噬细胞-淋巴管内皮细胞转分化的研究	赵怡芳	武汉大学	国家自然科学基金面上项目	81371159	70.00
miR-214 在应力诱导的骨形成中的调控作用	韩光丽	武汉大学	国家自然科学基金面上项目	81371169	70.00
基于 FFC 钛和有序电纺丝的骨-韧带锚定结构的仿生构建	王贻宁	武汉大学	国家自然科学基金面上项目	81371170	70.00
利用介孔硅和纳米羟基磷灰石进行牙本质类釉质化改性的研究	黄　翠	武汉大学	国家自然科学基金面上项目	81371191	70.00
TNF-α 促进口腔鳞癌-内皮细胞融合的分子调控及潜在作用	尚政军	武汉大学	国家自然科学基金面上项目	81372879	72.00
miR-338-3p 在成牙本质细胞和成骨细胞特异分化的功能研究	黄　翠	武汉大学	教育部科学技术研究项目(重点)	2013000964658	50.00
基于黏接的微创牙美学修复技术及推广	黄　翠	武汉大学	湖北省公益性科技研究项目	2013BCB025	50.00
原癌基因 SRp20 在口腔黏膜异常增生和口腔癌的发生发展中的作用和机制研究	贾　荣	武汉大学	教育部留学回国人员科研启动基金	2013001129254	3.50
D 系统在牙随卟啉菌诱导的天然免疫中的作用	许庆安	武汉大学	教育部留学回国人员科研启动基金	2013001120023	3.00
SBI 对牙龈卟啉单胞菌生物膜的作用及机制初探	刘　畅	武汉大学	教育部留学回国人员科研启动基金	2013001110387	3.00

续表 5

项目名称	项目负责人	单位	基金来源及名称	批准号或编号	资助金额（万元）
口腔癌-内皮细胞融合的分子调控机制及潜在作用	尚政军	武汉大学	高等学校博士学科点专项科研基金博导类	20130141110074	12.00
中性粒细胞胞外陷阱（NETs）在根尖周骨破坏中的作用	朱玲新	武汉大学	高等学校博士学科点专项科研基金新教师类	20130141120087	4.00
Tie2/TGF-β 新通路在静脉畸形血管稳定性调控中的作用研究	陈　刚	武汉大学	高等学校博士学科点专项科研基金新教师类	20130141120089	4.00
三级淋巴组织形成及巨噬细胞-淋巴管内皮细胞转分化与淋巴管畸形发生发展的研究	赵怡芳	武汉大学	教育部博士点基金优先发展领域	20130141130006	40.00
天冬氨酸调控生物活性玻璃形成类釉质保护层的初步研究	王贻宁	武汉大学	湖北省自然科学基金重点项目	2013CFA068	20.00
新型钙硅基纳米介孔材料作为感染根管内高弥散性抗菌剂缓释载体的研究	范　伟	武汉大学	湖北省自然科学基金面上项目	2013CFB241	10.00
利用载药基台防治种植体周围炎的应用研究	周　毅	武汉大学	卫生厅青年人才项目	QJX2012-15	4.00
数字化技术在整合外科的应用研究	吴中兴	武汉大学	卫生厅一般项目	JX6B21	3.00
ATF-4 在正畸骨改建中的作用	韩光丽	武汉大学	卫生厅一般项目	JX6B77	3.00
PRP 在年轻恒牙牙髓再生的应用	宋光泰	武汉大学	卫生厅一般项目	JX6B78	3.00
力学因素对根尖区域继续发育的影响及其相关机制研究	张若芳	首都医科大学	国家自然科学基金青年科学基金项目	81300849	23.00
rnc 基因时空性调控 gtf 和 dex 影响变异链球菌生物膜致龋性的分子机制研究	张　茹	首都医科大学	国家自然科学基金青年科学基金项目	81300878	23.00
Th22 细胞亚群在口腔扁平苔藓发病机制中的作用研究	柏景坪	首都医科大学	国家自然科学基金青年科学基金项目	81300891	23.00
马氏上皮剩余通过与牙周韧带干细胞相互作用促进牙周再生研究	熊纪敏	首都医科大学	国家自然科学基金青年科学基金项目	81300892	23.00
舍格伦综合征中唾液腺上皮细胞间质转化基础及临床研究	徐骏疾	首都医科大学	国家自然科学基金青年科学基金项目	81300896	24.00
功能性下颌偏斜对头颈部肌梭r-运动纤维及其相关神经递质影响的研究	李江宁	首都医科大学	国家自然科学基金青年科学基金项目	81300900	23.00
钛表面的纳米管阵列装载雄激素-RGD 对钛种植体成骨效应协同作用机制的研究	王　娜	首都医科大学	国家自然科学基金青年科学基金项目	81300916	23.00

续表 5

项目名称	项目负责人	单位	基金来源及名称	批准号或编号	资助金额（万元）
Notch 信号通路在口腔鳞癌中的多向调控作用及其阻断研究	孙　正	首都医科大学	国家自然科学基金面上项目	81372897	70.00
小型猪拔牙创愈合期破骨、成骨细胞相关 OPG、RANKL 和 RANK 的实验研究	李　钧	首都医科大学	国家自然科学基金面上项目	81371115	70.00
咬合支持丧失对伴有慢性脑缺血的认知功能损害的影响及机制研究	江青松	首都医科大学	国家自然科学基金面上项目	81371165	70.00
钛铸造表面改性改善钛-瓷结合的研究	张祖太	首都医科大学	国家自然科学基金面上项目	81371175	70.00
硝酸盐转运通道与游离组织瓣缺血再灌注损伤的相关性研究	韩正学	首都医科大学	国家自然科学基金面上项目	81371128	16.00
体内微环境下原位骨膜成骨的机理研究	潘巨利	首都医科大学	国家自然科学基金面上项目	81372086	16.00
免疫传感器检测方法诊断正畸牙根吸收研究	沙海亮	首都医科大学	北京市自然科学基金面上项目	7142066	18.00
唾液硝酸盐对炎症牙周膜干细胞生物学行为的影响研究	夏登胜	首都医科大学	北京市自然科学基金面上项目	7142067	18.00
胃癌患者的口腔微生物学危险因素分析	孙静华	首都医科大学	北京市自然科学基金面上项目	7142068	18.00
舍格伦综合征发病机制中骨形成蛋白 6 的作用研究	徐骏疾	首都医科大学	北京市自然科学基金面上项目	7142069	18.00
下颌位置异常对头颈部肌肉相关感觉传入信息的影响	李江宁	首都医科大学	北京市自然科学基金面上项目	7142070	18.00
rnc 基因时相性调控变异链球菌生物膜胞外多糖的相关机制研究	张　茹	首都医科大学	北京市自然科学基金青年项目	7144214	8.00
下颌骨缺损功能整复的临床研究	韩正学	首都医科大学	北京市科委首都临床特色应用研究项目特色课题	Z131107002213051	14.00
采用 CBCT 对比研究无托槽隐形矫治器及固定矫治器在牙周病正畸中对牙槽骨改建的影响	陈　莉	首都医科大学	北京市科委首都临床特色应用研究项目特色课题	Z131107002213047	14.00
组织开展口腔科普宣传车下社区、下学校系列活动	韩永成	首都医科大学	北京市科委科普项目	Z131110001913106	10.00
编写《健康口腔幸福童年》系列科普图书	韩永成	首都医科大学	北京市科委科普项目	Z131110001913041	30.00
感染及应力共同激活 PI3K 通路对牙周膜成纤维细胞促炎症极化的影响及机制研究	李　茵	首都医科大学	北京科技新星计划	Z131107000413040	35.00

续表 5

项目名称	项目负责人	单位	基金来源及名称	批准号或编号	资助金额（万元）
新型骨替代材料的研发及其在牙槽骨缺损中的应用	李曙霞	首都医科大学	北京科技新星计划交叉学科合作课题	Z131107000413119	10.00
应用 CADCAM 技术进行口腔即刻种植-即刻修复的可行性研究及美学评价	陈　溯	首都医科大学	北京市科委首都市民健康项目培育项目重点课题	Z131100006813025	50.00
牙及牙周组织再生与功能重建的转化研究(提升计划项目)	王松灵	首都医科大学	北京市教委市属高校创新能力提升计划项目	TJSHG 201310025005	300.00
骨质疏松条件下人工骨材料的骨诱导作用及机制研究	郑东翔	首都医科大学	北京市教委科技发展计划项目	KM201410025022	15.00
无托槽隐形矫治用热压膜材料性能的影响机制	白玉兴	首都医科大学	教育部高校博士点基金	20131107130002	40.00
NLRP3 通路在根尖周炎发病机制中作用的研究	卫书盛	首都医科大学	教育部留学回国人员科研启动基金	第 46 批	3.00
正畸力对年轻恒牙牙根发育影响的实验研究	张若芳	首都医科大学	教育部留学回国人员科研启动基金	第 46 批	3.00
牙槽骨修复再生的免疫机制研究	刘　怡	首都医科大学	北京市人事局留学人员科技活动择优资助	-	15.00
NO 对牙周膜干细胞分化和免疫调节功能的影响	苏盈盈	首都医科大学	中国博士后科学基金	2013M540116	8.00
富硝酸盐饮食对鼻咽癌病人放疗后生命质量的影响	曲兴民	首都医科大学	中国博士后科学基金	2013M540988	5.00
磨牙缺失对小鼠脑内海马一氧化氮和一氧化氮合酶的影响	江青松	首都医科大学	北京市优秀人才培养专项 D 类	2013D003034000008	5.00
唾液腺干细胞在干燥综合征发病中的作用研究	徐骏疾	首都医科大学	北京市优秀人才培养专项 D 类	2013D003034000046	3.00
激光加速正畸牙齿移动的机制探索	杨　凯	首都医科大学	北京市优秀人才培养专项 D 类	2013D003034000022	3.00
含有纳米磷酸钙颗粒和抗菌季铵盐单体的正畸粘接系统对牙菌斑微生态系和牙釉质矿化平衡的影响	白玉兴	首都医科大学	北京市人事局新世纪百千万人才工程	第 06-024 号	5.50
力与炎症因子诱导牙周膜细胞分化途径的比较研究	张　丁	北京协和医院	国家自然科学基金委面上项目	31371389	70.00
组织工程化粘膜在预层组织瓣修复口腔颌面部缺损中的应用	张　韬	北京协和医院	教育部留学回国人员科研启动基金	-	3.00
CAD/CAM 可切削新型牙科复相陶瓷基底材料的研究及临床应用	邓　斌	解放军总医院	国家自然科学基金面上项目	51372275	80.00

续表 5

项目名称	项目负责人	单位	基金来源及名称	批准号或编号	资助金额（万元）
GDNF 转染的间充质干细胞复合脱细胞神经移植修复兔全面神经干缺损的实验研究	胡　敏	解放军总医院	北京市自然科学基金面上项目	7132173	14.00
脱细胞神经复合 GDNF 转染的骨髓间充质干细胞修复面神经大段缺损的相关研究	胡　敏	解放军总医院	国家自然科学基金面上项目	81371116	70.00
偏侧咀嚼运动对相关脑功能区的影响及其机制研究	姜　华	解放军总医院	北京市自然科学基金预探索项目	YG301	4.00
种植体-骨界面生物电场对 MSCS 迁移的驱动作用与分子机制的研究	李鸿波	解放军总医院	军队后勤科研计划项目面上项目	CWS12J134	20.00
老年人微创快速种植牙技术的临床应用	刘洪臣	解放军总医院	首都特色临床应用研究特色项目	Z131107002213119	15.00
口腔 CBCT 质量控制检测方法研究	王　懿	解放军总医院	军事医学计量科研专项课题-技术基础	2012-JL1-029	5.00
microRNA 对糖尿病大鼠颌骨骨髓基质干细胞骨向分化调控作用的研究	王俊成	解放军总医院	国家自然科学基金面上项目	31340014	15.00
炎症状态下牙槽骨成骨细胞差异表达 miRNA 的筛选及生物学研究	王俊成	解放军总医院	全军医学科技青年培育项目	13QNP166	15.00
基于纳米晶包覆及强磁场织构的新型口腔科修复全瓷基底材料	杨瑟飞	解放军总医院	国家自然科学基金面上项目	81371183	70.00
面向重大疾病治疗的纳米载体材料及诊断技术-肿瘤治疗用新型纳米载体材料与靶向技术	温　宁	解放军总医院	国家“863”计划项目	2013AA032201	970.00
中美高等口腔医学教育体系的比较研究	王建国	南开大学	天津市教委	津教委高[2012]32 号	2.00
口腔护理专业人才培养模式的研究与实践	戴艳梅	南开大学	天津市教育科学规划领导小组	VE1013	1.00
血管生成在创伤性颞下颌关节骨性强直形成中的作用	严颖彬	天津市口腔医院	国家自然科学基金青年科学基金项目	81300901	23.00
IGFBP5 在牙周膜干细胞介导组织再生中的作用及分子机制	刘大勇	天津医科大学	国家自然科学基金	81371109	70.00
带界面结构的一体化仿生骨软骨支架的研制及修复骨软骨缺损的实验研究	赵艳红	天津医科大学	国家自然科学基金	31300798	25.00
内源性大麻素 AEA 影响人成牙本质细胞分泌基质金属蛋白酶 MMP-2 的机制	阙克华	天津医科大学	高等学校博士学科点专项科研基金新教师类	20131202120010	4.00

续表 5

项目名称	项目负责人	单位	基金来源及名称	批准号或编号	资助金额（万元）
解析近交系 A/WySn 小鼠单纯唇裂与唇腭裂候选基因的异同	李　萌	天津医科大学	天津市应用基础及前沿技术研究计划一般项目	13JCYBJC37300	10.00
在钛种植体表面装载抑菌肽—钛结合肽复合体抑制生物膜形成的研究	张　溪	天津医科大学	天津市应用基础及前沿技术研究计划一般项目	13JCYBJC41300	10.00
双磷酸盐类药物性颌骨坏死机制的研究	张　健	天津医科大学	天津市高等学校科技发展基金	20130130	4.00
内源性大麻样物质调控人成牙本质细胞钙离子浓度变化的机理	阙克华	天津医科大学	天津市高等学校科技发展基金	20130132	4.00
硫酸乙酰肝素蛋白多糖对涎腺腺样囊性癌肺转移作用机制的探讨	王　洁	河北医科大学	河北省自然科学基金项目	H2013206172	7.5
表面粗化不均衡螺纹纯钛人工牙种植体的系列研究（生物力学部分）	董福生	河北医科大学	河北省省级重大医学科研课题	zd2013076	45.00
颌骨囊肿骨缺损富自体血小板浓缩生长因子凝胶（膜）植入修复技术	董福生	河北医科大学口腔医学院	河北省医学适用技术跟踪项目	GL201354	14.00
纯钛人工牙种植体表面酸蚀粗化处理对其抗疲劳性能的影响	董福生	河北医科大学	河北省科技厅科技支撑计划项目	13277756D	4.50
活血化瘀补肾壮骨中药促进下颌骨牵张成骨的机制	郝福良	河北医科大学	河北省科技厅科技支撑计划项目	13277758D	7.50
不同种类烤瓷冠对病人龈沟液中免疫因子的影响	郭长军	河北医科大学	河北省科技厅科技支撑计划项目	13277766D	3.00
Ca^{2+}/Calmodulin/NFATc1 信号通路在双磷酸盐诱发破骨细胞生成抑制中作用及机制研究	戚孟春	河北联合大学	国家自然自然科学基金	81270965	80.00
角化牙源性囊肿中 PTCH1 基因失活机制和间质研究	董　青	河北联合大学	河北省自然自然科学基金	H2013209102	5.00
调控 CCR7 的 microRNA 分子在头颈鳞癌淋巴结转移中作用的研究	孙长伏	中国医科大学	国家自然科学基金面上项目	81372877	65.00
ncRAN 和 miR-96 调节 MTSS1 基因影响膀胱癌细胞侵袭转移的分子机制	郭　艳	中国医科大学	国家自然科学基金青年科学基金项目	81301834	23.00
Pyk2 调控牙龈卟啉单胞菌内化及牙龈上皮细胞自噬的分子机制研究	寇育荣	中国医科大学	国家自然科学基金青年科学基金项目	81300886	23.00
唾液腺肿瘤发病风险相关基因 tagSNP 筛选与机制研究	刘维贤	中国医科大学	教育部博士学科点专项科研基金	20132104110012	12.00

续表 5

项目名称	项目负责人	单位	基金来源及名称	批准号或编号	资助金额（万元）
PRF 与 GTR 联合应用促进牙周组织再生的研究	赵　戳	中国医科大学	辽宁省科学技术计划项目	2013225090	30.00
牙髓再生治疗术的动物实验和临床研究	陈　旭	中国医科大学	辽宁省科学技术计划项目	2013225090	20.00
正畸治疗技术在口腔内科、外科、修复科等多学科中的应用	刘　奕	中国医科大学	辽宁省科学技术计划项目	2013225090	20.00
牙病综合防治体系示范基地的建设和运行	路振富	中国医科大学	辽宁省科学技术计划项目	2013225090	20.00
NALP3 炎症复合体在牙周炎骨丧失中的作用机制研究	包穆蓉	中国医科大学	辽宁省科学技术计划项目	2013225090	10.00
姜黄素对 LPS 诱导骨吸收抑制作用机制的研究	王雪梅	中国医科大学	辽宁省科学技术计划项目	2013225090	10.00
Silicalite-1 分子筛/泡沫碳化硅复合材料对骨形成影响的体外研究	郝凤渝	中国医科大学	辽宁省科学技术计划项目	2013225090	5.00
氧化应激在糖尿病与牙周炎相互作用的实验研究	孙尚敏	中国医科大学	辽宁省科学技术计划项目	2013225303	5.00
钛种植体表面含 Zn 活性涂层的制备及其调节骨代谢机制的研究	赵宝红	中国医科大学	辽宁省科学技术计划项目	2013225049	5.00
载万古霉素的可注射性纳米晶羟基磷灰石/胶原/硫酸钙的实验研究	刘欢叶	中国医科大学	辽宁省博士科研启动基金	20131137	4.00
重组人胶原 nHA/RC/PLA 骨组织工程支架诱导成骨机制的实验研究	伊　哲	中国医科大学	辽宁省自然科学基金	2013021088	5.00
口腔功能间隙、舌体大小与骨性下颌前突相关性的研究	马　嘉	中国医科大学	辽宁省自然科学基金	2013021005	5.00
miR-96/miR-182/miR-183 基因簇在口腔鳞癌诊断和治疗中的意义	郭　艳	中国医科大学	辽宁省自然科学基金	2013021094	5.00
羟基(-OH)对骨髓间充质干细胞定向成骨分化的调控研究	朱静涛	中国医科大学	辽宁省自然科学基金	2013021038	5.00
PG1424 基因在牙龈卟啉单胞菌刺激中性粒细胞产生细胞因子过程中的调控研究	刘静波	中国医科大学	辽宁省自然科学基金	2013021030	5.00
周细胞表皮创伤愈合中成血管作用的现象观察及机制研究	方利君	中国医科大学	辽宁省自然科学基金	2013021064	5.00
自噬在过量氟致成釉细胞内质网应激中的作用	张　颖	中国医科大学	辽宁省教育厅高等学校科研项目	L2013306	6.00

续表 5

项目名称	项目负责人	单位	基金来源及名称	批准号或编号	资助金额（万元）
Zr 基金属玻璃体外生物相容性的研究	李　晶	中国医科大学	辽宁省教育厅高等学校科研项目	L2013309	6.00
牙龈卟啉单胞菌对 RA 纤维滑膜细胞分泌细胞增殖的调控机制研究	刘静波	中国医科大学	辽宁省教育厅高等学校科研项目	L2013311	6.00
蛋白酪氨酸激酶 JAK 在头颈部肿瘤转移中的作用研究	张忠提	中国医科大学	辽宁省科学事业公益研究基金	2013001017	4.00
Treg 细胞调控 Th17 表达 RANKL 在牙周病作用中的研究	林晓萍	中国医科大学	沈阳市科学技术计划项目	F13-221-9-28	8.00
GDNF 在 SD 大鼠三叉神经痛模型中促进神经再生作用的研究	周　青	中国医科大学	沈阳市科学技术计划项目	F13-221-9-69	8.00
中国东北汉族人群非综合征性唇腭裂的遗传研究	冯翠娟	中国医科大学	沈阳市科学技术计划项目	F13-221-9-73	8.00
抗菌肽 RISE-AP12 对牙龈卟啉单胞菌的作用研究	林　莉	中国医科大学	沈阳市科学技术计划项目	F13-318-1-28	8.00
α_1-肾上腺素受体介导的 Nampt 调控途径促^{131}I 放射性涎腺炎腺体修复机制研究	向　彬	大连市口腔医院	国家自然科学基金面上项目	81371161	70.00
Micro17-5p 调控骨髓间充质干细胞成骨分化机理研究	张静莹	大连市口腔医院	辽宁省教育厅	2013481	3.00
仿生羟基磷灰石膜对人工龋再矿化作用机理研究	滕立群	大连市口腔医院	黑龙江省教育厅	ZD12003	3.00
牙种植治疗上部负荷方式与种植体生理性结合关系的研究	梁　欣	大连医科大学	国家自然科学基金面上项目	81370026	70.00
自吞噬相关蛋白在牙髓炎症中的作用机制研究	白　桦	大连医科大学	国家自然科学基金青年科学基金项目	81300869	23.00
Wnt5a 基因调控舌肌发育及其诱导腭裂发生的机制研究	肖　晶	大连医科大学	教育部博士学科点专项基金(博导类)	20132105110001	12.00
羊膜基质构建组织工程屏障膜及诱导种植体周围骨组织再生的实验研究	李武伟	大连医科大学	辽宁省自然科学基金	2013010206-401	5.00
维甲酸梯度分布及相关分子网络对颌面发育和畸形发生的调控作用	从　蔚	大连医科大学	辽宁省自然科学基金	2013023004	5.00
口腔黏膜细胞体外扩增程序化为牙源性上皮细胞重组工程牙	王　福	大连医科大学	辽宁省自然科学基金	2013023014	5.00
线粒体参与下牙槽神经损伤及再生修复的作用研究	金海威	大连医科大学	辽宁省自然科学基金	2013023051	5.00

续表 5

项目名称	项目负责人	单位	基金来源及名称	批准号或编号	资助金额（万元）
LPS 介导 NF-κB 通路诱导促炎因子表达致种植体周围炎骨吸收的机制研究	胡书海	大连医科大学	辽宁省自然科学基金	201300107	4.00
20～40 nm 纳米银消毒感染根管的体外研究	尹　伟	大连医科大学	辽宁省教育厅项目	L2013347	3.00
纳米基因载体跨成骨细胞膜转运机理与调控研究	孙宏晨	吉林大学	国家自然科学基金重大国际合作项目	81320108011	280.00
片状玻璃填料增强的低收缩耐水解光固化复合树脂的研究	朱　松	吉林大学	国家自然科学基金面上项目	81371185	70.00
MT01 对成/破骨细胞 TLR9 激活的抑制及其对牙槽骨吸收的影响	林崇韬	吉林大学	国家自然科学基金面上项目	81371153	69.00
新型改性单体/锂基微晶玻璃填料牙科复合树脂的研制与性能研究	刘晓秋	吉林大学	国家自然科学基金专项基金项目	81371184	16.00
NSFC-TAMU 合作交流项目：利用可注射递释系统促进义齿种植区牙槽骨再生	孙宏晨	吉林大学	国家自然科学基金专项基金项目	8131112047	5.00
复合骨矿化蛋白 1（LMP-1）缓释微球的新型血管化组织工程骨对剩余牙槽嵴创伤性骨吸收防治机制的研究	王景云	吉林大学	吉林省科技厅项目	20130101168JC	10.00
自清洁抗菌义齿基托的构建	朱　松	吉林大学	吉林省科技厅项目	20130413050GH	7.00
MMP3 与 CCN2 在牙髓创伤愈合中的作用	张颖丽	吉林大学	吉林省科技厅项目	20130102096JC	8.00
ChoukrounS 富血小板纤维蛋白提取方法及应用	李艳秋	吉林大学	吉林省科技厅项目	20130102101JC	6.00
吉林省牙颌面整形与重建创新团队	刘志辉	吉林大学	吉林省科技厅项目	20130521008JH	15.00
介孔分子筛负载缩宫素骨组织工程材料的构建及基础研究	钱　明	吉林大学	吉林省科技厅项目	20130522036JH	3.00
种植体表面活化与促进神经再生的电生理学研究	赵静辉	吉林大学	吉林省科技厅项目	20130522037JH	3.00
医用钛材料的光固定表面改性与细胞生物学研究	刘　敏	吉林大学	吉林省直厅局项目	–	10.00
促进颌骨缺损修复的 PLGA 涂层 nHA/Mg 复合材料的研究	马　宁	吉林大学	吉林省发改委项目	–	10.00
sost-siRNA 纳米微海绵促进牙周成骨作用的研究	胡　敏	吉林大学	吉林省发改委项目	–	10.00

续表 5

项目名称	项目负责人	单位	基金来源及名称	批准号或编号	资助金额（万元）
新型载药支架材料复合骨髓基质干细胞对骨缺损修复及机制的研究	刘　畅	吉林大学	吉林省发改委项目	–	5.00
骨髓 MSCs 对创伤失血性休克早期炎性反应的调节和机制	李　彤	吉林大学	吉林省发改委项目	–	5.00
抗菌性生物活性种植体材料的研制	于维先	吉林大学	吉林省发改委项目	–	5.00
灵芝三萜的提取工艺及对口腔黏膜癌变化学预防作用的实验研究	张茹慧	吉林大学	吉林省发改委项目	–	5.00
脂肪细胞因子 Leptin 及人胎盘源间充质干细胞（HPMSCs）对放创复合伤促愈机制的研究	刘春丽	吉林大学	吉林省发改委项目	–	5.00
陶瓷与氧化锆基底结合强度的基础研究	吴　健	吉林大学	省直厅局项目	–	10.00
血卟啉单甲醚介导的声动力对牙龈卟啉单胞菌灭活效果的研究	毕良佳	哈尔滨医科大学	高等学校博士学科点专项科研基金联合资助课题	20132307110018	12.00
《白色念珠菌对口腔扁平苔藓角质形成细胞 Toll 样受体信号通路影响的研究》	孙红英	复旦大学	上海市科委自然科学基金项目	13ZR1405300	10.00
光动力疗法对口腔白色念珠菌致病性的影响研究	孙红英	复旦大学	上海市科委西医引导类基金项目	134119a8700	10.00
UVA 通过 Ras/cAMP/PKA 途径抑制白色念珠菌致病性表达的机制研究	李　景	复旦大学	上海市卫生局青年科学基金项目	20134y0	4.00
硫化氢气体信号分子在正畸牙移动中的作用及机理研究	华咏梅	同济大学	国家自然科学基金面上项目	81371177	70.00
间充质细胞中持续激活 β-catenin 对小鼠牙齿发育的影响及其机制研究	张　旗	同济大学	国家自然科学基金面上项目	81371141	70.00
从颅颌面骨与外周骨成骨方式的差异研究 BRONJ 的发病机制	苏俭生	同济大学	国家自然科学基金面上项目	81371949	70.00
汉族人群骨性安氏Ⅲ类错颌畸形的遗传机制研究	陈凤山	同济大学	国家自然科学基金面上项目	81371129	70.00
牙本质基质蛋白 1 的糖基化过程对颌骨和长骨发育的影响及机制研究	孙　瑶	同济大学	国家自然科学基金青年科学基金项目	81300840	24.00
2013 年教育部新世纪人才支持计划	孙　瑶	同济大学	教育部新世纪人才支持计划	NCET-13-0426	50.00

续表 5

项目名称	项目负责人	单位	基金来源及名称	批准号或编号	资助金额（万元）
分时控释多重免疫抑制剂及生长因子的牙周组织再生膜的构建及其应用	苏俭生	同济大学	上海市医学重点项目	13411951200	30.00
骨细胞外基质蛋白的翻译后修饰与骨代谢疾病的相关性研究	孙　瑶	同济大学	上海市卫生和计划生育委员会，优秀青年人才培养计划	XYQ2013080	30.00
间充质细胞中持续激活 β-catenin 对小鼠牙齿发育的影响及其机制研究	张　旗	同济大学	高等学校博士学科点专项科研基金博导类	20130072110020	12.00
夜磨牙病人脑内 GABA 含量的磁共振波谱分析及重复经颅磁刺激对夜磨牙病人三叉神经运动系统兴奋性影响的研究	刘伟才	同济大学	上海市科学技术委员会，上海自然科学基金	13ZR1444900	10.00
夜磨牙的运动模式及其触发机制的研究	陶建祥	同济大学	上海市科学技术委员会，上海自然科学基金	13ZR1445000	10.00
钛基台表面阳极氧化改色对牙种植红色美学的影响	范　震	同济大学	上海市科学技术委员会生物医药处，医学引导类科技项目	134119b2000	10.00
2013 年教育部博士后基金	孙　瑶	同济大学	教育部博士后基金	2013M530213	8.00
内源性生长因子促进上颌窦内成骨的实验研究	王　方	同济大学	上海市卫生和计划生育委员会，B 类局级项目	80	6.00
PRF 结合 Multi-Cal 和 MTA 用作盖髓剂的作用和机制的研究	俞　芳	同济大学	上海市卫生和计划生育委员会，B 类局级项目	191	6.00
牙本质基质蛋白 1 在关节软骨发育中的作用和机制研究	孙　瑶	同济大学	教育部博士点基金，新教师	20130072120024	4.00
无机复合材料修复髓室底穿孔的应用基础研究	沈晴昳	上海市口腔病防治院	国家自然科学基金青年科学基金项目	81300917	23.00
多梳基因 Bmil 调控 ABCG2 表达和侧群细胞功能在口腔鳞癌发生中的作用	冯靳秋	上海市口腔病防治院	上海市自然科学基金面上项目	13ZR1436100	10.00
唾液蛋白糖基化和磷酸化水平对儿童龋病风险预测的研究	王　艳	上海市口腔病防治院	上海市自然科学基金面上项目	13ZR1436200	10.00
miR-31-SATB2-Runx2 环路调控牙周膜干细胞成骨分化的机制研究	甄　蕾	上海市口腔病防治院	上海市自然科学基金面上项目	13ZR1436300	10.00
上海市儿童龋病风险评估模型的建立与验证	王　艳	上海市口腔病防治院	上海市卫生和计划生育委员会面上重点科研项目	20134028	10.00

续表 5

项目名称	项目负责人	单位	基金来源及名称	批准号或编号	资助金额（万元）
高强纤维树脂材料在变色前牙美容修复中的应用研究	贾　爽	上海市口腔病防治院	上海市卫生和计划生育委员会面上科研项目	20134162	3.00
电子根尖定位仪测量精确性及影响因素的实验研究	胡玉凤	上海市口腔病防治院	上海市卫生和计划生育委员会面上青年科研项目	20134Y029	2.00
脂联素促进小鼠骨髓间充质干细胞迁移的体外研究	於丽明	上海市口腔病防治院	上海市卫生和计划生育委员会面上青年科研项目	20134Y052	2.00
数字微笑设计在前牙美学树脂修复中的临床应用研究	朱　静	上海市口腔病防治院	上海市卫生和计划生育委员会培育科研项目	20134401	1.00
医院口腔健康数据库在高危人群干预中的作用	徐　玮	上海市口腔病防治院	上海市医院协会医院管理研究基金	2013027	1.00
自噬性肿瘤疫苗结合氧化铁纳米粒子治疗口腔癌的基础研究	牟永斌	南京大学	江苏省“六大人才高峰”D 类资助项目	2012-SWYY-002	3.00
口腔颌面部肿瘤生物样本库的构建和管理	黄晓峰	南京大学	江苏省卫生厅面上科研课题	H201344	4.00
重度牙周炎的规范化诊疗研究	闫福华	南京大学	江苏省临床医学科技专项重点病种的规范化诊疗研究	BL2013002	200.00
计算机辅助的精准正颌外科手术方法的研究	唐恩溢	南京大学	江苏省临床医学科技专项新型临床诊疗技术攻关	BL2013005	50.00
β 防御素抑制牙龈卟啉单胞菌脂多糖对巨噬细胞的促炎症反应	闫福华	南京大学	江苏省自然科学基金面上项目	BK20131079	10.00
HIF 修饰的 BMSCs 对放射性骨坏死颌骨重建的实验研究	王志勇	南京大学	江苏省自然科学基金面上项目	BK20131080	10.00
磁性 Fe_3O_4 纳米复合基因载体靶向治疗口腔鳞状细胞癌的研究	苗雷英	南京大学	江苏省自然科学基金青年科学基金项目	BK20130079	20.00
白血病抑制因子调控外胚间充质细胞自我更新的分子机制	朱　锋	南京大学	江苏省自然科学基金青年科学基金项目	BK20130080	20.00
组织工程化模型探讨咀嚼压力促牙周成骨 WNT 通路研究	季　骏	南京大学	江苏省自然科学基金青年科学基金项目	BK20130081	20.00
β 防御素在牙龈卟啉单胞菌脂多糖促动脉粥样硬化形成中的保护作用	闫福华	南京大学	国家自然科学基金面上项目	81371152	70.00

续表 5

项目名称	项目负责人	单位	基金来源及名称	批准号或编号	资助金额（万元）
磁性纳米粒子增强自噬小体 DC 疫苗抗肿瘤及机制研究	牟永斌	南京大学	国家自然科学基金面上项目	81371680	65.00
口腔鳞癌微环境内 TLRs/NF-κB/HIF-1 的“交互对话”对其进展的作用机制研究	韩　伟	南京大学	国家自然科学基金青年科学基金项目	81302351	23.00
新型超顺磁性骨组织工程支架材料修复颌骨缺损的研究	苗雷英	南京大学	国家自然科学基金青年科学基金项目	81300852	23.00
外胚间充质细胞维持自我更新与影响牙胚发生的分子机制	朱　锋	南京大学	国家自然科学基金青年科学基金项目	31301207	25.00
老年人根面的无创伤治疗	葛久禹	南京大学	江苏省卫生厅干部保健课题	苏卫办健[2013]-1-038	1.00
靶向调控 MAPK 通路中负向抑制因子 RKIP 活性对异常负荷所致的颞下颌关节骨关节病中的作用及其机制研究	吴拓江	南京医科大学	国家自然科学基金青年科学基金项目	81200764	23.00
染色体 20q12 区域遗传变异与中国人群非综合征型唇腭裂遗传机制的研究	潘永初	南京医科大学	国家自然科学基金青年科学基金项目	81200808	23.00
中国汉族人群非综合征型唇腭裂的全基因组关联研究	王　林	南京医科大学	国家自然科学基金重点项目	81230022	270.00
羊膜间充质干细胞在骨缺损种植中促进骨再生的作用和机制研究	陈　宁	南京医科大学	国家自然科学基金面上项目	81271109	70.00
肿瘤微环境中炎症因子介导 Snail 调控 EMT 与口腔黏膜鳞癌侵袭转移机制研究	刘来奎	南京医科大学	国家自然科学基金面上项目	81272968	70.00
密度感应分子对白念珠菌生物膜耐药性的作用及其信号通路调控	魏　昕	南京医科大学	国家自然科学基金面上项目	81271151	16.00
VEGF 缓释促进 SATB2 修饰的 iPS 细胞成骨分化及再血管化的研究	叶金海	南京医科大学	江苏省自然科学基金	BK2012844	10.00
染色体 20q12 区域遗传变异与中国人群非综合征型唇腭裂遗传机制的研究	潘永初	南京医科大学	江苏省自然科学基金	BK2012447	20.00
染色体 20q12 区域遗传变异与中国人群非综合征型唇腭裂易感性的研究	潘永初	南京医科大学	教育部博士点基金青年教师基金	20123234120004	4.00
基于 RGD 修饰的 TiO_2 纳米点调控细胞薄层培养技术促进组织工程骨中三维血管生成及机制研究	王慧明	浙江大学	国家自然科学基金面上项目	81371120	70.00

续表 5

项目名称	项目负责人	单位	基金来源及名称	批准号或编号	资助金额（万元）
致龋相关功能基因组的筛选及其致龋机制的研究	陈　晖	浙江大学	国家自然科学基金面上项目	81371142	70.00
Cadherin-11 介导的滑膜炎性反应促颞下颌关节紊乱病发展的分子机制研究	吴梦婕	浙江大学	国家自然科学基金面上项目	81371167	70.00
一种新型的底涂-冲洗牙本质粘接方法的研究	傅柏平	浙江大学	国家自然科学基金面上项目	81371189	70.00
Nrf2/ARE 信号通路介导的植物雌激素治疗阻塞性睡眠呼吸暂停低通气综合征的研究	丁王辉	浙江大学	国家自然科学基金面上项目	81301669	23.00
口腔疾病诊疗技术、数字化治疗装备及配套修复材料研究：残根残冠纤维增强树脂桩核一体化修复技术研究	李晓东	浙江大学	科技部子项目	012BAI07B01	60.00
基于荧光光谱成像的早期龋病多方位智能诊断技术	陈省晖	浙江大学	浙江省重大科技专项	2013C03043-5	70.00
口腔综合治疗椅供水系统的改进及意义	俞雪芬	浙江大学	浙江省科技厅	2013C33153	15.00
颞下颌关节结构紊乱早期诊断模型的研究	施洁珺	浙江大学	浙江省科技厅	2013C33154	15.00
纯钛种植体表面抗菌活性短肽薄层的设计、制备及生物学评价	程志鹏	浙江大学	浙江省科技厅	2013C33239	5.00
牙周致病菌内毒素对肝糖脂代谢的影响及其分子机制研究	邓淑丽	浙江大学	浙江省自然科学基金一般项目	Y13H140004	9.00
低氧诱导因子-2α 在压力超负荷导致髁突软骨降解中的作用和相关机制研究	李　文	浙江大学	浙江省自然科学基金一般项目	Y13H140002	8.00
多孔纯钛种植体表面纳米掺锶羟基磷灰石涂层对间充质干细胞生物学粘附行为的影响	江巧红	浙江大学	浙江省自然科学青年科学基金项目	Q13H140003	5.00
咖啡因/雌激素通过 cAMP/PKA 信号通路调控机体骨稳态的分子机理	周　益	浙江大学	浙江省自然科学青年科学基金项目	Q13H250001	5.00
一种基于“仿生学”的组织工程骨制备及其分子机制研究	周　益	浙江大学	中国博士后科学基金第六批特别资助	2013T60603（116053）	15.00
植物雌激素基于 Nrf2/ARE 信号通路治疗阻塞性睡眠呼吸暂停低通气综合征的作用及机制	丁王辉	浙江大学	浙江省卫生厅 A 类	2013KYA118	3.00
致龋生物膜荧光图像诊断研究	朱海华	浙江大学	浙江省卫生厅 A 类	2013KYA119	3.00

续表5

项目名称	项目负责人	单位	基金来源及名称	批准号或编号	资助金额（万元）
LIPUS对BMSCs成骨特异性转录因子Runx2DNA甲基化状态的调控研究	刘　蔚	浙江大学	浙江省卫生厅A类	2013KYA120	3.00
纯钛种植体表面生物老化问题及对策	何福明	浙江大学	浙江省卫生厅平台重点	2013ZDA013	5.00
茶多酚对口腔白斑癌变作用的动物实验研究	胡济安	浙江大学	浙江省中医药科学研究基金计划A类	2013ZA086	3.00
Alendronate对牙槽骨破骨细胞TRAP基因表达的阻断研究	沈燕青	浙江大学	浙江省教育厅	Y201329982	1.00
五倍子水提取物对牙周炎症抗炎机理的体外研究	席清平	浙江大学	浙江省教育厅	Y201330091	1.00
改性碳纳米管对牙本质黏接混合层再矿化的影响	张正仪	浙江大学	浙江省教育厅	Y201329387	1.00
单一及复合菌斑生物膜结构及对不同口腔材料的黏附作用	屠　彦	浙江大学	浙江省教育厅	Y201329612	1.00
富亮氨酸釉基质肽共沉积钙磷涂层促进种植体与骨质疏松骨整合的研究	林海燕	浙江中医药大学	浙江省自然科学基金委员会	LY13H140006	8.00
体支抗结合Tweed-Merrifield定向力矫治系统治疗青少年骨性高角安氏Ⅱ类错合畸形的临床研究	卢海平	浙江中医药大学	浙江省卫生厅	2013KYA135	3.00
氯克罗孟对实验性种植体周围炎TNF-α表达的调控	黄海蓉	浙江中医药大学	浙江省卫生厅	2013KYB179	1.00
透明质酸多孔羟基磷灰石复合材料血管化实验研究	霍　光	浙江中医药大学	浙江省教育厅	Y201327801	1.50
基于数字化技术的现代口腔种植学课程教学模式改革	郑园娜	浙江中医药大学	浙江省教育厅	jg2013082	3.00
钛种植体表面TiO_2纳米管pH响应药物控释系统的研究	刘劲松	温州医科大学	国家自然科学基金面上项目	81371182	70.00
TiO_2纳米管载BMP-2/IGF-1时序缓释促进种植体骨结合的研究	刘劲松	温州医科大学	浙江省自然科学基金一般项目	Y13H140013	8.00
HIF-1a介导的血管化组织工程骨在修复节段性骨缺损中的作用	何家才	安徽医科大学	国家自然科学基金面上项目	81371114	70.00
体内主动靶向干细胞的磁性纳米载体研制及在运载干细胞快速归巢治疗心肌梗死的基础研究	陈佳龙	安徽医科大学	国家自然科学基金青年科学基金项目	31300792	25.00

续表 5

项目名称	项目负责人	单位	基金来源及名称	批准号或编号	资助金额（万元）
HIF-1α 基因修饰对 MSCs 对生物材料与种植体之间骨结合的作用	何家才	安徽医科大学	安徽高校省级自然科学研究重点项目	KJ2013A154	5.00
经典 WNT 信号通路在脂肪干细胞成骨、成牙骨质分化中的作用	徐　燕	安徽医科大学	安徽省自然科学基金项目	1308085MH130	5.00
口腔颌面外科临床重点专科	王银龙	安徽省口腔医院	安徽省“十二五”临床重点专科建设计划项目	01Z23	50.00
安徽口腔疾病研究省级实验室绩效考核补助	邹多宏	安徽口腔疾病研究省级实验室	安徽省 2013 年度第二批科技计划项目	1306c083027	30.00
全瓷修复体数字化光学印模与物理印模精确度的对比研究	占莉琳	南昌大学	江西省科技厅	20132BBG70096	3.00
口腔种植材料抑菌效果的研究	赵　杰	南昌大学	江西省科技厅	20132BAB205027	2.00
富血小板纤维蛋白促进骨细胞生长的动物实验研究	叶　平	南昌大学	江西省科技厅	20132BAB205110	2.00
材料微孔结构对骨诱导性影响的研究	张　强	南昌大学	江西省科技厅	20132BAB205026	2.00
介孔二氧化硅涂层对氧化锆桩表面处理后黏接强度的影响	曾利伟	南昌大学	江西省科技厅	20132BAB205025	3.00
与微种植体支抗相结合的磁力矫治系统的研发及基础研究	吴建勇	南昌大学	国家自然科学基金委	81360171	49.00
猪牙髓干细胞-生物蛋白胶支架构建组织工程化牙髓牙本质复合体及机制研究	李　伟	井冈山大学	国家自然科学基金委	81341109	20.00
dentonin 对成骨细胞增生以及牙周组织生理连接的实验研究	曾常爱	井冈山大学	江西省科技厅	20122BBG70151-2	4.50
木通皂苷 D 对正畸牙齿移动的作用及机制研究	张　君	山东大学	国家自然科学基金面上项目	81371180	70.00
PTH 和 SDF-1 介导的双向干细胞效应对牙周组织再生的影响	葛少华	山东大学	国家自然科学基金面上项目	81371157	70.00
白假丝酵母菌表现型耐药滞留菌相关基因的单细胞表达分析及协助清除滞留菌的小分子佐剂的筛选	亓庆国	山东大学	国家自然科学基金面上项目	81371158	70.00
Yap 基因对牙周膜干细胞的干性维持及增殖分化的影响	文　勇	山东大学	国家自然科学基金青年科学基金项目	81300885	23.00
牙周病正畸治疗过程中牙槽骨变化的 CBCT 研究	崔淑霞	郑州大学	省教育厅科学技术研究重点项目	13A320625	3.00

续表 5

项目名称	项目负责人	单位	基金来源及名称	批准号或编号	资助金额（万元）
成年人上颌骨美学区硬组织三维结构的研究	张　朋	郑州大学	省教育厅科学技术研究重点项目	13A320626	2.00
河南省农村留守儿童口腔健康现状研究	吉雅丽	郑州大学	省教育厅科学技术研究重点项目	13A320631	3.00
下颌第一磨牙分根术后单冠与联冠修复的有限元分析	王　桃	郑州大学	省教育厅科学技术研究重点项目	13A320640	2.00
不同口腔状态人群唾液特性对变形链球菌基因型及分布影响的研究	刘学军	郑州大学	省科技厅科技攻关计划项目	132102310105	10.00
正畸—牙周组织再生术联合应用的实验研究	崔淑霞	郑州大学	省科技厅基础研究计划项目	132300410050	5.00
河南省农村留守儿童口腔健康现状研究	吉雅丽	郑州大学	省科技厅科技攻关计划项目	132102310134	2.00
即刻种植即刻修复在前牙美学区的临床研究	吴豪阳	郑州大学	省卫生厅普通科技攻关项目	201303096	2.00
CBCT 在牙周病正畸过程中牙槽骨变化中的应用	崔淑霞	郑州大学	省卫生厅普通科技攻关项目	201303097	1.00
MTAD 联合 nisin 抗菌肽在根管治疗中的应用探索	周　琳	郑州大学	省卫生厅普通科技攻关项目	81141119	1.00
纯钛种植体表面激光冲熔加微弧氧化处理对骨结合的影响	周　弘	郑州大学	省卫生厅普通科技攻关项目	201303099	1.00
AOPP/RAGE 在 2 型糖尿病相关性牙周炎形成过程中的作用机制	陈黄琴	湖北科技学院	湖北省教育厅科学技术研究项目	B2013046	0.50
韶山地区口腔疾病早期诊疗技术的推广与应用	唐瞻贵	中南大学	科技部科技惠民计划项目	S2013GMD200009	200.00
miRNA 在口腔疣状癌中的表达及功能研究	唐瞻贵	中南大学	高等学校博士学科点专项科研基金博导类	20130162110064	12.00
异体牙周膜干细胞与 NK 细胞相互作用及机制研究	刘欧胜	中南大学	国家自然科学基金青年科学基金项目	81300841	23.00
口腔疣状癌 miRNA 表达研究	王月红	中南大学	湖南省自然科学基金青年科学基金项目	S2013J504B	4.00
异体牙周膜干细胞移植与机体体液免疫应答研究	刘欧胜	中南大学	湖南省科技厅科技计划一般项目	2013SK5075	3.00
大蒜素对粪肠球菌生物膜形成相关毒力因子表达作用的研究	谢晓莉	中南大学	湖南省科技厅科技计划项目	2013SK3071	7.00
p53 通过长链非编码 RNALOC401317 和 CREB5 蛋白抑制舌鳞癌细胞增殖的机制研究	龚朝建	中南大学	国家自然科学基金青年科学基金项目	81301757	23.00

续表 5

项目名称	项目负责人	单位	基金来源及名称	批准号或编号	资助金额（万元）
湘西土家族安氏Ⅲ类错𬌗畸形遗传学研究	黄生高	中南大学	湖南省科技厅基金	2013FJ6024	3.00
舌鳞癌伴 OSF 基因组 DNA 甲基化谱的初步构建	张　胜	中南大学	湖南省科技厅基金	2013SK3068	3.00
染色体 3p21.3 区域中口腔鳞癌相关候选抑瘤基因的筛选及其功能的研究	王　铠	中南大学	湖南省卫生厅基金	B2013-016	1.00
雌激素受体 γ—36 在成年女性正畸牙移动中双向介导的机理研究	肖立伟	中南大学	湖南省财政厅教育厅基金	湘财教指［2013］104 号	4.00
湖南省农村留守儿童口腔健康问题调查与分析	柳志文	中南大学	湖南省发改委基金	湘发改高技［2013］1199 号	4.00
《口腔黏膜下纤维化 TGFβ/Smads 信号通路调控及丹玄口康干预机制》	谭　劲	湖南中医药大学	国家自然科学基金	81373701 号	70.00
褪黑素调控牙乳头细胞向成牙本质细胞分化和矿化作用的线粒体机制研究	何宏文	中山大学	国家自然科学基金	81371107	70.00
D-氨基酸抑制变链菌 SpaP 蛋白参与生物膜分散作用的机制研究	凌均棨	中山大学	国家自然科学基金	81371132	70.00
lncRNA 家族 T-UCR 介导 Oct4 转录调控损伤微环境中牙髓干细胞增殖和分化的分子机制	韦　曦	中山大学	国家自然科学基金	81371133	70.00
口腔白斑癌变微环境中 CCL18 调控上皮细胞可塑性的作用及机制研究	夏　娟	中山大学	国家自然科学基金	81371148	70.00
IGF-1/PI3K/PKB 通路介导自噬调控放射性涎腺功能损伤的作用及机制	苏宇雄	中山大学	国家自然科学基金	81371160	70.00
K8 在 KSHV 流产性裂解复制中的作用及流产性裂解复制机制的研究	王　彦	中山大学	国家自然科学基金	81371793	70.00
调节性 B 细胞调控舌鳞癌间质纤维化的作用机制	廖贵清	中山大学	国家自然科学基金	81372884	70.00
靶向 p63 的非编码 RNA 调节舌鳞癌细胞失分化的分子机制	刘习强	中山大学	国家自然科学基金	81372885	72.00
DKK3 调控大鼠牙囊干细胞增殖和分化作用的研究	杜　宇	中山大学	国家自然科学基金	81300846	23.00
骨源性神经肽 Y 对骨组织及其细胞的局部调控与作用途径的研究	马媛媛	中山大学	国家自然科学基金	81300856	23.00

续表 5

项目名称	项目负责人	单位	基金来源及名称	批准号或编号	资助金额（万元）
Sema3A/Nrp1 信号轴的骨保护效应在根尖周炎中的作用与机制研究	邢　泉	中山大学	国家自然科学基金	81300874	23.00
ABC 转运蛋白相关基因在牙龈卟啉单胞菌致病过程中作用的研究	高　雳	中山大学	国家自然科学基金	81300887	23.00
炎性微环境中 Foxo3 诱导可逆性去分化调控舌鳞癌免疫逃逸的作用机制	梁玉洁	中山大学	国家自然科学基金	81302367	23.00
miRNA-21 对牙龈上皮细胞内 TLR2 信号通路的调控机制研究	任　蕾	中山大学	国家自然科学基金	81302535	23.00
长非编码 RNACILA 调控舌鳞癌化疗耐受的研究	孙丽娟	中山大学	国家自然科学基金	81302369	24.00
ROS 介导成牙本质细胞 MMPs 调控及其在混合层酶解中的作用研究	黄雪清	中山大学	高等学校博士学科点专项科研基金	20130171120121	4.00
炎性微环境中 Foxo3 诱导可逆性去分化调控舌鳞癌免疫逃逸的作用机制	梁玉洁	中山大学	高等学校博士学科点专项科研基金	20130171120125	4.00
HMGA2 调控舌鳞癌增殖、侵袭转移的机制研究	潘朝斌	中山大学	高等学校博士学科点专项科研基金	20130171110095	12.00
粪肠球菌 CRISPR 系统在防御 tetR 水平转移中的作用研究	童忠春	中山大学	中国博士后科学基金	2013M542229	5.00
IGF-1/PI3K/PKB 通路调控自噬在放射性涎腺损伤中的作用机制研究	苏宇雄	中山大学	教育部留学回国人员科研启动基金	教外司留[2013]1792 号	3.00
牙本质胶原蛋白对粪肠球菌黏附、毒力基因 ace 表达及其生物膜形成发展的作用研究	胡晓莉	中山大学	教育部留学回国人员科研启动基金	教外司留[2013]693 号	3.00
Adseverin 在破骨细胞形成过程中的表达及调控作用研究	蒋宏伟	中山大学	广东省自然科学基金	S2013010015833	5.00
Tumorbudding 在舌鳞癌侵袭转移中的分子机制研究	陈小华	中山大学	广东省自然科学基金	S2013010016848	5.00
TiO_2 纳米管/BMP-2 控释复合涂层的构建及生物学性能评估	王　焱	中山大学	广东省自然科学基金	S2013010016060	5.00
褪黑素调控牙乳头细胞向成牙本质细胞分化和矿化作用的线粒体机制研究	何宏文	中山大学	广东省自然科学基金	S2013010015888	5.00
Ti02 纳米管表面庆大霉素复合 BMP-2 缓释系统的构建及生物学评价	邓飞龙	中山大学	广东省自然科学基金	S2013010015805	5.00

续表 5

项目名称	项目负责人	单位	基金来源及名称	批准号或编号	资助金额（万元）
SCC/XPC 介导 Oct-4/Sox2 复合体调控牙髓细胞参与组织再生的研究	刘　路	中山大学	广东省自然科学基金	S2013010011946	5.00
纳米 TiO_2:C60 涂层微型支抗种植体的构建及其光催化抗菌性能的优化研究	麦理想	中山大学	广东省自然科学基金	S2013040013793	3.00
CRISPR/Cas 在粪肠球菌根管分离株中的检测及对四环素耐药基因抑制的研究	童忠春	中山大学	广东省自然科学基金	S2013040014932	3.00
炎性微环境中 Foxo3 诱导可逆性去分化调控舌鳞癌免疫逃逸的作用机制	梁玉洁	中山大学	广东省自然科学基金	S2013040015004	3.00
维生素 D 抑制 GPX-1 表达下调头颈鳞癌耐药性的实验研究	黄志权	中山大学	广东省自然科学基金	S2013010014794	5.00
integrinβ1/Src/ERK/BMP2 信号通路在机械刺激促进人牙周膜干细胞成骨分化中的作用研究	袁志辉	中山大学	广东省自然科学基金	S2013010016753	3.00
巨噬细胞介导牙周炎促进肥胖性胰岛素抵抗的表观遗传调控	章锦才	广东省口腔医院	国家自然科学基金面上项目	81371151	70.00
C 反应蛋白通过下调 IRS-2 信号介导牙周炎加重糖尿病的机制研究	陈　蕾	广东省口腔医院	国家自然科学基金青年科学基金项目	81300890	23.00
长链非编码 RNA 介导 FRMD4A 基因的表观遗传学调控在舌鳞癌发生发展中的作用及其机制研究	赵建江	广东省口腔医院	广东省财政技术研究开发与推广应用专项	-	20.00
CRP 通过下调 IRS-2 信号介导牙周炎加重糖尿病的机制研究	陈　蕾	广东省口腔医院	广东省自然科学基金自由申请项目	S2013010012139	5.00
UV 催化分子重建纯钛粗糙表面的生物活性研究及机制探讨	李少冰	广东省口腔医院	广东省自然科学基金博士启动项目	S2013040014986	3.00
正畸牙移动刺激齿槽裂骨修复重建机理的研究	刘楚峰	广东省口腔医院	广东省科技厅高科技发展专项	2060303-5	5.00
牵张成骨中牵张力和低氧对成骨细胞相互作用的分子机制	杨孝勤	广东省口腔医院	广东省医学科研基金	B2013042	1.00
行为医学因素在伴 2 型糖尿病牙周炎患者中的作用	陈　蕾	广东省口腔医院	广东省医学科研基金	B2013038	1.00
CD28/CTLA-4:B7 共刺激信号在复发性阿弗他溃疡发生过程中的作用	高　峰	广东省口腔医院	广东省医学科研基金	A2013105	1.00
血管化间充质干细胞层片复合丝蛋白支架的成骨向分化潜能研究	陈奕帆	广东省口腔医院	广东省医学科研基金	A2013103	1.00

续表 5

项目名称	项目负责人	单位	基金来源及名称	批准号或编号	资助金额（万元）
RW-SPLINT 治疗颞下颌关节病的开发性研究	肖　珲	广东省口腔医院	广东省医学科研基金	A2013094	1.00
miR-586 和 miR-98 靶向调控牙本质基质蛋白 1 对牙髓干细胞定向分化为成牙本质细胞的影响及作用机制	吴补领	南方医科大学	国家自然科学基金	81371137	70.00
混杂纤维增强树脂基生物医学复合材料的研发	邵龙泉	南方医科大学	广东省产学研项目	2012B091000147	80.00
氧化锆陶瓷与饰面瓷梯度结合界面纳米压痕研究	邵龙泉	南方医科大学	高性能陶瓷和超微结构国家重点实验室开放课题	SKL201207SIC	10.00
关节盘前移位时颞下颌关节的生物力学研究	殷学民	南方医科大学	广东省科技计划项目（社会发展）	2012B0318001444	4.00
抑制成纤维细胞激活蛋白二肽基肽酶活性治疗口腔鳞癌的实验研究	吕晓智	南方医科大学	广东省科技计划项目（社会发展）	2012B0318001393	3.00
靶向成纤维细胞激活蛋白治疗口腔鳞癌的实验研究	吕晓智	南方医科大学	广东省医学科研基金	A2012362	1.00
Notch 信号通路在非血管化游离输送盘牵张成骨模式中调节血管新生的机制研究	周　诺	广西医科大学	国家自然科学基金	81360166	48.00
Th17/IL-17 骨免疫通路在正畸相关炎性牙根吸收中的作用机制研究	康　娜	广西医科大学	国家自然科学基金	81360170	48.00
癌细胞外环境对进展期口腔癌的分子靶向药物敏感性的影响研究	梁飞新	广西医科大学	国家自然科学基金	81360403	50.00
青蒿琥酯对化疗耐受性腺样囊性癌的抑制效应及其机制的研究	农晓琳	广西医科大学	国家自然科学基金	81360404	50.00
4NQO 诱发小鼠口腔癌淋巴道高转移模型播散细胞与转移关系的研究	于大海	广西医科大学	国家自然科学基金	81360407	50.00
儿童牙科焦虑症影响因素分析与治疗的研究	施小彤	广西医科大学	广西科学研究与技术开发计划项目	桂科攻 1355005-7-2	10.00
人鼠口腔癌发生发展与淋巴道转移过程的相关因子表达的比较	于大海	广西医科大学	广西科学基金	面上项目 2013 GXNSFAA 019182	5.00
体外冲击波促进骨质疏松牙种植体骨结合的实验研究	李晓捷	广西医科大学	广西科学基金青年科学基金项目	一般项目 2013 GXNSFBA 019162	5.00

续表 5

项目名称	项目负责人	单位	基金来源及名称	批准号或编号	资助金额（万元）
咬合干扰疼痛模型中孤啡肽及其受体(N/OFQ-NOP 系统)的疼痛调控机制研究	邓华颉	广西医科大学	广西科学基金	面上项目 2013 GXNSFAA 019165	5.00
脂联素在正畸牙移动过程中调节骨代谢作用的实验研究	莫水学	广西医科大学	广西科学基金	面上项目 2013 GXNSFAA 019183	5.00
青蒿琥酯对口腔颌面部癌的抑制效应及化疗耐受性干预的机制研究	农晓琳	广西医科大学	广西科学基金	面上项目 2013 GXNSFAA 019231	5.00
水蛭素干预压应力作用下 PLGA-胶原复合支架上人牙龈成纤维细胞 TGF-β、bFGF 的表达研究	莫水学	广西医科大学	教育部博士点课题新教师类	20134503120002	4.00
针对 DMP1 靶基因的 miRNAs 筛选及外源性 miRNAs 干扰 DMP1 表达对牙髓十细胞分化影响	吴　煜	广西医科大学	广西高校科学技术研究一般项目	2013YB042	3.00
HU-308 药物缓释涂层钛片对成骨细胞影响的实验研究	冯　青	广西医科大学	广西高校科学技术研究一般项目	2013YB057	3.00
改性 PAMAM 诱导牙本质再矿化的体外研究	谢方方	广西医科大学	广西高校科学技术研究一般项目	2013YB056	3.00
成年女性不同拔牙模式矫治前后正貌美学指标改变的研究	莫水学	广西医科大学	中华口腔医学会西部行口腔医学临床科研基金	CSA-W2013-05	5.00
改性 PAMAM 模板诱导牙本质仿生矿化的实验探索	谢方方	广西医科大学	广西医疗卫生适宜技术研究与开发项目	S201305-01	4.00
BMP2 诱导牙髓干细胞分化过程中的 microRNAs 表达谱分析及功能研究	吴　煜	广西医科大学	广西医疗卫生适宜技术研究与开发项目	S201305-02	2.50
褪黑素与侵袭性牙周炎的相关性研究	牙祖科	广西医科大学	广西医疗卫生适宜技术研究与开发项目	S201305-03	2.00
个体数字化设计的牵张成骨技术治疗腭裂及牙槽裂的应用研究	麦华明	广西医科大学	广西医疗卫生适宜技术研究与开发项目	S201305-04	2.50
基于肿瘤耐药特性构建舌癌干细胞富集模式的实验研究	姚金光	右江民族医学院	广西自然科学基金	2013GXNSFM 019252	5.00
基于壳聚糖-羟基磷灰石-骨牙源性蛋白质复合体的骨牙修复与再生的研究	周海燕	海南医学院	海南省应用技术研究与开发专项海南省重点科技计划	ZDXM20130062	25.00
基于牙源性蛋白质及干细胞的牙齿再生研究	周海燕	海南医学院	海南省社会发展科技专项资金	SF201316	10.00

续表 5

项目名称	项目负责人	单位	基金来源及名称	批准号或编号	资助金额（万元）
聚醚醚酮/海洋贝壳纳米复合骨植入材料研究	梁姗姗	海南医学院	海南省自然科学基金	813191	2.00
p75 + 颌突间充质干细胞的体外分化命运与成牙分化潜能的初探	温秀杰	第三军医大学	国家自然基金面目项目	81271097	70.00
创伤对牙周膜干细胞增殖与分化的影响及其调控机制研究	温秀杰	第三军医大学	国家重点实验室开放基金	SKLKF201212	5.00
基于 Flash 课件的网络课程建设在医学本科生临床教学中的研究与实践	温秀杰	第三军医大学	重庆市高等教育改革课题	133114	2.00
FGFR2 功能增强型突变小鼠牙胚成牙分化的研究	张　莉	第三军医大学	重庆市科委一般项目	cstc2012jjA0427	5.00
FGFR2 对牙齿大小及形态发生调控作用及机制的研究	张　莉	第三军医大学	国家重点实验室开放基金	SKLKF201108	5.00
Wnt 信号通路调控骨质疏松症脂肪干细胞骨向分化及促进骨再生的分子机制研究	肖金刚	泸州医学院	国家自然科学基金面上项目	81371125	70.00
个性化舌侧矫治系统生物力学性能的三维数字化分析及试验力学分析	黄　跃	泸州医学院	国家自然科学基金青年科学基金项目	81300903	23.00
E-钙粘素在口腔癌变过程中的基因表达变化	聂敏海	泸州医学院	四川省科技厅基础研究项目	2013JY0126	10.00
锥形束 CT 在正畸头影测量及模型分析中的应用研究	李　娜	川北医学院	四川省教育厅一般科研项目	2013132	2.00
初级纤毛介导的 Shh 信号与小鼠腭发育关系的研究	何　苇	遵义医学院	国家自然科学基金	81360162	48.00
Wnt 信号通路介导 AGEs 调控牙周膜干细胞成骨能力的分子机制及其在 2 型糖尿病伴牙周炎牙周组织缺损治疗作用研究	刘　琪	遵义医学院	国家自然科学基金	81360143	49.00
氟中毒对牙齿微结构中氟的含量分布与赋存状态影响研究	陈黎明	遵义医学院	国家自然科学基金项目	81260164	10.00
贵州省口腔疾病防治研究科技创新人才团队	刘建国	遵义医学院	贵州省教育厅	黔科合人才团队(2013)4026	37.50
新型牙周病基因疫苗的研制及其抗牙周病机制研究	白国辉	遵义医学院	贵州省科技厅	黔科合 SY 字(2013)3043 号	8.00
贵州省普通高等学校特色重点实验室—口腔疾病研究特色重点实验室	刘建国	遵义医学院	贵州省教育厅	黔教合 KY 字(2013)109 号	70.00
黔北地区学龄前儿童口腔健康行为干预模式研究	程华刚	遵义医学院	贵州省科技厅课题	[2013]7006	7.00

续表 5

项目名称	项目负责人	单位	基金来源及名称	批准号或编号	资助金额（万元）
不同牙根发育状态下获得的根尖牙乳头干细胞生物学性能差别	吴家媛	遵义医学院	贵州省教育厅课题	黔教合 KY 字[2013]141	2.00
Wnt/β-catenin 信号通路在 Bfgf 维持根尖牙乳头干细胞干性中的作用	吴家媛	遵义医学院	贵州省联合基金重点项目	黔科合 J 字 LKZ[2013]11 号	7.50
Wnt5a 在根尖牙乳头干细胞分化调控中的作用	梁文红	遵义医学院	贵州省科技厅	黔科合 SY 字[2013]3041	9.00
人牙龈成纤维细胞在二氧化锆全瓷材料上的黏附和增殖	周祥文	遵义医学院	2013 年硕士启动基金	ZYKQS[2013]03 号	1.70
舒芬太尼后处理大鼠心肌线粒体比较蛋白组学的研究	李　科	遵义医学院	贵州省联合基金	黔科合 J 字 LKZ[2013]34 号	3.00
新辅助化疗前后舌癌组织中相关因子的表达及临床意义	姚　礼	遵义医学院	贵州省联合基金	黔科合 J 字 LKZ[2013]35 号	3.00
淫羊藿苷对人羊膜间充质细胞成骨诱导影响的实验研究	王　芳	遵义医学院	贵州省联合基金	黔科合 J 字 LKZ[2013]37 号	3.00
BMP 信号通路在外伤性颞下颌关节强直发病机制的作用的动物实验研究	满　城	遵义医学院	贵州省联合基金重点项目	黔科合 J 字 LKZ[2013]10 号	8.00
趋化因子 Mig 与受体 CXCR3 诱导上皮-间质转化介导舌鳞癌细胞侵袭转移的作用及机制研究	何永文	昆明医科大学	国家自然科学基金	81360401	50.00
TGF-β2 对下颌髁状突软骨及胫骨生长板软骨生长及损伤修复作用的实验研究	李　松	昆明医科大学	国家自然科学基金	81360163	49.00
miR-17 通过 Fas-Fasl 通路调控牙周膜干细胞免疫调节特性的机制研究	刘亚丽	昆明医科大学	国家自然科学基金	31301067	24.00
miR-17 调控牙周膜干细胞免疫调节特性的机制研究	刘亚丽	昆明医科大学	教育部博士点基金	20135317120005	4.00
不同清洁方式、黏接系统及封闭材料应用于窝沟封闭的实验研究	吕长海	昆明医科大学	中华口腔医学会西部行口腔医学临床科研基金	CSA-W2013-10	5.00
云南省人群下颌骨种植相关解剖结构研究	谢亮焜	昆明医科大学	云南省自然科学基金（云南省科技厅-昆明医科大学联合专项）	2013FB176	10.00
Real-timePCR 和 CT 三维重构技术评价印模消毒效果及模型精度的实验研究	解保生	昆明医科大学	云南省自然科学基金（云南省科技厅-昆明医科大学联合专项）	2013FB177	10.00

续表 5

项目名称	项目负责人	单位	基金来源及名称	批准号或编号	资助金额（万元）
TLR-4/TLR-2 通路在牙龈卟啉单胞菌内毒素促血管平滑肌细胞迁移中的作用机制研究	雷雅燕	昆明医科大学	云南省自然科学基金（云南省科技厅-昆明医科大学联合专项）	2013FB178	10.00
机械张应力通过 Zyxin/Hippo 通路调控牙周骨组织改建的机制研究	刘亚丽	昆明医科大学	云南省自然科学基金（云南省科技厅-昆明医科大学联合专项）	2013FB179	10.00
TGF-β2 对下颌髁状突软骨及胫骨生长板软骨生长及损伤修复作用的实验研究	李　松	昆明医科大学	云南省自然科学基金（云南省科技厅-昆明医科大学联合专项）	2013FZ279	10.00
Fas-FasL 通路在 PDLSCs 免疫调节特性中的作用研究	刘亚丽	昆明医科大学	云南省教育厅基金重点项目	2013Z106	2.00
种植钉不同位置对后移完整上牙列的三维有限元研究	邓　怡	昆明医科大学	云南省教育厅基金一般项目	2013Y277	1.00
血管化自体神经段修复家兔面神经缺损的实验研究	朱　瑾	昆明医科大学	云南省教育厅基金一般项目	2013C225	0.50
小型猪牙齿发育早期形态发生关键 microRNA 的发现及其功能分析	李　昂	西安交通大学	国家自然科学基金重点项目	81371108	70.00
干细胞归巢在正畸骨改建中的作用及其中的力学-化学耦合	王　爽	西安交通大学	国家自然科学基金重点项目	81371694	65.00
力学信号通过整合素偶联激酶对牙周膜细胞代谢谱的影响	邹　蕊	西安交通大学	国家自然科学基金重点项目	81300915	23.00
孤残儿童口腔疾病综合防治示范项目	阮建平	西安交通大学	中国牙病防治基金会	C025	5.00
柑橘类黄酮橙皮甙对根面龋预防及治疗作用的实桔	王丹杨	西安医学院	陕西省科技厅社发攻关	2013K12-07-11	8.00
皮提取物生物类黄酮—橙皮甙防治牙酸蚀症作用机制的实验研究	王丹杨	西安医学院	陕西省教育厅	2013JK0790	2.00
氟对体外培养成釉细胞影响的实验研究	王　琳	西安医学院	陕西省教育厅	2013JK0784	2.00
纳秒脉冲电场联合吉西他滨对舌鳞状细胞癌凋亡的影响及分子机制	王　静	兰州大学	国家自然科学基金面上项目	81372893	65.00
血管化与城固细胞膜片复合构建组织工程骨膜的研究	任利玲	兰州大学	国家自然科学基金青年科学基金项目	81300860	25.00
医用钛合金表面多层功能性薄膜的构筑及性能评价	刘　斌	兰州大学	中国科学院兰州分院近代物理研究所固体润滑国家重点实验室课题	1208	3.00

续表 5

项目名称	项目负责人	单位	基金来源及名称	批准号或编号	资助金额（万元）
口腔假丝酵母菌代谢产物诱导上皮增殖的机理	何祥一	兰州大学	甘肃省自然科学研究基金计划	1308RJZA248	3.00
人参皂苷 Rh-2 抑制口腔鳞癌细胞增殖、侵袭及转移的研究	李志革	兰州大学	甘肃省自然科学研究基金计划	1304FKCA074	10.00
淫羊藿苷诱导人牙周膜干细胞骨向分化及其信号通路研究	余占海	兰州大学	甘肃省卫生厅项目	GZK-2012-47	3.00
甘肃三个特有少数民族龋病的遗传学特征研究	李志强	西北民族大学	国家自然科学基金	31360124	51.00
重离子辐照对舌鳞状细胞癌细胞 STAT3 及其下游基因表达的影响	冯正虎	西北民族大学	甘肃省科技支撑项目	1304fkca092	10.00
EGFP 转染牙龈卟啉单胞菌及其在种植体周围炎中的定植研究	李志杰	西北民族大学	甘肃省自然科学基金项目	1208RJZA201	3.00
2013 年度中华医学会"口福行动"试点项目	张成志	西北民族大学	中华医学会资助项目	2013bc24	2.00
ARD1 在口腔鳞癌患者唾液中的表达检测及其对预后的作用研究	曾　妍	石河子大学	新疆建设兵团博士基金	2014BB0214	15.00
维吾尔族和汉族儿童龋病高危因素流行病学及细菌种属多样性的分子生物学对比研究	赵　今	新疆医科大学	国家自然科学基金面上项目	81360167	49.00
新疆维吾尔族和汉族儿童龋病高危因素及致龋细菌分子检测技术及防治标准研究	赵　今	新疆医科大学	新疆维吾尔自治区科技支撑项目	201333105	40.00
新疆维吾尔族成人根管形态的研究	梁学萍	新疆医科大学	新疆维吾尔自治区自然科学基金	2013211A082	7.00
喀什地区 3～5 岁不同龋敏感儿童口腔细菌群落结构分析	连冰洁	新疆医科大学	新疆医科大学自然科学基金青年项目	2013ZRQN23	2.00
两种纳米树脂充填材料对牙体美学修复的基础研究	努尔比亚木·麦麦提依明	新疆医科大学	新疆医科大学自然科学基金青年项目	2013ZRQN46	2.00
血卟啉单甲醚介导光动力疗法联合氟制剂预防龋病的动物实验研究	牛巧丽	新疆医科大学	新疆医科大学自然科学基金青年项目	2013ZRQN31	2.00
图解口腔疾病与防治	何惠宇	新疆医科大学	自治区科协科普资源开发与共享项目	-	2.00
等离子喷涂羟基磷灰石制备生物压电陶瓷涂层的生物相容性研究	徐国强	新疆医科大学	自治区自然科学基金青年科学基金项目项	2013211B59	5.00

续表 5

项目名称	项目负责人	单位	基金来源及名称	批准号或编号	资助金额（万元）
以系统疾病为主线的教学方法在口腔修复教学中的应用	何惠宇	新疆医科大学	新疆医科大学第七期教学改革研究项目	YG2013047	0.50
新疆维吾尔人群非综合症唇腭裂患者遗传易感基因筛选研究	阿地力·莫明	新疆医科大学	国家自然科学基金	81260163	49.00
PLLA/PDLA 三维支架与滑膜间充质干细胞/软骨细胞构建颞下颌关节盘的研究	龚忠诚	新疆医科大学	国家自然科学基金	31260229	48.00
下颌骨髁状突不同类型骨折时关节软骨增殖程度的动物模型	买买提吐逊·吐尔地	新疆医科大学	新疆动物模型重点实验室开放课题	XJDX1103-2013-05	4.00
超支化聚缩水甘油负载甲氨蝶呤纳米药物递送系统的构建及性能评价	扈　梅	新疆医科大学	自治区自然科学基金	2013211A081	7.00
普萘洛尔对婴幼儿血管瘤抑制作用的初步研究	凌　彬	新疆医科大学	自治区自然科学基金	2013211A080	7.00
NO 在大鼠正畸牙移动过程中对牙周组织改建作用的研究	李春霞	新疆医科大学	新疆医科大学青年科学基金项目	2013ZRQN42	2.00
双细胞膜片复合表面修饰的珊瑚羟基磷灰石构建血管化组织工程骨的研究	张华林	宁夏医科大学	国家自然科学基金地区科学基金	81360269	49.00
ALN 涂层的 β-TCP 复合物在 A. a 菌诱导的大鼠种植体周围炎骨缺损中的治疗作用	孙小娟	宁夏医科大学	国家自然科学基金地区科学基金	81360173	48.00

2013 年出版发行的口腔医学图书

[本栏目收录的图书目录为我国内地口腔医学或相关学科教师、医师所编(著、译)并公开出版发行的口腔医学专业图书,时限自 2013 年 1 月至 12 月。按各类图书书名的首字汉语拼音字母顺序排序。]

著作与教材

成人口腔正畸学

原　　著　(丹)贝蒂·梅尔森
主　　译　白玉兴　厉松
出　　版　辽宁科学技术出版社
出版日期　2013 年 5 月
开　　本　16 开
字　　数　500 千字
页　　数　384 页
定　　价　298.00 元

唇腭裂修复术与语音治疗(口腔医学精粹丛书 "十一五"国家重点图书出版规划项目)

主　　编　杨家瑞
出　　版　世界图书出版社
出版日期　2013 年 1 月

开　　本　16 开
字　　数　350 千字
页　　数　274 页
定　　价　260.00 元

儿童牙病临床病例解析

原　　著　(美)阿姆尔 · M · 摩西
　　　　　(美)西欧 · A · 达 · 反西卡
　　　　　(美)艾米 · L · 翠斯达尔
主　　译　葛立宏　秦满　赵玉鸣
出　　版　辽宁科学技术出版社
出版日期　2013 年 11 月
开　　本　16 开
字　　数　350 千字
页　　数　256 页
定　　价　198.00 元

颌面骨骼整形手术图谱

主　　编　胡静　王大章
出　　版　人民卫生出版社
出版日期　2013 年 3 月
开　　本　16 开
字　　数　374 千字
页　　数　240 页
定　　价　120.00 元

华西口腔百年史话(第 3 版)

主　　编　周学东　唐洁
出　　版　人民卫生出版社
出版日期　2013 年 8 月
开　　本　16 开
字　　数　758 千字
页　　数　512 页
定　　价　86.00 元

经典方丝弓矫治技术　弓丝弯制与基本训练大全

主　　编　吴建勇　周彦恒　卢海平
出　　版　人民卫生出版社
出版日期　2013 年 11 月
开　　本　16 开
字　　数　316 千字
页　　数　208 页
定　　价　118.00 元

精细印模技术(口腔美学修复实用教程)

主　　编　刘峰
出　　版　人民卫生出版社
出版日期　2013 年 11 月
开　　本　16 开
字　　数　126 千字
页　　数　112 页
定　　价　49.00 元

可摘局部义齿修复学(第 12 版)

原　　著　(美)Alan B. Carr
　　　　　(美)David T. Brown
主　　译　罗云　王敏　楼北雁
出　　版　人民军医出版社
出版日期　2013 年 6 月
开　　本　16 开
字　　数　650 千字
页　　数　228 页
定　　价　350.00 元

可摘义齿修复工艺技术(国家卫生职业教育创新教材)(供口腔医学、口腔修复工艺技术等专业使用)

主　　编　张坤
出　　版　郑州大学出版社
出版日期　2013 年 11 月
开　　本　16 开
字　　数　264 千字
页　　数　158 页
定　　价　25.00 元

口腔颌面病理学(第 3 版)

原　　著　(美)Brad W. Neville
　　　　　Douglas D. Damm
　　　　　Carl M. Allen 等
主　　译　李江
出　　版　人民卫生出版社
出版日期　2013 年 8 月
开　　本　16 开
字　　数　1 749 千字
页　　数　864 页
定　　价　398.00 元

口腔颌面—头颈肿瘤放射治疗学
主　　编　王中和
出　　版　世界图书出版公司
出版日期　2013 年 8 月
开　　本　16 开
页　　数　506 页
定　　价　400.00 元

口腔颌面外科手术彩色图解（“十二五”国家重点图书出版规划项目）（国家出版基金资助项目）
主　　编　邱蔚六 吴煜农
出　　版　江苏科学技术出版社
出版日期　2013 年 3 月
开　　本　大 16 开
字　　数　1 110 千字
页　　数　573 页
定　　价　320.00 元

口腔颌面外科学（全国高职高专口腔医学专业“十二五”规划教材）（供口腔医学、口腔医学技术专业使用）
主　　编　马涛　陈峻岭
出　　版　郑州大学出版社
出版日期　2013 年 3 月
开　　本　16 开
页　　数　435 页
定　　价　47.00 元

口腔颌面肿瘤病理学（口腔医学精粹丛书）（“十一五”国家重点图书出版规划项目）
主　　编　李江
出　　版　世界图书出版公司
出版日期　2013 年 1 月
开　　本　16 开
页　　数　357 页
定　　价　290.00 元

口腔护理四手操作参考细则
主　　编　麻健丰　潘乙怀
出　　版　科学出版社
出版日期　2013 年 3 月
开　　本　16 开
定　　价　25.00 元

口腔急诊常见疾病诊疗手册
主　　编　姬爱平
出　　版　北京大学医学出版社
出版日期　2013 年 5 月
开　　本　32 开
页　　数　279 页
定　　价　35.00 元

口腔科学（博雅系列精品教材）
主　　编　汪大林
出　　版　第二军医大学出版社
出版日期　2013 年 5 月
开　　本　大 16 开
字　　数　384 千字
页　　数　217 页
定　　价　36.00 元

口腔科诊断要点与处理方法分册（各科常见疾病诊断要点与处理方法系列丛书）
主　　编　郝梅
出　　版　山西科学技术出版社
出版日期　2013 年 1 月
开　　本　32 开
字　　数　135 千字
页　　数　246 页
定　　价　16.00 元

口腔门诊感染控制操作图谱
主　　编　俞雪芬　谷志远
出　　版　人民卫生出版社
出版日期　2013 年 6 月
开　　本　16 开
字　　数　170 千字
页　　数　112 页
定　　价　45.00 元

口腔黏膜病学学习指导和习题集（全国高等学校配套教材 供口腔医学类专业用）
主　　编　陈谦明
出　　版　人民卫生出版社
出版日期　2013 年 2 月
开　　本　16 开
字　　数　292 千字

页　　数　192 页
定　　价　23.00 元

口腔生物学(第 2 版)(北京大学口腔医学教材)
主　　编　张筱林
出　　版　北京大学医学出版社
出版日期　2013 年 9 月
开　　本　16 开
页　　数　161 页
定　　价　25.00 元

口腔外科门诊手术操作规范
主　　编　胡开进
出　　版　人民卫生出版社
出版日期　2013 年 8 月
开　　本　16 开
字　　数　438 千字
页　　数　288 页
定　　价　99.00 元

口腔微生态学(第 2 版)
主　　编　周学东　施文元
出　　版　人民卫生出版社
出版日期　2013 年 7 月
开　　本　16 开
字　　数　633 千字
页　　数　416 页
定　　价　148.00 元

口腔物理治疗学
主　　编　梁新华　毛祖彝
出　　版　四川大学出版社
出版日期　2013 年 5 月
开　　本　16 开
字　　数　437 千字
页　　数　260 页
定　　价　35.00 元

口腔修复技术学(口腔医学精粹丛书)(“十一五”国家重点图书出版规划项目)
主　　编　赵云凤
出　　版　世界图书出版公司
出版日期　2013 年 8 月
开　　本　16 开
页　　数　339 页
定　　价　230.00 元

口腔修复学学习指导和习题集(全国高等学校配套教材 供口腔医学类专业用)
主　　编　赵铱民
出　　版　人民卫生出版社
出版日期　2013 年 9 月
开　　本　16 开
字　　数　292 千字
页　　数　192 页
定　　价　22.00 元

口腔医疗安全管理(第 2 版)
编　　著　李刚
出　　版　人民卫生出版社
出版日期　2013 年 3 月
开　　本　16 开
字　　数　314 千字
页　　数　264 页
定　　价　39.00 元

口腔医疗人力资源(第 2 版)
编　　著　李刚
出　　版　人民卫生出版社
出版日期　2013 年 3 月
开　　本　16 开
字　　数　305 千字
页　　数　256 页
定　　价　39.00 元

口腔医疗设备管理
编　　著　李刚
出　　版　人民卫生出版社
出版日期　2013 年 4 月
开　　本　16 开
字　　数　267 千字
页　　数　224 页
定　　价　36.00 元

口腔医疗市场拓展(第 2 版)
编　　著　李刚
出　　版　人民卫生出版社
出版日期　2013 年 3 月

开　　本　16 开
字　　数　324 千字
页　　数　272 页
定　　价　38.00 元

口腔医疗质量(第 2 版)
编　　著　李刚
出　　版　人民卫生出版社
出版日期　2013 年 3 月
开　　本　16 开
字　　数　286 千字
页　　数　240 页
定　　价　35.00 元

口腔医学导论(第 2 版)(北京大学口腔医学教材)
主　　编　冯海兰 郭传瑸
出　　版　北京大学医学出版社
出版日期　2013 年 10 月
开　　本　16 开
页　　数　165 页
定　　价　22.00 元

口腔医学临床前技能训练(全国高等学校配套教材 供口腔医学专业用)
主　　编　李晓箐　张凌琳
出　　版　人民卫生出版社
出版日期　2013 年 1 月
开　　本　16 开
字　　数　462 千字
页　　数　304 页
定　　价　49.00 元

口腔医学史
主　　编　周学东　唐洁　谭静
出　　版　人民卫生出版社
出版日期　2013 年 7 月
开　　本　16 开
字　　数　674 千字
页　　数　432 页
定　　价　118.00 元

口腔诊所病人管理(第 2 版)
编　　著　李刚
出　　版　人民卫生出版社
出版日期　2013 年 3 月
开　　本　16 开
字　　数　305 千字
页　　数　256 页
定　　价　36.00 元

口腔诊所感染控制(第 2 版)
编　　著　李刚
出　　版　人民卫生出版社
出版日期　2013 年 4 月
开　　本　16 开
字　　数　267 千字
页　　数　224 页
定　　价　36.00 元

口腔诊所健康教育
编　　著　李刚
出　　版　人民卫生出版社
出版日期　2013 年 3 月
开　　本　16 开
字　　数　267 千字
页　　数　224 页
定　　价　39.00 元

口腔诊所开业准备(第 2 版)
编　　著　李刚
出　　版　人民卫生出版社
出版日期　2013 年 3 月
开　　本　16 开
字　　数　324 千字
页　　数　272 页
定　　价　38.00 元

口腔诊所口腔设计(第 2 版)
编　　著　李刚
出　　版　人民卫生出版社
出版日期　2013 年 3 月
开　　本　16 开
字　　数　305 千字
页　　数　256 页
定　　价　36.00 元

口腔正畸复习指导与实验教程(全国高等院校配套教材)(供口腔医学专业使用)

主　　编　张晓慧
出　　版　科学出版社
出版日期　2013 年 10 月
开　　本　16 开
页　　数　154 页
定　　价　23.80 元

医学概论（普通高等教育“十二五”规划教材 全国高等医药院校规划教材）（供临床、基础、预防、口腔医学类专业用）

主　　编　蒋炳武
出　　版　清华大学出版社
出版日期　2013 年 9 月
开　　本　大 32 开
字　　数　415 千字
页　　数　231 页
定　　价　35.00 元

口腔种植并发症——病因. 预防和治疗

原　　著　（美）斯图尔特 J · 福罗姆
主　　译　章锦才
出　　版　辽宁科学技术出版社
出版日期　2013 年 7 月
开　　本　16 开
字　　数　600 千字
页　　数　496 页
定　　价　398.00 元

口腔种植影像学

主　　编　王虎　欧国敏
出　　版　人民卫生出版社
出版日期　2013 年 8 月
开　　本　16 开
字　　数　384 千字
页　　数　240 页
定　　价　138.00 元

口腔种植治疗图谱（第 3 版）

原　　著　（美）Pankaj P. Singh
　　　　　（美）A. Norman Cranin
主　　译　闫福华
出　　版　人民军医出版社
出版日期　2013 年 6 月
开　　本　16 开
字　　数　874 千字
页　　数　508 页
定　　价　450.00 元

口腔组织病理学（技能型紧缺人才培养培训教材）（高职、高专口腔医学专业教学用书）

主　　编　孙江燕
出　　版　科学出版社
出版日期　2013 年 8 月
开　　本　16 开
页　　数　224 页
定　　价　25.00 元

口腔组织病理学（全国普通高等医学院校精品双语教材）

主　　编　沈丽佳
出　　版　华中理工大学出版社
出版日期　2013 年 9 月
开　　本　16 开
页　　数　500 页
定　　价　58.00 元

口腔组织病理学学习指导和习题集（全国高等学校配套教材 供口腔医学类专业用）

主　　编　高岩
出　　版　人民卫生出版社
出版日期　2013 年 2 月
开　　本　16 开
字　　数　268 千字
页　　数　176 页
定　　价　22.00 元

口腔组织学与病理学（第 2 版）（普通高等教育“十一五”国家级规划教材 北京大学口腔医学教材）

主　　编　高岩　李铁军
出　　版　北京大学医学出版社
出版日期　2013 年 9 月
开　　本　16 开
字　　数　千字
页　　数　443 页
定　　价　98.00 元

临床龋病学（第 2 版）（北京大学口腔医学教材）

主　　编　高学军
出　　版　北京大学医学出版社
出版日期　2013 年 9 月
开　　本　16 开
字　　数　千字
页　　数　248 页
定　　价　36.50 元

美学修复牙体预备(口腔美学修复实用教程)
主　　编　刘峰
出　　版　人民卫生出版社
出版日期　2013 年 3 月
开　　本　16 开
字　　数　117 千字
页　　数　104 页
定　　价　48.00 元

实用口腔科疾病　临床诊治学
主　　编　左金华 韩其庆 郑海英
出　　版　世界图书出版公司
出版日期　2013 年 1 月
开　　本　16 开
页　　数　356 页
定　　价　90.00 元

实用牙体牙髓病治疗学(第 2 版)
主　　编　周学东　叶玲
出　　版　人民卫生出版社
出版日期　2013 年 4 月
开　　本　16 开
字　　数　649 千字
页　　数　416 页
定　　价　148.00 元

实用牙周整形手术
原　　著　(美)塞尔日·迪巴尔特
　　　　　(印)马姆度·卡瑞玛
主　　译　潘亚萍
出　　版　辽宁科学技术出版社
出版日期　2013 年 3 月
开　　本　16 开
字　　数　200 千字
页　　数　120 页
定　　价　100.00 元

实用正畸弓丝弯制技术图谱
主　　编　武广增
出　　版　辽宁科学技术出版社
出版日期　2013 年 5 月
开　　本　大 16 开
字　　数　400 千字
页　　数　256 页
定　　价　168.00 元

套筒冠义齿
主　　编　张富强
出　　版　人民卫生出版社
出版日期　2013 年 6 月
开　　本　16 开
字　　数　365 千字
页　　数　240 页
定　　价　128.00 元

头颈部缺损修复与重建
编　　著　(美)Peirong Yu.　孙长伏
出　　版　人民卫生出版社
出版日期　2013 年 11 月
开　　本　16 开
字　　数　1 290 千字
页　　数　848 页
定　　价　298.00 元

下颌骨髁突骨折的治疗——手术径路与复位固定技术
原　　著　(德)埃克尔特
　　　　　(德)洛克塔
主　　译　严宁
出　　版　人民军医出版社
出版日期　2013 年 10 月
开　　本　16 开
字　　数　176 千字
页　　数　115 页
定　　价　98.00 元

纤维桩理论与实践
主　　编　牛光良
出　　版　人民卫生出版社

出版日期　2013 年 5 月
开　　本　16 开
字　　数　438 千字
页　　数　288 页
定　　价　138.00 元

修复临床病例解析

原　　著　(美)雷拉·查罕杰
(Leila Jahangiri)
玛尔江·默哈达姆
(Marjan Moghadam)
崔美俊(Mijing Choi)
主　　译　王贻宁　韦健
出　　版　辽宁科学技术出版社
出版日期　2013 年 11 月
开　　本　16 开
字　　数　240 千字
页　　数　155 页
定　　价　128.00 元

修复与船重建临床病例解析

原　　著　(美)格雷戈里·J. 塔兰托(Gregory J. Tarantola)
主　　译　张富强
出　　版　辽宁科学技术出版社
出版日期　2013 年 11 月
开　　本　16 开
字　　数　500 千字
页　　数　358 页
定　　价　298.00 元

牙科工艺基础——逐步图解操作指南

原　　著　(美)Tony Johnson
(美)David G. Patrick
(美)Christopher W. Stokes 等
主　　译　方明
出　　版　人民军医出版社
出版日期　2013 年 8 月
开　　本　16 开
字　　数　210 千字
页　　数　160 页
定　　价　120.00 元

牙髓病临床病例解析

原　　著　(英)佩特
(英)邓肯
主　　译　仇丽鸿
出　　版　辽宁科学技术出版社
出版日期　2013 年 3 月
开　　本　16 开
字　　数　350 千字
页　　数　207 页
定　　价　148.00 元

牙体牙髓病学(第 2 版)(普通高等教育"十一五"国家级规划教材)

主　　编　高学军 岳林
出　　版　北京大学医学出版社
出版日期　2013 年 12 月
开　　本　16 开
页　　数　478 页
定　　价　59.00 元

牙体牙髓病学学习指导和习题集(全国高等学校配套教材 供口腔医学类专业用)

主　　编　凌均棨
出　　版　人民卫生出版社
出版日期　2013 年 1 月
开　　本　16 开
字　　数　365 千字
页　　数　240 页
定　　价　25.00 元

牙种植外科并发症——病因、预防和治疗

原　　著　(美)Louic Al-Farajc
主　　译　刘倩　彭玲燕
出　　版　人民军医出版社
出版日期　2013 年 8 月
开　　本　16 开
字　　数　474 千字
页　　数　238 页
定　　价　300.00 元

牙周病临床病例解析

原　　著　(美)纳迪姆·卡瑞姆巴克斯
主　　译　章锦才

出　　版　辽宁科学技术出版社
出版日期　2013年11月
开　　本　16开
字　　数　350千字
页　　数　246页
定　　价　198.00元

牙周病学（第4版）（卫生部“十二五”规划教材，全国高等医药教材建设研究会规划教材，全国高等学校教材）（供口腔医学类专业用）
主　　编　孟焕新
出　　版　人民卫生出版社
出版日期　2013年1月
开　　本　16开
字　　数　608千字
页　　数　400页
定　　价　65.00元

牙周与种植临床问题解决方案
原　　著　（英）弗朗西斯J.哈吉斯
　　　　　（英）凯文G.西摩尔
　　　　　（英）温迪 特纳等
主　　译　束蓉
出　　版　辽宁科学技术出版社
出版日期　2013年6月
开　　本　16开
字　　数　300千字
页　　数　176页
定　　价　148.00元

眼、耳鼻咽喉、口腔 常见疾病临床护理工作指引
编　　著　关晋英　晋云花
出　　版　西南交通大学出版社
出版日期　2013年3月
开　　本　16开
页　　数　158页
定　　价　35.00元

义齿系统设计的符号化表达
主　　编　黄庆杰
出　　版　知识产权出版社
出版日期　2013年5月
开　　本　16开
字　　数　218千字
页　　数　181页
定　　价　36.00元

应用船学
原　　著　（德）Robert Wassell
　　　　　（德）Amar Naru
　　　　　（德）Jimmy Steele 等
主　　译　杨晓江
出　　版　人民军医出版社
出版日期　2013年5月
开　　本　16开
字　　数　141千字
页　　数　166页
定　　价　150.00元

折裂牙原因、分型及保存
主　　编　张华 杨雪瑾
出　　版　人民军医出版社
出版日期　2013年11月
开　　本　16开
字　　数　130千字
页　　数　122页
定　　价　50.00元

正畸临床病例解析
原　　著　（英）马蒂·T·考伯尼
　　　　　（英）帕德拉格·S·弗莱明
　　　　　（英）安德鲁·T·迪拜瑟等
主　　译　赵志河
出　　版　辽宁科学技术出版社
出版日期　2013年11月
开　　本　16开
字　　数　450千字
页　　数　345页
定　　价　248.00元

中国口腔种植临床精粹（2013年卷）
主　　编　王兴　刘宝林
出　　版　人民军医出版社
出版日期　2013年8月
开　　本　16开

字　　数　451千字
页　　数　306页
定　　价　188.00元

自体牙移植

原　　著　（日）Mitsuhiro Tsukiboshi
主　　译　侯锐　周宏志
出　　版　人民军医出版社
出版日期　2013年6月
开　　本　16开
字　　数　296千字
页　　数　184页
定　　价　199.00元

医师考试类

2013国家医师资格考试模拟试卷 口腔执业医师

主　　编　陈智
出　　版　人民卫生出版社
出版日期　2013年1月
开　　本　16开
字　　数　657千字
页　　数　432页
定　　价　70.00元

2013国家医师资格考试模拟试卷 口腔执业助理医师

主　　编　陈智
出　　版　人民卫生出版社
出版日期　2013年2月
开　　本　16开
字　　数　340千字
页　　数　224页
定　　价　40.00元

2013国家医师资格考试模拟试题解析 口腔执业医师

主　　编　医师资格考试指导用书专家编写组
出　　版　人民卫生出版社
出版日期　2013年1月
开　　本　16开
字　　数　413千字
页　　数　272页
定　　价　55.00元

2013国家医师资格考试模拟试题解析 口腔执业助理医师

主　　编　医师资格考试指导用书专家编写组
出　　版　人民卫生出版社
出版日期　2013年1月
开　　本　16开
字　　数　292千字
页　　数　192页
定　　价　45.00元

2013国家医师资格考试实践技能考试理论必备与操作指南 口腔执业医师

主　　编　周洪
出　　版　人民卫生出版社
出版日期　2013年2月
开　　本　16开
字　　数　563千字
页　　数　339页
定　　价　55.00元

2013国家医师资格考试实践技能考试理论必备与操作指南 口腔执业助理医师

主　　编　周洪
出　　版　人民卫生出版社
出版日期　2013年2月
开　　本　16开
字　　数　435千字
页　　数　272页
定　　价　50.00元

2013国家医师资格考试实践技能应试指南 口腔执业医师

主　　编　医师资格考试指导用书专家编写组
出　　版　人民卫生出版社
出版日期　2013年2月
开　　本　16开
字　　数　435千字
页　　数　272页
定　　价　49.00元

2013国家医师资格考试实践技能应试指南

口腔执业助理医师
主　　编　医师资格考试指导用书专家编写组
出　　版　人民卫生出版社
出版日期　2013 年 1 月
开　　本　16 开
字　　数　307 千字
页　　数　192 页
定　　价　39.00 元

2013 国家医师资格考试医学综合应试指南 口腔执业医师
主　　编　医师资格考试指导用书专家编写组
出　　版　人民卫生出版社
出版日期　2013 年 2 月
开　　本　16 开
字　　数　2 022 千字
页　　数　1 264 页
定　　价　180.00 元

2013 国家医师资格考试医学综合应试指南 口腔执业助理医师
主　　编　医师资格考试指导用书专家编写组
出　　版　人民卫生出版社
出版日期　2013 年 2 月
开　　本　16 开
字　　数　1 050 千字
页　　数　656 页
定　　价　109.00 元

2013 口腔医师应试指导(国家执业医师资格考试指导用书)
主　　编　本书专家组
出　　版　中国协和医科大学出版社
出版日期　2013 年 1 月
开　　本　16 开
字　　数　1 400 千字
页　　数　839 页
定　　价　110.00 元

2013 口腔执业(助理)医师实践技能考试通关宝典
主　　编　荣丽　隋华　徐军
出　　版　化学工业出版社
出版日期　2013 年 3 月
开　　本　16 开
字　　数　147 千字
定　　价　30.00 元

2013 口腔执业医师 应试宝典[国家执业医师资格考试(含部队)推荐辅导用书]
主　　编　袁海洋
出　　版　人民军医出版社
出版日期　2013 年 1 月
开　　本　16 开
字　　数　887 千字
页　　数　586 页
定　　价　108.00 元

2013 口腔执业医师 应试习题集(国家医师资格考试)
主　　编　北京大学医学部专家组
出　　版　北京大学医学出版社
出版日期　2013 年 5 月
开　　本　16 开
字　　数　1102 千字
页　　数　678 页
定　　价　98.00 元

2013 口腔执业医师 专家命题预测试卷[国家执业医师资格考试(含部队)推荐辅导用书]
主　　编　袁海洋
出　　版　人民军医出版社
出版日期　2013 年 1 月
开　　本　16 开
字　　数　210 千字
页　　数　178 页
定　　价　30.00 元

2013 口腔执业医师资格考试 历年考点精析与拓展(国家医师资格考试权威推荐用书)
主　　编　国家医师资格考试命题研究专家组
出　　版　中国医药科技出版社
出版日期　2013 年 1 月
开　　本　16 开
字　　数　565 千字
页　　数　275 页

定　　价　39.00元

2013口腔执业医师资格考试 临考押题试卷及解析(医师资格考试历年真题纵览与考点评析丛书)

主　　编　刘洪臣　常平　谭包生

出　　版　军事医学科学出版社

出版日期　2013年4月

开　　本　16开

字　　数　474千字

定　　价　40.00元

2013口腔执业医师资格考试 通关必做3 000题(国家医师资格考试权威推荐用书)

主　　编　国家医师资格考试命题研究专家组

出　　版　中国医药科技出版社

出版日期　2013年1月

开　　本　16开

字　　数　616千字

页　　数　249页

定　　价　39.00元

2013口腔执业医师资格考试采分点必背(国家执业医师资格考试指定用书)

主　　编　刘洋

出　　版　中国协和医科大学出版社

出版日期　2013年1月

开　　本　大32开

字　　数　380千字

页　　数　600页

定　　价　40.00元

2013口腔执业医师资格考试冲刺试卷(第2版)

主　　编　冯培明

出　　版　中国医药科技出版社

出版日期　2013年2月

开　　本　8开

页　　数　142页

定　　价　25.00元

2013口腔执业助理医师 模拟试卷(医学综合笔试部分)

主　　编　本书专家组

出　　版　中国协和医科大学出版社

出版日期　2013年4月

开　　本　16开

定　　价　25.00元

2013口腔执业助理医师资格考试 历年考点精析与拓展(国家医师资格考试权威推荐用书)

主　　编　国家医师资格考试命题研究专家组

出　　版　中国医药科技出版社

出版日期　2013年1月

开　　本　16开

页　　数　150页

定　　价　29.00元

2013口腔执业助理医师资格考试 通关必做2 000题(国家医师资格考试权威推荐用书)

主　　编　国家医师资格考试命题研究专家组

出　　版　中国医药科技出版社

出版日期　2013年1月

开　　本　16开

字　　数　324千字

页　　数　130页

定　　价　29.00元

2013口腔执业助理医师资格考试采分点必背(国家执业医师资格考试指定用书)

主　　编　刘婷姣

出　　版　中国协和医科大学出版社

出版日期　2013年1月

开　　本　32开

页　　数　497页

定　　价　34.00元

2013口腔执业助理医师资格考试冲刺试卷(第2版)

主　　编　冯培明

出　　版　中国医药科技出版社

出版日期　2013年2月

开　　本　8开

页　　数　88页

定　　价　15.00元

2013口腔助理医师应试习题集(国家执业医师资格考试指定用书)

主　　编　本书专家组
出　　版　中国协和医科大学出版社
出版日期　2013 年 1 月
页　　数　361 页
定　　价　68.00 元

2013 口腔助理医师应试指导（国家执业医师资格考试指定用书）
主　　编　《口腔助理医师应试指导》专家组
出　　版　中国协和医科大学出版社
出版日期　2013 年 2 月
开　　本　16 开
页　　数　608 页
定　　价　80.00 元

2013 口腔助理医师资格考试 临考押题试卷及解析（医师资格考试历年真题纵览与考点评析丛书）
主　　编　刘洪臣　马攀
出　　版　军事医学科学出版社
出版日期　2013 年 3 月
开　　本　16 开
字　　数　357 千字
页　　数　240 页
定　　价　34.00 元

2013 口腔助理医师资格考试历年真题纵览与考点评析（第 7 版）
主　　编　刘洪臣　马攀　杨燕美
出　　版　军事医学科学出版社
出版日期　2013 年 4 月
开　　本　16 开
字　　数　505 千字
页　　数　259 页
定　　价　38.00 元

2013 口腔医师应试习题集（国家执业医师资格考试指定用书）
主　　编　本书专家组
出　　版　中国协和医科大学出版社
出版日期　2013 年 1 月
开　　本　16 开
字　　数　950 千字
页　　数　599 页
定　　价　98.00 元

2013 口腔执业医师 历年考点精编［国家执业医师资格考试（含部队）推荐辅导用书］
主　　编　张翼鹏
出　　版　人民军医出版社
出版日期　2013 年 1 月
开　　本　16 开
字　　数　981 千字
页　　数　519 页
定　　价　89.00 元

2013 口腔执业医师资格考试 历年真题纵览与考点评析（医师资格考试历年真题纵览与考点评析丛书）
主　　编　刘洪臣　葛成　蒋一
出　　版　军事医学科学出版社
出版日期　2013 年 5 月
开　　本　16 开
字　　数　1 124 千字
页　　数　577 页
定　　价　68.00 元

2013 口腔助理医师 易考易错题精析与避错（国家执业医师资格考试指定用书）
主　　编　本书专家组
出　　版　中国协和医科大学出版社
出版日期　2013 年 4 月
开　　本　16 开
字　　数　550 千字
页　　数　332 页
定　　价　46.00 元

2013 口腔助理医师资格考试考前评估测试卷（2013 年国家执业医师资格考试）
主　　编　郭雅卿
出　　版　第四军医大学出版社
出版日期　2013 年 5 月
开　　本　16 开
页　　数　228 页
定　　价　36.00 元

2014 口腔医学中级资格考试冲刺试卷（第 2

版)(全国卫生专业技术资格考试权威推荐用书)
主　　编　卫生专业技术资格考试研究专家组
出　　版　中国医药科技出版社
出版日期　2013年10月
开　　本　8开
定　　价　26.00元

2014口腔执业助理医师 考前冲刺必做[国家执业医师资格考试(含部队)推荐辅导用书]
主　　编　董广艳
出　　版　人民军医出版社
出版日期　2013年10月
开　　本　16开
字　　数　154千字
页　　数　89页
定　　价　29.00元

2014口腔执业助理医师 模拟试卷(解析)[2014年度国家执业医师资格考试(含部队)推荐辅导用书]
主　　编　王丹
出　　版　人民军医出版社
出版日期　2013年10月
开　　本　16开
字　　数　273千字
页　　数　166页
定　　价　49.00元

2014口腔医学技术(士)模拟试卷及解析(第6版)[全国初中级卫生专业技术资格统一考试(含部队)指定辅导用书]
主　　编　刘琦　甘云娜
出　　版　人民军医出版社
出版日期　2013年9月
开　　本　16开
字　　数　532千字
页　　数　336页
定　　价　59.00元

2014口腔医学技术(中级)模拟试卷及解析(第6版)[全国初中级卫生专业技术资格统一考试(含部队)指定辅导用书]
主　　编　刘琦　甘云娜
出　　版　人民军医出版社
出版日期　2013年9月
开　　本　16开
字　　数　473千字
页　　数　296页
定　　价　69.00元

2014口腔执业医师 考前冲刺必做[2014年度国家执业医师资格考试(含部队)推荐辅导用书]
主　　编　梁源
出　　版　人民军医出版社
出版日期　2013年12月
开　　本　16开
字　　数　299千字
页　　数　179页
定　　价　39.00元

2014口腔执业医师 历年考点精编[国家执业医师资格考试(含部队)推荐辅导用书)]
主　　编　张翼鹏
出　　版　人民军医出版社
出版日期　2013年12月
开　　本　16开
字　　数　810千字
页　　数　520页
定　　价　89.00元

2014口腔执业助理医师 应试宝典[国家执业医师资格考试(含部队)推荐辅导用书]
主　　编　李瑞利
出　　版　人民军医出版社
出版日期　2013年12月
开　　本　16开
字　　数　556千字
页　　数　370页
定　　价　69.00元

2014口腔执业助理医师考前冲刺必做[国家执业医师资格考试(含部队)推荐辅导用书)]
主　　编　董广艳
出　　版　人民军医出版社
出版日期　2013年10月
开　　本　16开
字　　数　154千字

页　　数　89 页
定　　价　29.00 元

口腔颌面外科学(2014 全国卫生专业技术资格考试指导)(适用专业 口腔颌面外科学中级)
主　　编　全国卫生专业技术资格考试专家委员会
出　　版　人民卫生出版社
出版日期　2013 年 9 月
开　　本　16 开
字　　数　742 千字
页　　数　464 页
定　　价　99.00 元

口腔颌面外科学习题精选(2014 全国卫生专业技术资格考试习题集丛书)
主　　编　黄洪章　廖贵清
出　　版　人民卫生出版社
出版日期　2013 年 9 月
开　　本　16 开
字　　数　296 千字
页　　数　176 页
定　　价　45.00 元

口腔颌面外科学应试向导(高等口腔医学院校规划教材配套应试向导丛书)
主　　编　赵华强　张风河
出　　版　同济大学出版社
出版日期　2013 年 10 月
开　　本　16 开
页　　数　256 页
定　　价　36.00 元

口腔内科学(2014 全国卫生专业技术资格考试指导)(适用专业 口腔内科学中级)
主　　编　全国卫生专业技术资格考试专家委员会
出　　版　人民卫生出版社
出版日期　2013 年 9 月
开　　本　16 开
字　　数　717 千字
页　　数　448 页
定　　价　95.00 元

口腔内科学习题精选(2014 全国卫生专业技术资格考试习题集丛书)
主　　编　凌均棨　林正梅
出　　版　人民卫生出版社
出版日期　2013 年 9 月
开　　本　16 开
字　　数　349 千字
页　　数　208 页
定　　价　52.00 元

口腔修复学(2014 全国卫生专业技术资格考试指导)(适用专业 口腔修复学中级)
主　　编　全国卫生专业技术资格考试专家委员会
出　　版　人民卫生出版社
出版日期　2013 年 9 月
开　　本　16 开
字　　数　666 千字
页　　数　416 页
定　　价　90.00 元

口腔修复学习题精选(2014 全国卫生专业技术资格考试习题集丛书)
主　　编　李彦　赵克
出　　版　人民卫生出版社
出版日期　2013 年 9 月
开　　本　16 开
字　　数　349 千字
页　　数　208 页
定　　价　52.00 元

口腔学专业知识历年真题 全真模拟预测试卷(医疗卫生系统公开招聘工作人员考试专用教材)
编　　著　中公教育医疗卫生系统考试研究院
出　　版　世界图书出版公司
出版日期　2013 年 1 月
开　　本　16 开
页　　数　160 页
定　　价　24.00 元

口腔学专业知识(医疗卫生系统公开招聘工作人员考试核心考点)
主　　编　刘庆　刘娜

出　　版　世界图书出版公司
出版日期　2013 年 1 月
开　　本　16 开
页　　数　232 页
定　　价　36.00 元

口腔医学（综合）（2014 全国卫生专业技术资格考试指导）（适用专业 口腔医学中级）
主　　编　全国卫生专业技术资格考试专家委员会
出　　版　人民卫生出版社
出版日期　2013 年 9 月
开　　本　16 开
字　　数　666 千字
页　　数　416 页
定　　价　85.00 元

口腔医学（综合）习题精选（2014 全国卫生专业技术资格考试习题集丛书）
主　　编　朱亚琴
出　　版　人民卫生出版社
出版日期　2013 年 9 月
开　　本　16 开
字　　数　376 千字
页　　数　224 页
定　　价　50.00 元

口腔医学技术（2014 全国卫生专业技术资格考试指导）[适用专业 口腔医学技术（士、师、中级）]
主　　编　全国卫生专业技术资格考试专家委员会
出　　版　人民卫生出版社
出版日期　2013 年 9 月
开　　本　16 开
字　　数　666 千字
页　　数　416 页
定　　价　80.00 元

口腔医学技术习题精选（2014 全国卫生专业技术资格考试习题集丛书）
主　　编　林雪峰　付强
出　　版　人民卫生出版社
出版日期　2013 年 9 月
开　　本　16 开
字　　数　269 千字
页　　数　160 页
定　　价　45.00 元

口腔正畸学（2014 全国卫生专业技术资格考试指导）（适用专业　口腔正畸学中级）
主　　编　全国卫生专业技术资格考试专家委员会
出　　版　人民卫生出版社
出版日期　2013 年 9 月
开　　本　16 开
字　　数　640 千字
页　　数　400 页
定　　价　93.00 元

口腔正畸学习题精选（2014 全国卫生专业技术资格考试习题集丛书）
主　　编　王大为　蔡斌
出　　版　人民卫生出版社
出版日期　2013 年 9 月
开　　本　16 开
字　　数　296 千字
页　　数　176 页
定　　价　45.00 元

口腔执业医师模拟试卷（2013 年国家执业医师资格考试）
主　　编　本书专家组
出　　版　中国协和医科大学出版社
出版日期　2013 年 4 月
开　　本　16 开
字　　数　320 千字
定　　价　38.00 元

工具书、科普类和其他

2013 牙科博览
主　　编　樊明文　李世俊
出　　版　人民卫生出版社
出版日期　2013 年 4 月
开　　本　16 开
字　　数　286 千字

页　　数　240 页
定　　价　38.00 元

翰墨荃馨——一个医生的历程

编　　著　王翰章
出　　版　人民卫生出版社
出版日期　2013 年 6 月
开　　本　16 开
字　　数　302 千字
页　　数　416 页
定　　价　65.00 元

口腔疾病防治 133 问

主　　编　孙万华
出　　版　金盾出版社
出版日期　2013 年 10 月
开　　本　32 开
页　　数　220 页
定　　价　18.00 元

口腔疾病防治康复指导

主　　编　徐锦程
出　　版　人民军医出版社
出版日期　2013 年 8 月
开　　本　32 开
字　　数　132 千字
页　　数　158 页
定　　价　17.00 元

口腔疾病防治与保健

主　　编　卜寿山　许金菊
出　　版　人民军医出版社
出版日期　2013 年 9 月
开　　本　16 开
字　　数　137 千字
页　　数　135 页
定　　价　22.00 元

口腔科护理细节 问答丛书(实用护理细节丛书)

主　　编　游杰　赵望泓
出　　版　化学工业出版社
出版日期　2013 年 7 月
开　　本　32 开
字　　数　276 千字
页　　数　318 页
定　　价　29.80 元

Essentials of Stomatology(口腔科学概要)

主　　编　刘祥
出　　版　人民卫生出版社
出版日期　2013 年 7 月
开　　本　16 开
字　　数　399 千字
页　　数　256 页
定　　价　56.00 元

妈妈宝宝口腔健康

主　　编　胡祖斌
出　　版　湖北科学技术出版社
出版日期　2013 年 12 月
开　　本　16 开
字　　数　30 千字
定　　价　28.50 元

一本书读懂口腔疾病(医药科普丛书 常见病防治系列)

主　　编　袁建桥　吴建忠
出　　版　中原农民出版社
出版日期　2013 年 3 月
开　　本　16 开
字　　数　143 千字
页　　数　143 页
定　　价　19.00 元

中国口腔医学年鉴(2012 年卷)

主　　编　周学东
出　　版　四川科学技术出版社
出版日期　2013 年 10 月
开　　本　16 开
字　　数　550 千字
页　　数　344 页
定　　价　85.00 元

学会工作

学会组织机构

中华口腔医学会及其口腔医学专业委员会与学组

▲中华口腔医学会第二届口腔医学设备器材分会组成名单(2013 年 11 月 11 日)

名誉主任委员　赵铱民

顾　　　问　张志君

主　任　委　员　孙正

副主任委员　(6 人,按姓氏笔画排序)

刘福祥　张铁昊　李爱国

李　强　罗　奕　郭　莲

常务委员　(39 人,按姓氏笔画排序)

王　刚　王维倩　王　鹏

邓薇姝　邝　海　刘　钦

刘福祥　孙　正　宋先林

宋　楠　宋　鹰　张　克

张志兴　张　芳　张铁昊

李少纯　李　兵　李学俊

李爱国　李　强　李　超

李嘉卉　杨继庆　沈长征

陈小华　陈永进　陈　刚

周龙华　林茂先　罗　奕

贺　平　赵心臣　郭　莲

曹新明　盛　英　黄　懂

傅柏平　谢　菲　韩　亮

委　　员　(112 人,按姓氏笔画排序)

万呼春　于　钢　马云岫

马红芳　马　敏　王双伟

王边疆　王　刚　王向东

王迎智　王维倩　王　强

王敬凯　王普武　王　遒

王　鹏　邓薇姝　冯　骥

叶家嗣　司学斌　田广庆

邝　海　关萧栋　刘　钦

刘福祥　孙　正　孙国琪

孙　竞　孙慧东　何大庆

余　跃　宋先林　宋　楠

宋　鹰　张宇杰　张宇鸣

张　权　张　克　张宏伟

张志兴　张　芳　张金宁

张铁昊　张朝标　张　琳

李少纯　李向东　李　兵

李学俊　李爱国　李继义

李艳燕　李　强　李　超

李嘉卉　杜丽婷　杨　方

杨继庆　杨铁军　杨　耀

沈长征　邵一俊　陈小华

陈永进　陈　刚　陈卓辉

陈贤明　周龙华　周　航

岳卫荣　林子楠　林茂先

罗　松　罗　奕　范宝林

郑根建　俞昌建　段利军

洪礼琳　胡　民　胡砚平

胡海涛　费小林　贺　平

赵心臣　赵　弘　钟笑萍

徐步光　徐莉莉　聂红兵

郭　莲　郭裕春　高晓东

高　鹰　崔树林　崔艳梅

康　璇　曹　军　曹新明

盛　英　黄汉国　黄家炽

黄智勇　黄　懂　龚红茜

傅柏平　曾文彬　曾　骥

程东明　谢　菲　韩　亮

谭　莉
学术秘书　宋　鹰
工作秘书　韩　亮

▲中华口腔医学会第三届预防口腔医学专业委员会组成人员名单(2013年8月16日)

顾　　问　卞金有　王伟健
前任主任委员　胡德渝
主任委员　冯希平
候任主任委员　台保军
副主任委员　(共4人,按姓氏笔画排序)
卢友光　李　刚　林焕彩
徐　韬
常务委员　(共10人,按姓氏笔画排序)
张　颖　李存荣　沈家平
欧晓艳　荣文笙　黄少宏
黄瑞哲　程　敏　韩永成
韩晓兰
委　　员　(共38人,按姓氏笔画排序)
丁笑乙　马丽霞　马　哲
王文辉　王　冰　王胜朝
王雅俐　冯昭飞
古丽努尔.阿吾提　叶　玮
刘学军　刘　英　刘　娟
刘　娟　江　汉　许晓燕
阮建平　张向宇　张绍伟
李志强　李　岩　李　雪
李　瑛　杜民权　束陈斌
苏柏华　欧阳勇　范卫华
郑树国　胡　涛　赵望泓
袁　杰　龚　玲　彭春梅
曾晓娟　蒋备战　蒋　勇
阙国鹰
学术秘书　荣文笙
工作秘书　陈　曦

中国医师协会口腔医师分会和地方口腔医师分会

▲广东省口腔医师协会第一届理事会人员名单(2013年2月28日)

名誉会长　凌均棨
会　　长　曾融生
副会长兼秘书长　李容林
副会长　吴补领　葛林虎　潘　宣
胡顺广　吴纪楠　段昌华
冯崇锦　赖仁发　林正梅
杨宏宇　石考龙
常务理事　(共47人,按姓氏笔画排序)
丁学强　王远勤　王　栋
王洪涛　车英林　邓飞龙
冯崇锦　石考龙　艾　虹
吕渭莉　吴纪楠　吴补领
张　泳　李伟忠　李劲松
李　彦　李容林　杨宏宇
陈巨峰　陈仲伟　陈　坤
陈建刚　陈　炜　林正梅
林焕彩　郑仓尚　姚小武
段建民　段昌华　胡顺广
钟红阳　郭吕华　郭　莉
黄盛兴　黄　强　彭国光
景向东　曾融生　游云华
葛林虎　谢佐理　赖仁发
赖汉标　靳　华　廖贵清
蔡　斌　潘　宣
理　　事　(共76人,名单略)
协会地址　广州市陵园西路56号中山大学附属口腔医院2楼协会办公室
邮　　编　510060
电　　话　020-83870405

▲广东省医师协会口腔医师分会人员名单(2013年4月8日)

主任委员　章锦才
副主任委员　林焕彩　吴补领　赖仁发
葛林虎　张国志　黄　强
王远勤
常务委员　(共35人,按姓氏笔画排序)
才晓慧　王远勤　车英林

丘洪添 冯崇锦 龙 文
刘英路 吕渭莉 孙风阳
吴补领 张华伟 张国志
张 泳 杨向东 苏 葵
陈广盛 陈仲伟 陈伟良
陈 坤 陈 柯 周 磊
林焕彩 姚小武 段建民
郭吕华 高 平 梁焕友
章锦才 黄 强 景向东
曾东林 葛林虎 赖仁发
潘 宣 魏远坚

委 员 (共91人,名单略)
秘 书 徐平平 罗 刚
分会地址 广州市江南大道南366号
邮 编 510280
电 话 020-84418626

省和直辖市口腔医学会

▲上海市口腔医学会第二届理事会人员名单

(2013年5月17日)

名誉会长 张志愿
顾问委员会主任 邱蔚六
顾问委员会副主任 石四箴
顾问委员会委员 刘 正 薛 森 吴少鹏
吕春堂 陈锦坤 姜晓钟
周中华 张建中
荣誉理事 邓汉龙 朱聘倬 余 强
季振威 顾章愉
会 长 周曾同
副会长兼秘书长 张富强
副 会 长 王佐林 刘国勤 刘泓虎
沈国芳 俞立英 曹新明
黄远亮
副秘书长 华咏梅 沈庆平 邹德荣
汪大林 颜培德
常务理事 (共22人,按姓氏笔画排序)
王佐林 冯希平 刘国勤
刘泓虎 华咏梅 宋 萌
张富强 汪大林 沈 刚
沈庆平 沈国芳 邹德荣
周曾同 俞立英 赵云富
赵玉梅 赵守亮 徐培成
曹新明 梁景平 黄远亮
颜培德
理 事 (共70人,名单略)
学会地址 上海市制造局路639号10号楼8楼805室
邮 编 200011
电 话 021-53078606

▲福建省口腔医学会第三届理事会人员名单

(2013年11月22日)

会 长 陈 江
副 会 长 卢友光 程 辉 姚江武
林李嵩 欧阳奇明 许君武
傅 升
秘 书 长 张志兴
常务理事 (共55人,按姓氏笔画排序)
文跃进 王 斌 卢友光
卢兆杰 任 福 许君武
许婉卿 许德文 吴 东
张志兴 张端强 张 翼
李水根 汪晓华 邱成端
陈小华 陈永辉 陈伟辉
陈 江 陈 舟 陈作良
陈健慧 陈晓莉 陈 超
周剑虹 林立群 林李嵩
林 实 林 珊 林 毅
欧阳奇明 郑 明 郑 杰
姚 军 姚江武 施 斌
胡砚平 钟小东 郭平山
曹代荣 梁甲兴 章少萍
黄文霞 黄晓晶 黄常伟
傅 升 喻 宏 曾昭旋
程 辉 童兴旺 谢伟建
蔡巧玲 潘在兴 薛靖楠
魏 斌
理 事 (共130人,名单略)
学会地址 福建省福州市鼓楼区杨桥中路

246 号
邮政编码 350002
联系电话 0591-83736421
电子邮箱 fjkqyxh@163.com

▲山东省口腔医学会第一届理事会人员名单
（2013 年 12 月 5 日）

会　　长　魏奉才
常务副会长　徐　欣
副会长兼秘书长　赵华强
副 会 长　杨丕山　张东升　李肇元　李武修　张　彬　朱国雄　王万春　柳忠豪　王　鹏　邓　婧　赵华强
常务理事　（共 59 人，按姓氏笔画排序）
万光勇　于艳玲　马先军　马建军　亓庆国　王　鹏　王万春　王仁欣　王升志　王业岗　王明国　王春玲　邓　婧　付崇建　白建文　刘少华　孙　健　孙钦峰　朱国雄　汲　平　张　东　张　彬　张广耘　张国辉　张之翔　张书平　张风河　张世周　张东升　张韶君　李　兵　李玉超　李建设　李武修　李肇元　杜　毅　杨丕山　沙明建　邵林琴　周东升　尚　伟　林志勇　侯凤春　侯玉东　柳忠豪　胡温庭　赵华强　徐　欣　耿海霞　袁奎封　诸葛春耕　高玉光　戚向敏　傅国强　艳　丽　程瑞修　董立新　熊世江　魏奉才
理　　事　（共 161 人，名单略）
学会地址　山东省济南市文化西路 44-1 号山东省口腔医院 616 房间
邮　　编　250012
电　　话　0531-88382956

▲海南省口腔医学会第四届理事会人员名单
（2013 年 12 月 14 日）

名誉顾问　孔庆仁　唐　建　邓芳成　王维新
会　　长　廖天安
副 会 长　徐　普　车道闯　符起亚　谢　奇　王　涛　刘韦淞　郑根建
秘 书 长　谢　奇
常务理事　（共 20 人，按姓氏笔画排序）
马华祥　毛小泉　王　涛　王康州　王雄耀　车道闯　邓芳成　仲维广　刘韦淞　吉光凤　何升腾　林典岳　范晓枫　郑根建　赵永兴　唐　建　徐　普　符起亚　谢　奇　廖天安
理　　事　（共 30 人，名单略）
学会地址　海南省龙华路 8 号 7 楼海南省口腔医学会办公室
邮　　编　570102
电　　话　0898-66224938

学术会议和展览会

在中国召开的国际性学术会议

第十次全国颞下颌关节病学及学研讨会暨第三届亚洲颞下颌关节大会

时间：2013 年 6 月 6—9 日
地点：北京市

主办和承办单位：中华口腔医学会颞下颌关节病学及殆学专业委员会、日本颞下颌关节病学会、韩国颞下颌关节病学会主办，解放军总医院口腔医学中心承办

内容提要：来自国内的300余位专家学者和来自美国、丹麦、奥地利等国家的30余位专家学者参加了会议，就颞下颌关节基础与临床研究的多个方面进展进行研讨。大会收到国内外来稿近300篇，68篇于大会交流。围绕有关牙齿咬合与颞下颌关节结构病变、下颌骨髁突及髁突软骨病损与修复、颞下颌关节影像进展与应用、颞下颌关节创伤及关节重建、口颌面疼痛基础与临床、颞下颌关节生物力学和颞下颌关节与脑功能、组织工程等方面开展探讨。

本次大会邀请了日本佐川贞雄教授、奥胡斯大学 Peter Svensson 教授、日本九州大学築山能大教授、韩国 Young-Kyun Kim 教授、美国密西根大学 Sven-Erik Widmalm 教授、奥地利维也纳大学范晓慧教授及数位日本、韩国及新加坡的学者从不同角度开阔了大家的视野。

中华口腔医学会颞下颌关节病学及殆学专业委员会前任主任委员马绪臣教授讲解了“颞下颌关节滑膜软骨瘤病的诊断与鉴别诊断”，会议还邀请了专业委员会11位副主任委员和常务委员在大会上介绍了就颞下颌关节内压力及其调整、口颌面疼痛、错殆畸形及咬合紊乱与颞下颌关节病变、关节盘移位及其对关节结构的影响、关节与组织工程以及关节重建等方面的经验与大家分享，会议还邀请了康复医学专家就颞下颌关节疾病物理治疗和康复治疗的应用进行了讲解。

国际干细胞与骨生理研讨会

时间：2013年7月5日

地点：成都市

主办和承办单位：国际华人骨研协会(ICMRS)、Bone Research 杂志主办，口腔疾病研究国家重点实验室承办

内容提要：会议邀请了来自美国、澳大利亚和中国的5位干细胞与骨生理研究领域顶级专家，展示了当今干细胞与骨生理研究领域的最新成果及进展，并对干细胞与骨生理研究领域的重要问题进行了深入的讨论及分析，提出了未来的国际前沿研究方向。国内外多所院校及科研院所150多位代表参加了会议。美国约翰霍普金斯大学曹旭教授及口腔疾病研究国家重点实验室主任周学东教授分别致辞，希望大会成为全球干细胞与骨生理领域学术交流的高水平会议，同时搭建国际合作的桥梁与平台。

国际口腔种植学会(ITI)第四届中国研讨会——美学区种植治疗

时间：2013年8月16—17日

地点：上海市

主办和承办单位：国际口腔种植学会(ITI)中国分会主办，士卓曼、福科斯医疗集团承办

内容提要：此次大会参会者近800人。研讨会邀请到 Luca Cordaro 博士、王佐林教授、陈波博士、耿威博士、周磊教授、Paolo Casentini 博士、满毅博士等13位国内外知名学者依次围绕美学区种植治疗主题展开了精彩演讲，与来宾分享了口腔国际化趋势与前景、国际最先进的牙齿种植修复技术。

演讲专家与来宾们分享了口腔国际化趋势与前景、国际最先进的牙齿种植修复技术。包括出色骨结合对美学区种植的益处、种植美学的临床问题、引导骨再生技术在美学种植修复中的应用、CAD/CAM 技术在美学区种植修复的应用、前牙区种植的美学考虑、美学区通过软组织塑形及增量实现更好的美学效果、种植美学区软组织增量的时机和小技巧、种植美学的解剖基础与临床要点、种植体在美学区的应用、美学区种植的外科方案探讨、与骨水平种植体美学区应用相关的基础研究、美学区种植治疗的临床需求与处理方案及上颌前牙区即刻种植：美学期望与风险展

开研讨。

2013 国际暨全国第十二届头颈肿瘤学术大会

时间:2013 年 10 月 11—13 日

地点:上海市

主办和承办单位:中国抗癌协会、中国抗癌协会头颈肿瘤专业委员会主办,上海交通大学医学院附属第九人民医院承办,香港中文大学、上海市抗癌协会头颈肿瘤专业委员会协办

内容提要:本次会议代表近 500 人,大会主席团主席、中国抗癌协会头颈肿瘤专业委员会主任委员、上海交通大学医学院附属第九人民医院院长张志愿教授致欢迎辞。中国抗癌协会秘书长王瑛教授、上海市卫生计划生育委员会副主任瞿介明出席会议并讲话。上海交通大学党委副书记、上海交通大学医学院党委书记孙大麟教授致辞。多名国内外顶级专家,包括邱蔚六院士、屠规益教授,《Head Neck》杂志主编 Ehab Y Hanna 教授(MD Anderson Cancer Center)等应邀出席会议做学术报告。大会邀请到知名的头颈肿瘤外科、放疗、化疗专家,就头颈肿瘤多学科协作模式、转化医学研究及其他专题进行深入探讨。

会议旨在推动我国头颈肿瘤专业发展,围绕"推进多学科合作,提升头颈肿瘤诊治水平"主题,全面呈现国际最前沿的头颈肿瘤诊疗与研究进展讯息。大会涵盖头颈肿瘤从临床到基础研究的各个方面,分设口腔颌面肿瘤、耳鼻咽喉肿瘤、头颈肿瘤、放化疗、病理及基础研究、护理和英文竞赛六个分会场,并利用间隙时间探讨头颈肿瘤规范化治疗、外科新技术和病人的功能康复方面的议题。

国际龋病新分类综合防治体系研讨会

时间:2013 年 10 月 16 日

地点:广西南宁市

主办和协办单位:中华口腔医学会、广西医科大学口腔医学院主办,美国天普大学牙学院协办

内容提要:中华口腔医学会会长王兴,副会长、广西医科大学副校长、口腔医学院院长周诺,美国天普大学牙学院院长 Dr. Ismail 及来自美国、英国、丹麦以及国内的著名龋病专家、口腔公共卫生专家、口腔医师参加了此研讨会。

在研讨会上,来自预防口腔医学专业委员会、牙体牙髓学专业委员会的国内外口腔学专家汇聚一堂,采取多学科交叉合作的方式,致力于交换彼此的思想,共同提升对新的龋病临床分类系统和临床龋病防治体系重要性和理论基础的认识。与会者就如何制定出适合 21 世纪的龋病临床分类和临床管理标准、如何找出一种个性化的龋病防治有效途径等问题展开了深入探讨。

CORE China 2013 口腔功能修复重建的未来挑战研讨会暨北京大学𬌗学论坛

时间:2013 年 10 月 23—25 日

地点:北京市

主办和承办单位:中华口腔医学会颞下颌关节病与𬌗学专委会𬌗学组、Journal of Oral Rehabilitation 杂志编委会、北京大学口腔医学院修复科、口腔功能诊疗研究中心主办,北京大学口腔医院口腔修复"国家临床重点专科建设项目"和"首都卫生发展科研专项项目"资助

内容提要:参加此次盛会的代表约 200 名,盛会邀请到了众多国内、国际著名修复、种植及𬌗学专家。国际专家包括丹麦奥尔胡斯大学的 Peter Svensson 和 Ole Fejerskov 教授、瑞士日内瓦大学的 Frauke Müller 教授、比利时鲁汶天主教大学的 Joke Dyuck 教授、澳大利亚悉尼大学牙学院院长 Christophen Peck 教授、瑞典马尔默大学的 Ann Wennerberg 教授、日本大阪大学的 Hirofumi Yatani 教授、九州大学的 Kioyshi Koyano 教授等;国内专家包括中华口腔医学会名誉会长张震康教授、中华口腔医学会颞下颌关节病与𬌗学专委会主任委员刘洪臣教授、副主任委员兼𬌗学组组

长王美青教授、中华口腔医学会口腔修复学专委会主任委员王贻宁教授、北京大学口腔医院修复科及口腔功能诊疗研究中心的谢秋菲教授等。

会议针对固定义齿、活动义齿及种植义齿相关的口腔功能修复重建等主题进行了精彩的学术演讲,并围绕口腔生理、牙齿感觉、纳米材料、咬合创伤等专题进行了充分深入的交流探讨。25日下午召开的北京大学殆学论坛,来自全国各大院校的殆学、修复、正畸、关节、种植等专家们齐聚一堂,针对殆学的基本概念、功能殆的标准、咬合与颞下颌关节紊乱病的关系、颞下颌关节紊乱病的概念和髁突位置、咬合重建的不确定性分析与对策等主题进行了深刻热烈的探讨。

中华口腔医学会及其专业委员会会议

第五届全国口腔颅颌面修复重建外科学术会议暨国际研讨会

时间:2013年4月25—28日

地点:重庆市

主办和承办单位:中华口腔医学会口腔颌面外科专业委员会修复重建协作组主办,重庆医科大学附属口腔医院承办

内容提要:会议实际注册参会人数177人。出席会议的嘉宾有中国工程院院士邱蔚六教授、中华口腔医学会会长王兴教授、广西医科大学副校长周诺教授、上海交通大学附属第九人民医院沈国芳教授、莫斯科国立谢东诺夫第一医科大学medvedev U. A.教授、韩国庆北国立大学KangYoung Choi教授、香港大学牙科学院Nikos Mattheos教授、重庆医科大学附属口腔医院邓峰院长、吴晓红书记等。

会议主题聚焦于口腔颅颌面修复重建外科新技术与新理念。主要包括:数字化技术、口腔颅颌面软硬组织修复重建手段与技巧、手术导航及手术辅助机器人、组织工程及新型修复重建材料研发与应用及转化医学等。

2013年全国口腔专科医院评审与护理管理培训班暨护理管理学组工作会议

时间:2013年5月29—6月1日

地点:山东省烟台市

主办和承办单位:中华口腔医学会口腔医疗服务分会护理管理学组主办,烟台市口腔医院承办

内容提要:来自全国19个省市自治区的口腔专科医院、综合医院口腔科、民营口腔机构的护理部主任、护士长、护理骨干共计134名学员参加了培训。护理管理学组22名组员到会。本次培训特邀韩亮副秘书长就医疗流程的优化进行了专题讲座,通过对诊疗流程各个环节的优化方式的讲解,使学员对流程优化带来的诊疗效率、经济效益、患者的良好体验有了全面的了解。北京大学口腔医院李秀娥主任对口腔专科医院护士的分层使用和绩效考核进行了介绍。第四军医大学口腔医院刘蕊主任和武汉大学口腔医院徐佑兰主任就口腔专科医院评审过程中的体会和门诊护理质量的管理及持续改进与到会学员进行了交流。

会议同期召开了"护理管理学组2013年度第一次工作会议",由护理管理学组李秀娥组长主持。

第七次全国口腔颌面-头颈肿瘤内科综合治疗研讨会

时间:2013年5月31—6月2日

地点:山东省青岛市

主办和承办单位:中华口腔医学会口腔颌面外科专业委员会口腔颌面-头颈肿瘤内科学组主办,青岛大学医学院附属医院承办

内容提要:本次会议特邀中国工程院邱

蔚六院士、四川大学华西口腔医学院王大章教授、第四军医大学口腔医学院刘宝林教授、深圳大学医学院院长姜文奇教授等国内外知名专家莅临会议指导,并做特邀报告。来自全国 24 个省、市、自治区 40 多家单位的近 150 名代表参加会议。

本次会议的主题是“加强多中心协作,促进口腔颌面-头颈肿瘤的临床研究”。会议共收到交流论文 108 篇,设置主题报告 4 个,大会专题发言 16 个。邱蔚六院士首先做了《循证医学、医学循证及其随想》的主题报告。姜文奇教授系统介绍了应用分子标志物指导恶性肿瘤个体化治疗,在研究癌症的重要信号通路和关键靶点的变化和特征基础上,寻找预示肿瘤发生、发展和疗效相关的预测因子。学组组长郭伟教授就晚期口腔颌面-头颈部鳞癌靶向治疗的多中心临床研究做主题报告。青岛大学附属医院尚伟教授做了 AJCC 和 ACS 口腔-头颈癌相对生存率变化的分析的主题报告。16 名代表以专题发言形式分享了口腔颌面-头颈肿瘤的临床治疗经验和基础研究成果。

中华口腔医学会口腔颌面外科专业委员会口腔颌面-头颈肿瘤学组 2013 年学术年会

时间:2013 年 6 月 21—23 日

地点:湖南省长沙市

主办和承办单位:中国口腔医学会口腔颌面外科专业委员会口腔颌面-头颈肿瘤外科学组主办,湖南省中南大学湘雅口腔医院

内容提要:中华口腔医学会副会长、口腔颌面外科专业委员会前任主任委员俞光岩教授,口腔颌面外科专业委员会现任主任委员赵怡芳教授应邀参会,会议邀请 18 名国内外专家做专题发言,其中特别邀请来自香港大学牙医学院的 Nabil Samman 教授和来自美国耶鲁大学的 Cai Yiqiang 教授介绍了各自研究成果。来自全国 21 个省、自治区、直辖市、解放军系统及香港特别行政区的 200 余名代表参加了会议。

与会专家就唾液腺肿瘤诊治中的问题、牙源性角化囊性瘤的手术治疗、头颈肿瘤的综合诊治、数字医学技术在口腔颌面外科的应用、口腔颌面肿瘤患者缺损修复重建等热点内容做精彩报告,充分显示了近些年来我国口腔颌面-头颈肿瘤领域的研究成果。本次会议共收到投稿 232 篇,从中遴选出 9 名作者参加青年医师专场演讲比赛。本次会议不仅是对近些年来我国口腔颌面及头颈肿瘤研究工作的回顾、总结和交流,还将推动今后口腔颌面及头颈肿瘤研究与临床工作的进步和发展。

第八次全国口腔种植学大会

时间:2013 年 7 月 11—13 日

地点:吉林省长春市

主办和承办单位:中华口腔医学会口腔种植专业委员会主办,吉林大学口腔医院承办

内容提要:这次大会是两年一度的全国性学术会议,以“我国口腔种植 30 年:成就与展望”为主题,就口腔种植相关的基础研究、种植外科、种植修复、技工工艺以及相关研究等方面进行交流,共同研讨了口腔种植学的临床、教学和科研工作的新成果、新进展、新动向。

大会注册参会人员 663 人,特邀参会人员 30 余人。来自国内多所口腔医学院校和医疗单位的22 位知名专家进行了专题演讲,66 名学者进行了大会自由发言。会议特别邀请了种植成功标准的制定者——享有国际盛誉的 Tomas Albrektsson 教授,以及美国 AO(骨结合协会)的前任主席——美国 UCLA 口腔种植中心主任 Peter K. Moy 教授做了两场精彩的大会主题报告。

大会共收到论文 183 篇,壁报交流 67 篇。大会来自国内外各单位的专家学者本次大会特设了首届种植病例大赛,共收到投稿 88 篇,最终评审出一等奖 2 名、二等奖 5 名、三等奖 8 名。

本次会议也恰逢中华口腔医学会口腔种

植专业委员会成立十周年,2013 年 7 月 11 日在吉林省宾馆举办了“中华口腔种植专业委员会成立十周年庆典及全体委员大会”。

第九次全国口腔医学教育学术研讨会

时间:2013 年 8 月 2—4 日

地点:甘肃省兰州市

主办和承办单位:中华口腔医学会口腔医学教育专委会主办,兰州大学口腔医学院、西北民族大学口腔医学院承办

内容提要:来自中国台湾、香港特别行政区和国内各口腔医学院校的教育专家、教学管理人员及教师等 284 人出席会议。会议共收到论文 179 篇,围绕师资队伍建设和实践教学基地建设主题,通过特邀报告、专题报告、大会发言、讨论和论文交流等形式进行了深入研讨。

会议特邀兰州大学草地农业科技学院院长南志标院士做“草业科学学科设计与人才培养体系建设”的报告,他以兰州大学农业部重点实验室系统、出色的学科设计和建设的切身实例,全面总结和介绍了学科建设及人才培养体系,尤其是学科带头人的三大要素及选人、用人、培养人等经验,让全体与会者受益匪浅。台湾大学牙科学院院长林俊彬教授介绍了台湾牙医学教育的现状和展望,香港大学牙科学院院长助理郑立武教授介绍了香港牙科教育课程设置和教学架构。口腔医学教育专委会主任委员、首都医科大学副校长王松灵教授做了医学人才培养模式的现状分析与思考的专题报告。武汉大学口腔医学院边专院长、中山大学光华口腔医学院程斌院长、上海交通大学口腔医学院郑家伟副院长等就实践教学基地建设或人才培养建设作了专题报告。与会者对坚持推进实施中国口腔医学本科教育标准以来所取得的明显成效及对口腔医学事业的推动作用给予充分肯定,相互交流了教育部教学认证的经验和开展形式多样的实践教学建设的收获。

会前召开了第二届口腔教育专委会全体委员工作会议,并同时明确了在口腔教育专委会指导下,由口腔职业教育学组负责尽快启动中国口腔职业教育标准的制定工作,并将其作为本届口腔教育专委会和口腔职业教育学组的任期工作目标之一,力争 2 年内完成,为确保国内口腔职业教育教学质量,培养合格的口腔职业技术专门人才,为国内高职高专院校办学提供可参考的基本建设标准,为政府制定政策提供依据。

第八次全国老年口腔医学学术年会暨两岸四地老年口腔医学论坛

时间:2013 年 8 月 15—20 日

地点:上海市、香港

主办和承办单位:中华口腔医学会老年口腔专业委员会主办,上海交通大学医学院附属第九人民医院、南方医科大学口腔医学院承办,香港全科牙科医学会协办

内容提要:本次会议主题是“关爱老年口腔健康及老年口腔疾病的预防保健、诊断治疗”。有来自国内外的 126 名同行参加了会议,共收到投稿 110 篇,涵盖口腔内科、外科、修复、基础研究。

会议邀请了美国、中国香港、澳门、台湾地区及内地知名专家学者作专题报告,中华口腔医学会老年口腔医学专委会主任委员吴补领教授报告了我国老年口腔医学的发展概况,特邀美国北卡罗来纳大学口腔医学院陈曦教授、香港全科牙科医学会会长黎应华教授、香港牙医医学会会长陈建强教授、澳门西医学会创会会长叶颂声教授、台湾医药大学牙学院傅立志教授、美国西北大学赝复牙科研究所彭玉秋教授、武汉大学口腔医学院范兵教授、解放军总医院储冰峰教授、第四军医大学张亚庆教授、卫生部北京医药戴永雨教授等专家分别围绕中国香港、澳门、台湾地区和内地老年口腔医学的现状、种植义齿和嵌体在老年患者中的应用、根管治疗等方面的专题作了精彩的学术报告,会场气氛热烈活跃,与会人员表现出对老年口腔医学的浓厚

兴趣。中华口腔医学会老年口腔医学专委会成立至今已有 100 余人成为专委会会员，体现出老年口腔医学的重要性和影响力正不断地提升。

本次会议搭建了两岸四地在老年口腔医学基础研究、临床技术、发展模式等方面的交流平台，8 月 17—19 日与会人员在香港期间参观了基督教灵实协会护老中心、私人诊所、仁安医院、香港大学牙学院等机构，对香港老年口腔医学的发展现状进行了深入的了解，增进了从事老年口腔医学同道们的合作与友谊，为进一步推动老年口腔医学的发展、造福老年口腔患者奠定了坚实的基础。

第十二次全国口腔正畸学术会议

时间：2013 年 8 月 14—15 日

地点：上海市

主办和承办单位：中华口腔医学会口腔正畸专业委员会主办，上海交通大学医学院附属第九人民医院、同济大学附属口腔医院承办

内容提要：来自全国各地正畸学界的 800 余名代表参加会议。中华口腔医学会会长王兴教授，口腔正畸专业委员会主任委员赵志河教授，以及承办方领导张志愿、范先群及王佐林教授出席会议。本次大会邀请世界正畸医师联盟主席 Roberto Justus 教授，亚太正畸协会主席 Kazuo Tanne 教授，国际 Roth-Williams 正畸协会主席 Linton Jina Lee 教授，中华口腔正畸专业委员会主任委员赵志河教授等 4 名国内外专家做精彩的特别主题演讲。

每年主办的全国正畸学术会议，是国内最大规模的正畸界同仁交流学习的平台。本次会议共收到投稿近 500 篇。会议期间，63 名来自国内多家口腔医学院的专家分别围绕"水平向、垂直向生长型的控制与矫治"、"新技术及数字化技术对诊断方法、治疗手段和评价系统带来的变革"、"学、关节、面容-正畸所面临的风险和挑战"等 7 个热点主题做了大会发言和学术交流。本次会议特设"青年医师和研究生优秀病例品鉴会"。

第十一次全国口腔医学计算机应用学术会议暨"口腔修复 CAD/CAM 系统标准"专题研讨会

时间：2013 年 8 月 15 日

地点：上海市

主办和承办单位：中华口腔医学会口腔医学计算机专业委员会、口腔数字化医疗技术和材料国家工程实验室主办，上海交通大学附属第九人民医院承办

内容提要：本次会议参会代表近百名，包括国内外多家从事 CAD/CAM 系统研发制造公司。卫生部科教司副司长刘登峰、中华口腔医学会副会长赵铱民教授出席了本次会议的开幕式。口腔医学计算机专业委员会主任委员吕培军教授进行了会议背景介绍，指出目前国际上关于口腔固定修复 CAD/CAM 技术设备的相关行业标准制定工作正在进行中，而中国已经自主研发完成首套产业化全套系统软硬件设备，这正是开始制定中国相关技术标准的良好时机。此次专题研讨会将汇集国内行业专家的意见和建议，开始启动行业标准的研究，设定国外同类产品的准入条件，从而提升我国在国际相关学术领域的地位和水平。

在随后的会议中，工信部科技司盛喜军处长进行了"解读'十二五'时期工信部行业标准工作现状和下一步思路"的报告，国家标准化管理委员会逄征虎研究员进行了"国家标准的制定程序"的报告，国家食品药品监督管理局医疗器械标准管理中心李军副所长进行了"医疗器械标准体系现况及发展"的报告，全国口腔材料和器械设备标准化技术委员会秘书长林红研究员进行了"口腔医疗器械行业标准简况"的报告，另外吕培军教授还针对"国际口腔固定修复 CAD/CAM 应用现况、存在问题及我国建立相关标准的必要性"进行了报告。

**中华口腔医学会第十五次全国口腔医学学术

会议(2013 年会)

时间:2013 年 8 月 15—18 日

地点:上海市

主办和承办单位:中华口腔医学会主办,国药励展展览有限责任公司承办

内容提要:该次盛会有来自 15 个国家和地区、近 2 万名口腔医学界人士参加。年会期间举办学术活动 84 场,涵盖学术会议、论坛、继续教育学习班、现场操作演示、竞赛等多种形式,召开学术讲座 395 场。

学会邀请非口腔医学专业的国际知名大家,如国际刑侦专家李昌钰博士、钟南山院士,为学术年会带来别开生面、拓展视野的特别演讲。本届年会特别邀请上海交通大学医学院王一飞教授做专题演讲。CSA-FDI 国际口腔最新进展报告会是学会与国际牙科联盟(FDI)长年合作举办的高水平、高层次学术论坛,是中国口腔医学界与国际接轨的平台。本次年会共有 6 位享誉国际的著名口腔医学专家作为演讲嘉宾,为参会者带来最前沿的学术报告。多个专委会针对口腔医学界热点举办交叉学科论坛,对学科交叉问题和典型病例展开热烈讨论,邱蔚六院士全程参与了此次论坛。多学科联合继续教育项目和系统化现场演示获得广泛欢迎。

会议期间举行了多场全国性学术比赛和评奖活动,包括中华口腔医学会口腔青年教师授课技能大赛、口腔医学益达奖学金选手现场答辩、登士柏口腔医学生临床研究英文壁报比赛、登士柏口腔医学青年人才奖评比、西部行口腔医学临床科研基金评定、“日进杯”全国口腔工艺技术展评比赛、“松风杯”口腔临床医学青年人才奖以及中华口腔医学会第二届口腔护理技能大赛(3M 杯)。

本次年会期间,10 个专业委员会的学术年会同期举办,2 000 余名口腔医学工作者参加专委会学术活动;同时召开 9 项学会工作会议,包括中华口腔医学会第四届理事会第三次理事会议、中华口腔医学会预防口腔医学专业委员会换届会议、中国医师协会、口腔医师分会第三届第二次全体委员工作会议暨全国医师定期考核口腔专业编委会成立暨第一次工作会议等。

2013 全国口腔颅颌面睡眠呼吸障碍研讨会

时间:2013 年 8 月 23—25 日

地点:新疆乌鲁木齐市

主办和承办单位:中华口腔医学会口腔颌面外科专业委员会睡眠呼吸障碍协作组主办,新疆医科大学第五附属医院口腔科承办

内容提要:本次参会人员有口腔颅颌面外科,口腔正畸科及呼吸睡眠相关科室包括呼吸科,神经科,普外科,耳鼻咽喉科等相关学科临床医师及技术人员近 150 人。收到会议论文 60 余篇。邀请国内该领域知名专家就睡眠呼吸障碍疾病诊疗和最新进展进行专题演讲,同时还安排该领域相关的最新研究报告。第四军医大学唐都医院神经科宿长军教授、新疆医科大学第五附属医院儿科王建荣教授、上海交通大学医学院附属九院王兵教授等分别作了题为“OSAHS 与脑卒中”、“SDB 的多导睡眠诊断”、“美国减重和代谢外科进展和我院多学科合作介绍”等报告。

本次会议为横向交流、深入了解该领域最新知识和技术提供了良好的平台。除学术交流外,同期举办学习班,进行基本知识的教学和操作能力培训,配备充足的实习示教内容,由国内知名口腔正畸专家示教各类口腔矫治器的制作过程,学员可亲手操作;还由专业人员演示 PSG 及呼吸机的操作。

2013 年第九次全国唇腭裂学术研讨会

时间:2013 年 9 月 5—9 日

地点:宁夏回族自治区银川市

主办和承办单位:中华口腔医学会口腔颌面外科专业委员会主办,宁夏医科大学口腔医(学)院承办

内容提要:此次会议是中国唇腭裂学术的最高盛会,由马莲教授主持,云集了国内顶尖教授专家。大会参会成员共计 230 余人,

分别来自除西藏地区外的全国各地；收到来稿共计 200 余篇。

会议发言代表分主会场和分会场发言，共计 103 人，涵盖了手术临床、基础研究、正畸、麻醉、语音心理和临床护理等方面。大会特邀来自英国的 Jens Martin Persson 教授作了题名为"Psychological Care of Patients with Cleft"的报告，香港大学的 Bradley McPherson 教授作了"The audiologist in the cleft lip/palate multidisciplinary team: Conventional and emerging roles"的专题报告，台湾长庚医院的罗伦洲教授作了名为"VPI evaluation and management"的专题报告。

2013 全国口腔医院行政管理学术研讨会

时间：2013 年 9 月 13—14 日

地点：山东省青岛市

主办和承办单位：中华口腔医学会口腔医疗服务分会行政管理学组主办，山东大学口腔医学院、青岛大学口腔医学院联合承办

内容提要：中华口腔医学会口腔医疗服务分会常委、行政学组组长和来自全国口腔医院的组员以及代表 35 人出席了会议。会议由学组副组长、北京大学口腔医院副院长罗奕主持。

口腔医疗服务分会秘书长吴正一宣读了《关于同意增补黄瑞哲、何平、米方林同志为中华口腔医学会第一届口腔医疗服务分会行政管理学组组员的批复》，并由副组长李宜阳和赵心臣向增补组员颁发了聘书。研讨会上，郭莲教授作了《行政管理学组工作回顾及上海市医院绩效管理改革》的报告、吴正一教授作了《九院绩效考核与分配制度改革》的报告、中山大学口腔医院副院长陈小华教授作了《以评促建、以评促改，实现行政后勤无缝隙管理》的报告。大会还特别邀请了山东大学卫生管理与政策研究中心博士生导师、山东大学人事部副部长王健教授作了《管理经济学在口腔医院的应用》的报告。行政管理学组秘书张丽莉代表学组部署了由学组牵头的《全国口腔公立医院行政职能部门绩效考核机制研究》课题调研。

第六次全国唾液腺疾病学术会议

时间：2013 年 9 月 22—24 日

地点：湖南省长沙市

主办和承办单位：中华口腔医学会口腔颌面外科专业委员会唾液腺疾病学组主办，中南大学口腔医学院、中南大学湘雅口腔医院承办

内容提要：会议讨论和修改了《唾液腺疾病内镜诊疗标准》、《唾液腺病变评价指数》和《口干评价标准》等行业规范草案，以形成正式文本在全国推行。大会主席唐瞻贵教授报告了不常见的腮腺结核 20 例临床分析及诊疗方法。世界著名唾液腺研究专家、美国国立卫生研究院 Indu S · Ambudkar 教授和美国国立牙颅颌研究所 Xibao Liu 研究员介绍了他们的研究成果。王松灵等 20 余名国内唾液腺疾病诊疗顶尖级专家从自己的研究方向阐述了唾液腺疾病的基础和临床、全身病在唾液腺中的表现等方面的研究进展。

会议共收到论文 120 余篇。据会议报道，在口腔医学界仅有的 10 项国家科技进步奖中，唾液腺方面的研究有 3 项。中国在唾液硝酸盐分泌机理及功能研究、异基因间充质干细胞治疗干燥综合征、利用基因转导重建放射损伤唾液腺分泌功能、唾液腺内镜临床治疗及数字技术唾液腺三维重建等研究取得丰硕成果。

第十一次全国口腔颌面医学影像学专题研讨会

时间：2013 年 10 月 10—13 日

地点：山东省烟台市

主办和承办单位：中华口腔医学会口腔颌面放射专业委员会主办，滨州医学院口腔医学院、烟台市口腔医院承办

内容提要：来自全国的近 200 名代表参加了会议。会议由烟台市口腔医院柳忠豪院长主持。

本次大会共邀请了包括中华口腔医学会

口腔颌面放射专业委员会名誉主任委员、前国际口腔颌面放射学会主席、北京大学口腔医学院马绪臣教授,韩国高丽大学权中晋教授,上海交通大学第九人民医院余强教授,首都医科大学附属北京市口腔医院王松灵教授,中国人民解放军总医院刘洪臣教授,北京大学口腔医院张祖燕教授和中华口腔医学会副秘书长韩亮教授等 20 名专家做主题发言。另有 25 篇论文做了大会发言,65 篇论文大会交流。会议期间召开了中华口腔医学会口腔颌面放射专业委员会委员会议。会议由口腔颌面放射专业委员会主任委员余强教授主持。专委会工作秘书石慧敏教授通报了中华口腔医学会秘书长联席会议的情况;口腔颌面放射专委会副主任委员张祖燕教授介绍了建立我国口腔颌面锥形束 CT 临床应用指南的前期准备工作情况,并就如何制定这一文件与委员们进行了热烈讨论。

第四次全国牙体牙髓病临床学术研讨会

时间:2013 年 10 月 16—19 日

地点:广西南宁

主办和承办单位:中华口腔医学会牙体牙髓病学专业委员会主办,广西医科大学口腔医学院·附属口腔医院承办

内容提要:本次研讨会收到全国各大院校论文投稿约 350 份,参会代表逾 450 人。大会特别邀请荷兰阿姆斯特丹大学、美国牙科学会、巴西里约热内卢大学和联邦弗鲁米嫩塞大学、香港大学及四川大学、北京大学、上海交通大学等一批国内外牙体牙髓病学领域的知名口腔医学专家,围绕牙体牙髓病学专业的基础研究、临床研究和临床技术等问题,探讨牙体牙髓的治疗与研究新方向。

研讨会开辟了临床病例分析、牙体疾病研究、牙髓病研究、显微镜应用等 4 个专场,围绕牙体牙髓病学领域的根管治疗、牙髓的诊断与治疗、龋病的预防与控制、显微外科手术治疗牙髓根尖周疾病疑难病例等内容进行专题讲座,内容涉及牙体牙髓领域最前沿的研究进展和新技术。

2013 口腔种植与精密修复新进展专题研讨会

时间:2013 年 10 月 20—22 日

地点:天津市

主办和承办单位:中华口腔医学会口腔修复学专委会主办,天津医科大学口腔医学院承办

内容提要:此次大会开幕式由天津市口腔医学会副会长高平教授主持,天津市口腔医学会会长张连云教授致欢迎词,中华口腔医学会会长王兴教授、中华口腔医学会口腔修复学专业委员会主任王贻宁教授、韩国口腔修复学会主席 Soon-Ho Yim 教授分别发言,来自国内外约 300 名代表参加了本次会议。

会议期间,召开了中华口腔医学会口腔修复学专业委员会全体委员会议与常务委员会议,增选了修复专业委员会委员与青年委员。来自韩国、日本、荷兰、德国、加拿大以及我国国内的 14 名专家在研讨会中进行了主题发言,内容涉及种植牙修复观念的改变、口腔颌面部骨组织再生牙种植功能修复的进展、微创与精密修复、种植修复的生物学并发症、显微镜与口腔精密修复等。

中华口腔医学会口腔药学专业委员会第二次全国口腔药学学术会议

时间:2013 年 11 月 23 日

地点:北京市

主办和承办单位:中华口腔医学会口腔药学专业委员会主办,北京大学口腔医院承办

内容提要:本次大会开幕式由第一届口腔药学专业委员会主任委员王晓娟主任主持。来自全国各地口腔药学相关领域的药师、医师、企业代表和学生等 100 余人参加了此次会议。

本次学术会议的主题为“口腔专业临床药学服务的发展与思考”。特邀北京大学第三医院翟所迪教授,首都医科大学附属北京天坛医院赵志刚教授,中华口腔医学会副会长、北京市口腔医学会会长孙正教授,北京军

区总医院王虎军教授及本届口腔药学专委会主任委员王晓娟教授分别就当前热点进行精彩讲述。本次学术会议收到投稿 62 篇,共有 15 篇论文获奖。

此外,第一届口腔药学专业委员会于 11 月 22 日召开了第二次常委(扩大)会议,出席常委讨论通过了专委会成立以来亟须建立的组织管理办法、专科会员发展与管理办法、专科会员评价指标体系及专委会会徽等事宜,标志着口腔药学专委会向制度化和规范化迈出了重要一步。

地方口腔医学会会议

北京中西医结合学会第二届口腔专业委员会换届改选暨学术会议

时间:2013 年 2 月 1 日

地点:北京市

内容提要:北京中西医结合学会会长、北京中医医院院长王莒生教授,第一届口腔专业委员会主任委员、首都医科大学附属北京口腔医院孙正教授,北京大学口腔医院徐治鸿教授、东直门医院黄颐玉教授等以及来自北京不同地区近 40 家医院及科研单位的新老委员出席了本次会议。会议由北京中西医结合学会副秘书长刘刚主持。

会议选举北大口腔医院华红教授担任北京中西医结合学会第二届口腔专业委员会主任委员,孙正教授担任名誉主任委员,大会向新当选主任委员、名誉主任委员、顾问、副主任委员颁发了证书。专委会换届之后,举行了第二届专委会首次学术报告会,王莒生会长结合自己的临床经验,讲解了中医治疗口腔黏膜病的一些体会。华红教授、东直门医院李佳瑜教授、广安门医院卢富教授、北京中医医院罗冬青教授、北京口腔医院关晓兵教授以及解放军总医院的欧龙教授分别从中西医结合的角度对口腔疾病的预防和治疗、临床路径的编写、临床药理基地的建设等方面进行专题报告。

上海首届舌侧矫正高峰论坛

时间:2013 年 3 月 27—28 日

地点:上海市

主办和承办单位:上海交通大学附属第九人民医院、上海口腔医学会正畸专业委员会、3M 中国有限公司主办

内容提要:会议旨在交流世界前沿的舌侧矫正技术理论,并分享临床经验。约 20 余名专家及从事口腔正畸的一些优秀青年医师做了精彩的大会发言。他们就舌侧矫正技术的现状和发展各抒己见,从生物力学和临床实践两方面分析了舌侧矫正技术于唇侧技术的异同处,就治疗的难点和风险,与同行进行了热烈的探讨。前日本舌侧矫正协会会长 Dr. Toru INAMI 在会上做专题学术报告,简述了舌侧矫治技术的历史和发展情况,分享了三十年余累积的珍贵临床经验。

四川省口腔医学会修复与修复工艺专业委员会第一次年会

时间:2013 年 4 月 11 日

地点:四川省成都市

内容提要:四川省口腔医学会修复与修复工艺专委会第一次年会在四川大学华西口腔医学院召开,来自全省各地的 60 多名委员参加,会议由四川省口腔医学会秘书长郭锡久教授主持。

修复专委会于海洋主任委员从四川省口腔修复的现状、存在的不足以及未来发展的主要方向、今后工作重点等方面做了汇报,提出了建立覆盖老少边穷的全省修复学术和医疗服务网络以及省内各院校间、专科医院及门诊间互助合作的工作思路,并简单阐述了

今后五年学会的工作重点。郑立舸副主任委员在肯定学会工作思路的同时，号召各委员积极参与学会工作为四川省口腔修复的发展贡献力量。随后，修复工艺委员会孟玉坤主任委员介绍了过去一年的专委会工作以及增进医技交流工作中存在的挑战。

江苏省第十二届口腔医学学术会议

时间：2013 年 4 月 18—20 日

地点：江苏省南京市

主办单位：江苏省口腔医学会、江苏省医师协会口腔医师分会主办

内容提要：本次会议与江苏省口腔医生临床技术规范培训班开班同时举行，来自全省各相关医疗单位的 400 余名专家学者和代表参加了会议，共同研讨口腔医学的教学、科研和临床工作的新成果与新进展。中华口腔医学会名誉会长、中国工程院院士邱蔚六教授，中华口腔医学会会长王兴教授、副会长刘洪臣教授、秘书长王渤教授，江苏省口腔医学会名誉会长、江苏省卫生厅副厅长黄祖瑚教授，南京大学副校长谈哲敏教授，南京市政协副主席、江苏省口腔医学会会长胡勤刚教授，江苏省民政厅社会组织管理局李健副处长等出席大会开幕式。江苏省口腔医学会副会长王林、王文梅、吴燕平、邢树忠教授也出席了会议。

本次会议荟萃了国内权威的口腔医学专家和汇集了省内广大口腔医务工作者。会议以学术报告、专题讲座、病例讨论、征文评奖、技能大赛等多种形式进行生动的学术交流，不仅将最新的研究进展、学术信息呈现给与会同仁，同时还对临床口腔医生进行临床技术规范培训，以期切实提升大家临床实践水平，全面促进和推动江苏省口腔医学的发展。

会议期间成立了江苏省口腔医学会全科口腔医学专业委员会和民营口腔医疗分会。尹林、李祥庆同志分别当选为江苏省口腔医学会第一届全科口腔医学专业委员会、江苏省口腔医学会第一届民营口腔医疗分会的主任委员。

2013 年四川省第二届民营口腔可持续发展高峰论坛暨口腔临床医学前沿新技术研讨会

时间：2013 年 9 月 12—13 日

地点：四川省成都市

主办单位：四川省口腔医学会主办

内容提要：来自四川省各市区及县乡的民营口腔医院及民营诊所的负责人、医务工作者等 250 余名代表参加了会议。与会专家就口腔根管治疗、数字化牙种植、牙周治疗、口腔美学修复及印模技术、口腔舒适及镇静治疗等新技术与发展趋势以及医患沟通、诊疗器械消毒新规范等共性议题展开研讨。

在同期召开的民营工作委员会全体委员会议上，民营口腔工作委员会主任委员郭锡久教授、常务副主委孙勇教授分别致辞，传达落实了四川省口腔医学会周学东会长的指示要求，回顾了历届中国西部口腔国际口腔展的相关情况，介绍了 2014 年展会的筹备工作。期间，副主委绵阳口腔医院林辉灿院长做了题为“加快四川民营口腔工作的发展”的主题发言。

2013 年重庆市口腔医学会学术年会暨第十二届重庆国际口腔设备器材展览会

时间：2013 年 9 月 24—26 日

地点：重庆市

主办和承办单位：重庆市口腔医学会主办，重庆雨新会展有限公司承办

内容提要：重庆市口腔医学会会长邓锋教授，副会长谭颖徽教授、戴红卫教授、刘鲁川教授、季平教授、周继祥教授、陈和平教授、杨凯教授、肖林教授以及国内专家学者、注册代表、厂商代表共计 500 多人出席了开幕式。开幕式由副会长戴红卫教授主持。

此次口腔设备器械展览会汇集了 3M、卡瓦盛邦、福克斯医疗、锐科医疗、登士柏医疗、普兰梅卡、高露洁、登康股份、上海品瑞、西北医疗、菲曼特、宁波蓝野等近百家国内外知名公司参展，展会期间来自重庆、四川、贵州、云

南、湖北、甘肃等十省市牙医、护士、技师、经销商近 3 000 人次光临展会现场参观、交流、洽谈、购买。

第十二届华北五省市口腔医学学术会议

时间:2013 年 9 月 26—28 日

地点:天津市

主办单位:中华口腔医学会主办,天津市口腔医学会承办

内容提要:本次大会共收到论文 183 篇。来自北京、内蒙古自治区、山西、天津、河北五个省市的口腔医务工作者 300 多人参加了会议。开幕式由天津市卫生局副局长、天津市口腔医院院长王建国教授主持,中华口腔医学会副会长、北京口腔医学会会长孙正教授和天津市口腔医学会张连云会长分别致辞。中华口腔医学会俞光岩副会长、内蒙古自治区口腔医学会屈志国会长、山西省口腔医学会张并生会长、河北省口腔医学会董福生会长都参加了会议。开幕式结束以后,第四军医大学口腔医学院刘宝林教授等专家做了精彩的演讲。下午会议分别举办了种植民营专场和论文报告会。

本次大会同期成立了天津市口腔医学会种植专业委员会、华北五省市口腔医学学术种植民营专场。

辽宁省口腔医学会第二十二次学术会议

时间:2013 年 10 月 11 日

地点:辽宁省丹东市

主办和协办单位:辽宁省口腔医学会主办,丹东市口腔医院承办

内容提要:来自全省的 200 余名代表参会,收到会议论文 362 篇,共有 49 名代表在大会上进行了学术交流。中华口腔医学会牙体牙髓病学专业委员会主任委员、北京大学口腔医学院博士生导师高学军教授、丹东市卫生局于学诗副局长、丹东市医学会刘俊杰秘书长及来自省内口腔医学专业各领域的代表们参加了此次会议。在此次学术会议中,北京大学口腔医学院高学军教授进行了题为《龋病是大病》的讲座,阐述了目前龋病防治领域的认识不足与误区,提出防控龋病危害的重要性与迫切性。

会议同期还举行了辽宁省口腔医学会牙体牙髓病学专业委员会、口腔修复学专业委员会、口腔病理学专业委员会、颞下颌关节病学及学专业委员会的专委会。

首届江苏省综合性医院口腔科论坛

时间:2013 年 10 月 18—19 日

地点:江苏省扬州市

主办和协办单位:江苏省口腔医学会全科口腔医学专委会、江苏省医院协会口腔医院分会综合性医院组主办,扬州市医学会口腔医学专委会、江苏省人民医院协办

内容提要:江苏省 50 多个综合性医院口腔科主任参加了这次会议。与会专家就口腔医学新进展、新技术,综合性医院口腔科专科特色建设及全科口腔医学的发展方面做了非常热烈的讨论。这次会议给综合性医院口腔科主任们提供了非常好的平台,让他们畅所欲言,对自己口腔科室的管理及口腔技术方面做了充分的交流和经验分享。

"江苏省口腔高级专家巡诊宣教团环省行·常州站"活动启动会

时间:2013 年 10 月 20 日

地点:江苏省常州市

主办和承办单位:江苏省口腔医学会主办,南京大学医学院附属口腔医院和常州市口腔医院等单位承办

内容提要:江苏省口腔医学会会长、南京大学医学院附属口腔医院院长胡勤刚,常州市卫生局局长陈建国等领导及常州地区各家医疗单位的口腔医师约 200 余人参加了活动。几年来,省口腔医学会组织全省的专家们完成了南京、徐州、扬州、宿迁、无锡、苏州等地的巡诊宣教工作。

胡勤刚会长代表学会向常州市口腔医院等 7 家单位赠送了《口腔医师实用丛书》。王文梅教授、骆小平教授、闫福华教授、陈文静

教授分别作了《隐裂及纵折牙的序列治疗》、《牙体预备的基本原则》、《牙周炎患者种植修复前的牙周准备》、《前牙埋伏阻生的正畸治疗》四场精彩的学术讲座。唐恩溢、徐天舒等专家耐心细致为前来咨询与义诊的群众进行诊断和检查，得到广大群众的欢迎和赞许。

湖南省口腔医学会第二届口腔医学学术年会

时间：2013 年 10 月 25—29 日

地点：湖南省长沙市

主办和承办单位：湖南省口腔医学会主办，中南大学湘雅医院口腔医学中心承办

内容提要：会议收到稿件 142 篇，有 230 余名来自全省各地的口腔同仁参加了年会。会议邀请到了北京大学口腔医学院的葛立宏教授做专题演讲。来自湖南省医学会、湖南省医师协会的刘家望会长、湖南省科学技术协会学会工作部的杜金岷部长、湘雅医院党委副书记陈子华教授到场并致辞。会上就本年度新成立的九个专委会(分会)举行了授牌仪式。

本次年会上，有来自本省的蒯新春、吴汉江、钟圣纯、谢辉等专家、教授进行了专题演讲，然后分口腔颌面外科学、口腔正畸学、口腔种植学、口腔药学、口腔护理、民营口腔与管理、牙体牙髓病学、牙周病学、口腔黏膜与中西医结合、口腔修复学、儿童口腔与口腔预防及口腔放射学 9 个专场进行了热烈学术交流与讨论。

江西省口腔医学会民营口腔专委会成立大会暨 2013 年江西省首届口腔民营学术研讨会

时间：2013 年 10 月 27—28 日

地点：江西省南昌市

内容提要：大会由筹备小组秘书孔凡玲主持。经过参会 99 位代表的民主选举，产生第一届民营口腔专委会主任委员、副主任委员、委员。主任委员由江西省口腔医学会李志华秘书长兼任，朱玉芬教授被聘为专委会名誉主任委员。同期，大会召开了江西省首届民营口腔学术研讨会，参会人员 100 余位；大会还举办了“登士柏 Protaper 镍钛器械在根管治疗中的使用”操作培训班。28 日晚，省口腔医学会首届民营口腔专委会举行了第一次常务委员会，会议就专委会的建章立制、会员发展、如何加强与基层民营口腔从业人员之间的联系进行了讨论、如何配合学会的工作等议题进行了讨论。

牙周与正畸关系研讨会

时间：2013 年 10 月 30 日

地点：北京市

主办和承办单位：北京口腔医学会牙周病学专业委员会主办

内容提要：牙周疾病发病率高，是成人失牙的首位原因，牙周炎患者常会发生前牙扇形移位而需要正畸治疗；同时在正畸治疗中患者也常会发生牙龈炎、甚至牙周炎，许多正畸治疗后出现的医疗纠纷也多与牙周问题有关。本次会议特别邀请到中华口腔医学会正畸专委会候任主任委员周彦恒教授、北京口腔医学会正畸专委会的主任委员白玉兴院长、北京大学口腔医学院牙周科主任栾庆先教授、北京口腔医学会牙周专委会的主委和副主委欧阳翔英教授、王左敏教授、刘荣森教授、张凤秋副教授一起授课，全面探讨正畸与牙周的相互关系，以利提高对正畸与牙周相关问题的预防和处理能力，提高口腔医疗质量和水平。

中国 Tweed 中心成立 5 周年纪念大会暨经典之美口腔正畸临床技术高峰论坛

时间：2013 年 11 月 6—7 日

地点：浙江省杭州市

主办和承办单位：中国 Tweed 中心主办，浙江中医药大学附属口腔医学院承办，浙江大学口腔医学院协办

内容提要：大会邀请了美国凯斯西储大学、美国波士顿大学及纽约大学等学府的牙科学院院长及多名教授。来自全国各地 500 余位口腔正畸医师齐聚一堂，交流 Tweed-Merrifield 定向力矫治技术在国内外的最新临

床应用成果并进行典型病例展示。来自美国 Tweed 基金会口腔正畸培训中心的教官分享了其治疗理念,40 余位国内正畸界权威专业人士进行了精彩的专题讲座。

2013 年四川省口腔种植专委会年会

时间:2013 年 11 月 8—11 日

地点:四川省绵阳市

主办和承办单位:四川省口腔种植专委会主办

内容提要:知名专家及从事口腔种植临床工作医护人员共计 200 多人参加年会。本次年会开在医疗机构即将开展种植技术资格认证之际,主要为了最大限度帮助广大口腔种植医护人员提高执业水平、达到种植执业的基本要求,以具备申报开展口腔种植技能资格。年会以“首届四川省口腔种植节”为契机,举办系列培训班,为广大口腔种植医护人员搭建一个口腔种植技术规范化培训平台。邀请行业著名口腔种植修复专家讲授口腔种植基础知识、基本理论、护理知识、口腔种植新技术、口腔种植上部结构修复技术及修复工艺,并进行口腔种植外科及修复技术、护理技能培训,搭建口腔种植医护人员交流平台,提高全省口腔种植临床诊疗水平。

福建省口腔医学会第三次全省会员代表大会暨 2013 年学术年会

时间:2013 年 11 月 21—23 日

地点:福建省福州市

主办和承办单位:福建省口腔医学会主办,福建医科大学口腔医学院 · 附属口腔医院承办

内容提要:来自全省各地近 400 名口腔医务工作者和国内外 28 家牙科企业、义齿加工厂参会。大会首先由福建医科大学附属口腔医院、口腔医学院院长陈江教授代表第二届理事会作报告,然后大会采取无记名投票方式选举出福建省口腔医学会第三届理事会和常务理事会。来自全省各地公立医疗机构、民营医疗机构及牙科企业的代表组成新一届理事会,福建医科大学附属口腔医院、口腔医学院院长陈江教授当选为第三届理事会会长,卢友光、程辉、姚江武、林李嵩、欧阳奇明、许君武、傅升等 7 位教授当选为副会长。

2013 年学术年会邀请了来自美国加州大学洛杉矶分校 Prof. Hengsheng Lin,香港大学牙学院副院长张成飞教授,中国医学科学院生物医学工程研究所张其清教授,北京大学口腔医学院高学军教授,四川大学华西口腔医院副院长于海洋教授、胡涛教授、杨小东教授,武汉大学口腔医学院曹正国教授、夏海斌教授,中山大学光华口腔医学院赵克教授,南方医科大学附属广东省口腔医院徐淑兰教授,温州医科大学口腔医学院院长麻健丰教授,上海市第一医院陈丹鹏教授等省外专家、学者及省内 15 名专家教授,举行 30 场主会场专题讲座及分会场学术讲座,会议共收到 97 篇学术论文和 35 个病例参与交流展示。

陕西省口腔医学会成立口腔修复专业委员会

时间:2013 年 11 月 22 日

地点:陕西省西安市

内容提要:此次会议由陕西省口腔医学会副会长兼秘书长陈永进教授主持,大会投票选举产生了陕西省口腔医学会第一届口腔修复专业委员会,共 56 位委员,第四军医大学口腔医院院长陈吉华教授当选本届专委会主任委员。口腔修复学是口腔各专业中从业人数最多的专业,也是最受瞩目的专业。近年来,随着新材料、新技术的不断出现,口腔修复学的发展也日新月异,口腔修复专业委员会成立后将会在口腔修复技术培训、口腔修复人才培养方面,为陕西省的口腔医学事业发展贡献力量。

陕西省口腔医学会成立口腔正畸专业委员会

时间:2013 年 11 月 22 日

地点:陕西省西安市

内容提要:全省共 220 余名代表参加了会议。会议由陕西省口腔医学会副秘书长黄瑞哲主持,邀请了中华口腔医学会口腔正畸

专业委员会赵志河主任委员、周彦恒候任主任委员、白玉兴副主任委员、沈刚副主任委员等嘉宾出席大会并致辞。大会选举产生了第一届陕西省口腔医学会口腔正畸专业委员会,西安交通大学口腔医学院周洪院长当选主任委员,第四军医大学口腔医学院正畸科丁寅主任当选候任主任委员,第四军医大学口腔医学院正畸科段银钟教授被聘为顾问。

山东省口腔医学会成立大会暨山东省口腔医学会首届学术年会

时间:2013 年 12 月 6—7 日

地点:山东省济南市

主办和承办单位:山东省口腔医学会筹备委员会、山东大学口腔医学院主办,山东省口腔医院承办

内容提要:中华口腔医学会会长王兴、山东大学党委副书记尹作升、山东省卫生厅副厅长袭燕等出席会议,山东大学口腔医学院院长徐欣主持会议。会议公布了山东省口腔医学会第一届理事会名单,包括 163 位理事,其中会长 1 名,副会长 12 名,秘书长 1 名(兼任),常务理事 59 名。山东大学齐鲁医院魏奉才教授当选学会首届理事会会长。山东省口腔医学会的成立,是山东省口腔医学事业发展史上的里程碑,对于推进口腔医学学术研究、促进口腔医学教育事业发展、提高口腔医疗诊治水平、提升公众口腔健康意识将发挥重要作用。

会议期间,山东省口腔医学会举行了首届学术年会,18 位国内外著名口腔医学专家作学术报告,来自山东省各地市口腔医院、各级医院口腔科以及民营口腔医疗机构的 600 余名口腔医学科学技术工作者参加会议并聆听了专家们的报告。中国(济南)口腔设备材料展览会同时举行。

2013 北京口腔医学论坛

时间:2013 年 12 月 14—15 日

地点:北京市

主办和承办单位:北京口腔医学会、北京医学会口腔医学分会主办,首都医科大学附属北京口腔医院、北京德菲凡国际广告公司协办

内容提要:中华口腔医学会王兴会长、王渤秘书长,北京医学会金大鹏会长,北京市民政局社会组织管理局侯庆权处长等领导到会致辞祝贺。北京口腔医学会孙正会长在开幕式上讲话。论坛邀请了北京协和医院于康教授、中国新闻研究中心殷秦处长、解放军 306 医院牛忠英教授等专家进行大会特别演讲。大会开设了牙体牙髓病学专场、牙周病学专场、口腔颌面外科学专场、口腔全科医学专场、儿童口腔科学专场、口腔预防医学专场、口腔正畸学专场、口腔修复学专场等十几个专业分会场,邀请了来自国内外的 73 名专家进行了演讲,到会代表达到 1 000 余名

大会收到学术论文 64 篇,并进行了论文壁报展示,评出 12 位获奖者。大会组委会组织企业界于会议期间开设了小型设备器材展览区。

北京口腔医学会儿童口腔医学专业委员会、社区口腔分会、口腔医院管理分会、口腔黏膜病学专业委员会在会议期间分别召开了成立大会,北京口腔医学会民营医疗分会召开了换届大会。

中国医师协会口腔医师分会会议

中国医师协会口腔医师分会第十一届口腔医师论坛

时间:2013 年 6 月 9 日

地点:北京市

主办和承办单位:国家卫生和计划生育委员会国际交流与合作中心、中国医师协会口腔

医师分会主办，北京大学口腔医学院承办

内容提要：本次论坛主题为口腔医师执业与医患沟通。卫生部国际交流与合作中心原晋林主任应邀出席本次论坛并致词。中国医师协会口腔医师分会名誉会长栾文民教授、会长俞光岩教授及部分委员全程参加了论坛。

本次论坛邀请了北京大学口腔医学院曾祥龙教授、冯长海兰教授、孟焕新教授和武汉大学口腔医学院范兵教授分别就口腔正畸风险防范、医患沟通是防范修复科医疗纠纷的关键步骤之一、牙周病的规范化诊治是口腔健康和全身健康的保障以及口腔医师执业中对牙髓治疗的风险认识与医患沟通等内容进行专题报告。本次论坛参会代表近 600 人，其中拥有中高级职称者 540 人，分别来自全国 22 个省、市、自治区，其中五分之二代表为全国各三级医疗机构口腔医生及相关部门负责人，五分之三代表系民营口腔医疗机构负责人及医生。

中国医师协会口腔医师分会第三届第二次全体委员工作会议暨全国医师定期考核口腔专业编委会成立暨第一次工作会议

时间：2013 年 8 月 16 日

地点：上海市

内容提要：口腔医师分会 130 名委员中参会委员 103 人，到会情况符合《中国医师协会章程》及《口腔医师分会工作条例》等有关规定及要求。国家卫生和计划生育委员会医政医管局赵明钢副局长就全国医师定期考核工作做了有关阐述和报告，中国医师协会口腔医师分会会长俞光岩教授就 2011 年 10 月第三届口腔医师分会换届以来的工作情况进行报告，沈曙铭副总干事就 2012 年 6 月以来分会维权工作组面向全国口腔医师开展的执业状况调查情况进行汇报，副会长凌均棨教授就全国医师定期考核口腔专业工作开展情况进行报告。

会议同期召开全国医师定期考核口腔专业编委会成立会议。中国医师协会蔡忠军顾问宣布全国医师定期考核口腔专业编委会成立并宣读委员名单；北京大学口腔医院张伟副院长做全国医师定期考核口腔专业业务水平测评命题工作情况汇报；中国医师协会全国医师定期考核工作办公室郝德明主任就全国医师定期考核政策、实施方案进行讲解并提出编委会工作要求。会议同时由中国医师协会领导分别向口腔医师分会颁发了口腔专业编委会铜牌及编委会委员证书。

2013 年全国口腔医院评审与医疗安全管理高级研修班在济南召开

时间：2013 年 9 月 14—18 日

地点：山东省济南市

主办和承办单位：中国医师协会口腔医师分会主办，山东大学口腔医院承办，中华口腔医学会口腔医疗服务分会协办

内容提要：国家卫生和计划生育委员会医政医管局周军副局长及综合评价处陈虎副处长、山东省卫生厅领导、中国医师协会口腔医师分会俞光岩会长、边专副会长出席开幕式。本次研修班到会正式代表 176 人，分别来自全国 24 省、市、自治区 49 所不同类型的口腔医疗机构。

本次研修班邀请国家卫生和计划生育委员会医政医管局周军副局长及综合评价处陈虎副处长、卫生部医院管理研究所医院评审评价中心王吉善研究员、北京大学法学院孙东东教授、南开大学附属口腔医院张洪杰主任医师、北京大学口腔医院沈曙铭院长助理分别就医疗机构评审进度情况、医疗机构评审与医疗质量管理、全国医院评审工作重点及难点、《侵权责任法》有关医疗损害责任条款解读、全国口腔医师执业现状调查、三级口腔医院评审方法及三级口腔医院评审标准实施细则等内容进行专题报告，特别针对医院评审中的核心条款与追踪评价思路、口腔专科医院评审要点等进行了专门宣讲与解析。会议同时由已经接受国家卫生和计划生育委

员会2013年度现场评价与评审检查的五所口腔专科医院进行大会交流，其交流内容围绕医院评审评价体会与经验、如何将日常管理工作与医院评审相结合以促进医疗质量控制与医院安全管理等重点，特别是针对评价中的热点与难点问题报告人和与会代表进行了积极的互动交流。

2013年第三届中国颅底外科多学科论坛

时间：2013年11月16—17日

地点：北京市

主办和承办单位：中国医师协会、北京市王忠诚医学基金会主办，北京大学口腔医院、首都医科大学附属北京天坛医院、同仁医院、北京市口腔医院等承办

内容提要：会议特别邀请来自国内神经外科、耳鼻喉头颈外科、口腔颌面外科、眼科等颅底相关学科的50余名专家做报告，全国各地300余名代表参加论坛。会议开幕式由北京大学口腔医院口腔颌面外科蔡志刚教授主持。首都医科大学附属同仁医院韩德民教授结合国内外颅底外科发展的历史与现状，从推动学科发展的角度，对多学科论坛的召开给予高度评价。北京大学口腔医院郭传瑸院长代表组委会提出成立中国颅底外科多学科协作组的倡议，希望最终早日成立中国颅底外科学会。

与会专家分别就前颅底病变及沟通肿瘤、鞍区病变、侧颅底肿瘤、听神经瘤、颅底修复与重建、颅底外科新技术等6个专题介绍各自专业的临床经验，针对临床难题进行深入讨论。内镜技术和数字外科技术的应用是近些年来颅底外科领域的研究热点，专家就此介绍自己的应用经验与体会。会议专门展示了首都医科大学附属天坛医院制作的3D手术演示，充分展示了外科医生的精湛技艺。

口腔设备器械展览会暨学术研讨会

第十八届华南国际口腔展暨华南口腔医疗技术研讨会

时间：2013年2月27—3月2日

地点：广东省广州市

主办单位：广东省科技厅主办，广东省口腔医学会、广东省医院协会口腔医疗管理分会协办

内容提要：2013华南国际口腔展首度扩至6个展馆，展览总面积达4.1万m^2，标准展位数2 031个，来自中国内地、中国香港、中国台湾、德国、美国、意大利等26个国家和地区的725家企业展示了牙科新品。为期4天的展会共接待来自90多个国家和地区的专业观众37 610人，同比增长4.7%。

研讨会共举办126场精彩实用的学术讲座，涵盖牙体牙髓、正畸、种植、修复、牙周、口腔预防、美容牙科、麻醉与助理、诊所管理等多个热门专题，分享了前沿、权威、实用的口腔临床医疗技术，邀请了来自美国、英国、加拿大等国家和地区的顶尖专家授课。研讨会吸引了近7 000名口腔医师和牙医助手。美国牙医协会（ADA）培训课程今年再度亮相华南国际口腔展。

华南国际口腔展同期召开了“中国口腔医院发展论坛”、“中国民营口腔医疗发展论坛”。“中国民营口腔医疗发展论坛”是今年首次举办的又一高端会议，由广东省民营牙科协会主办，旨在提高民营口腔医疗机构的管理水平。来自广东、广西、湖南、福建、海南等地的600多名民营口腔医师参加了会议。

第十二届中国（西部）口腔设备与材料展览会暨口腔医学学术会议

时间：2013年4月11—14日

地点：四川省成都市

主办和承办单位：成都市博览局、中国西部口腔医学协作组、四川大学华西口腔医学院、第四军医大口腔医学院、重庆医科大学口腔医学院、四川省口腔医学会、陕西省口腔医学会、重庆市口腔医学会主办，中英合资好博塔苏斯展览有限公司承办

内容提要：本次盛会开幕式由重庆口腔医学会会长、重庆医科大学口腔医学院院长邓锋教授主持。中国疾病预防控制中心慢性非传染性疾病中心，成都市博览局、全国各兄弟口腔院校、西部 12 省（市、区）口腔医学会负责人和国内外口腔医学专家出席了大会开幕式及其他活动。

本次盛会荟萃了 160 多位国内外著名口腔医学专家，展开了全方位的学术交流和技术推广。展会较往年新增了一个展馆，展示面积超过 20 000 m^2，吸引了来自多个国家的 400 多家知名企业参展览。大会同期举办了内容更丰富、形式多样的学术交流及配套活动，包括 100 多场西部乃至全国顶尖的口腔学术峰会、8 大主题论坛、5 个国家级继续教育培训班，专业观众来自全国 31 个省市（自治区），总计约 30 000 余人次。

四川大学华西口腔医院、四川省人民医院、成都军区医院等单位为配合大会进行了免费义诊活动。民营牙科诊所（医院）亚非牙科、唐牙科、君臣口腔、青木牙科等也举办了内容多样的为民服务活动。西部国际口腔展会已具有良好的品牌效益，成为西部规模最大、品质最高的唯一专业口腔展，在国内外的影响力日益提升。

第十八届中国国际口腔设备材料展览会暨技术交流会（SINO-DENTAL 2013）

时间：2013 年 6 月 9—12 日

地点：北京市

主办单位：卫生部国际交流与合作中心、中华口腔医学会、北京大学口腔医学院主办

内容提要：展会展出面积 36 000 m^2，展位数 1 740 个。来自中国、德国、日本、韩国、美国、巴西、新加坡、瑞士等 22 个国家和地区的 705 家企业参展。其中德国、日本、韩国以国家展团形式参展，并且 SINO-DENTAL 成为 2013 年德国政府 271 个支持海外展会中唯一重点支持展会。

展会期间组织学术、技术交流活动 72 场，涉及专题 183 个。20 多家参展企业举办新产品、新技术交流会。展会期间分别举办的中国企业与阿拉伯、发展中国家卫生部门官员交流活动和中国企业与国际经销商交流活动，受到了企业和国际经销商的欢迎。此次展会观众总人数近 9 万人次，其中国外观众人数为 4 858 人，来自 82 个国家和地区。

2013（上海）国际口腔设备器材博览会

时间：2013 年 8 月 15—18 日

地点：上海市

主办和承办单位：中华口腔医学会主办、国药励展承办，上海市口腔医学会支持

内容提要：该届博览会在中华口腔医学会第十五次全国口腔医学学术会议（2013 年会）期间同期举办。博览会每年定期举办，该届博览会吸引了来自德国、美国、法国、意大利、韩国、日本、奥地利、以色列、巴西、中国香港、中国台湾等多个国家及地区的近 500 家国际知名口腔生产企业参展，展览面积达到 25 000 m^2，展品内容涉及口腔医学的各个领域。1 000 多种口腔展出产品覆盖种植、修复、正畸、影像、技工、全科、内外科多个类别，200 多种义齿加工耗材产品，20 多种最新口腔影像设备产品等集中展示了当今世界口腔医学发展的最新技术。博览会为国内外口腔医学同行提供了一个相互了解、相互交流与增进合作的无缝隙立体交流平台。

2013 第十七届中国国际口腔器材展览会暨学术研讨会（DenTech China 2013）

时间：2013 年 10 月 23—26 日

地点：上海市

主办和承办单位：中国国际科技会议中心、上海交通大学医学院附属第九人民医院

和上海博星展览有限公司主办，上海交通大学口腔医学院、同济大学口腔医学院、上海市口腔病防治院协办

内容提要：来自世界各地的口腔医生、牙科技师、牙科经销商和制造商等专业观众，共计 69 100 多人次前来观展，分享行业最新技术和发展动态。展会展览面积达 34 500 m^2，展位达 1 600 多个，吸引了包括德国联邦经济技术部和德国牙工业协会支持的德国国家展团、美国牙科出口商联盟组织的美国国家展团以及韩国牙科工业协会组成的韩国国家展团在内的 630 家厂商参展。来自中国内地、中国香港、中国台湾、奥地利、巴西、加拿大、丹麦、英国、美国等国家和地区的牙科工厂在上海口腔展中展示公司形象、最新产品、技术与服务。展会上约有 58 个国家的 6 000 多名海外买家到场与国内厂商进行贸易洽谈。

展会同期举办第七届亚洲义齿加工展览会 2013 年、首届中国国际口腔 CAD/CAM 发展论坛、第三届卡瓦大讲堂、国内展商与海外买家贸易洽谈会、2013 年口腔修复学学术论坛、2013 年上海口腔正畸专题会和 2013 年民营口腔医疗发展论坛，邀请到 200 多名国内外著名口腔专家、学者来沪研讨。展会期间举办的 180 多场高水平专题技术研讨会和多个国家继续教育学习班，听课人数达 15 500 人次。

学会工作简讯

中华口腔医学会在民政部全国学术性社团评估中被评为 5A 等级

中华口腔医学会申报 2012 年度民政部全国学术性社团评估，经材料上报考核和评估专家组实地考察，通过全国性社会组织评估委员会全体会议审议，被评为 5A 等级全国性学术类社团。

“全国学术性社团评估”是民政部监督管理学术性社团规范化建设、提高学术类社团的公信力的有力举措。学会根据民政部《社会组织评估管理办法》及《全国性社会组织评估实施办法》规定要求，按照基础条件、内部治理、工作业绩和业务四大方面汇总各项工作档案并整理成册，于 2012 年 9 月上报民政部。2012 年 10 月 26 日，民政部社会组织评估专家组对学会的各项工作进行认真、严格的实地考察。2013 年 5 月，民政部公布全国性社会组织评估等级结果，中华口腔医学会被评为 5A 等级全国性学术类社团。根据全国性学术类社团评估结果显示，全国学术类社团仅有 7 家为 5A 等级，占所有学术类社团的 4%。其中仅有两家为医学类：中华医学会、中华口腔医学会。学会将以此次评估工作为契机，进一步规范、提高学会管理工作，促进学会能力的全面提升。

第十四次全国口腔医院办公室主任工作会议在丹东召开

2013 年 6 月 17 日，由中华口腔医学会、北京大学口腔医院主办，丹东市口腔医院承办的第十四次全国口腔医院办公室主任工作会议在辽宁省丹东市召开。中华口腔医学会王渤秘书长、陈铭副秘书长，北京大学口腔医院党委副书记、两办主任张祖燕，丹东市口腔医院院长张明欣出席会议，来自全国各地口腔医院的办公室主任共 40 余人参加会议。

南京大学口腔医学院院办公室的周炳荣主任、浙江中医药大学口腔医学院办公室的陈建治主任、山东大学口腔医学院的办公室张春河主任和北京大学口腔医学院院长办公室党委办公室的赵茜倩先后结合自身工作经验汇报了对办公室工作的心得体会和想法，与会人员就报告内容进行了热烈的讨论。随后中华口腔医学会科学普及部荣文笙部长、信息部丁笑乙部长和王渤秘书长分别介绍了

学会的科普工作、信息工作开展情况和 2013 年学术年会内容。

中华口腔医学会口腔种植专业委员会召开成立 10 周年庆典大会

2013 年 7 月 11 日，由中华口腔医学会口腔种植专委会举办的专委会成立 10 周年庆典大会在吉林省长春市召开。参加会议的有中华口腔医学会会长王兴教授、口腔种植专委会前任顾问刘宝林教授、中华口腔医学会王渤秘书长以及中华口腔种植专委会的全体委员，会议由中华口腔种植专委会秘书、第四军医大学口腔医院种植科马威医师主持。

庆典大会上，现任中华医学会口腔种植专业委员会主任委员、第四军医大学口腔医院李德华教授代表专委会做了题为“直面挑战、再创辉煌”的报告。前任专委会主任委员、北京大学口腔医学院的林野教授对中国口腔种植的过去和现在以及专委会成立 10 年工作做了回顾与总结。会上向专委会的前任顾问张震康教授、邱蔚六教授、刘宝林教授、王模堂教授以及前任主任委员王兴教授和林野教授分别颁发了感谢状。“现代口腔种植学奠基”P. I. Branemark 教授向本次活动发来了贺信，祝贺中华口腔种植专业委员会成立 10 周年。大会还收到了中华口腔医学会前任会长张震康教授和邱尉六院士发来的贺信、贺辞。

中华口腔医学会口腔医学教育专委会口腔职业教育学组换届会议

2013 年 8 月 14 日，中华口腔医学会口腔职业教育学组换届会在上海市举行。会议由中华口腔医学会口腔医学教育专委会学术秘书首都医科大学口腔医学院郑东翔副院长主持，上届组长姚江武教授做《第一届口腔职业教育学组工作总结》的报告。口腔教育专委会工作秘书李翠英说明第二届学组、学组组长和副组长的产生办法及口腔教育常委会审核、总会批准的新一届学组成员名单。会议采用无记名投票选出第二届口腔职业教育学组组长为姚江武，副组长为马莉、郭积燕、李月、陈凤贞、潘灏。中华口腔医学会口腔医学教育专委会王松灵主委等为全体新学组成员颁发了聘任书。

口腔医学教育专委会主任委员王松灵教授在会议上肯定了学组前一阶段的成绩，也提出了对学组下一步的工作要求，希望学组针对毕业生流失严重的问题，深入进行市场调研，努力培养出与工作岗位全线接轨的口腔工艺技术人才。王松灵教授介绍了口腔医学教育专委会经过 5 年努力完成的中国口腔医学本科教育标准及用于目前进行口腔医学认证的情况与效果，建议在口腔医学教育专委会指导下，口腔职业教育学组尽快制定出中国的口腔职业教育标准，以规范并指导我国口腔职业教育办学。与会委员热烈讨论，希望申请中日韩口腔技能大赛的主办权，把中日韩口腔技能大赛办到中国来，以推动我国口腔工艺技术的国际化发展；同时，对于职业技术标准制定问题，大家认为应该先进行口腔工艺技术专业的职业教育标准的制定，然后再拓展到其他专业，强烈呼吁引入口腔保健士、口腔护理等专业系列，并希望通过一定努力，向国家有关部门申请，促成口腔工艺技术设置岗位。

2013 年“中华口腔医学会——登士柏口腔医学生英文壁报比赛”成功举行

由中华口腔医学会（CSA）和登士柏（天津）国际贸易有限公司共同举办的 2013 年“中华口腔医学会-登士柏口腔医学生研究论文英文壁报比赛”于 2013 年 8 月 16 日在中华口腔医学会第十五次全国口腔医学学术会议（2013 年会）期间落下帷幕。

本届比赛历时 2 个多月，截至 6 月 30 日，12 所口腔长学制院校共投稿 170 篇英文研究摘要，经过严格的资格审核和双盲网评环节，100 篇投稿获得参加中华口腔医学会第十五次全国口腔医学学术会议（2013 年会）壁报展示资格，其中 15 名选手获得赴上海参加决赛的资格。

8 月 16 日，15 名决赛选手按抽签顺序上场。最后，来自四川大学华西口腔医学院 09 级 8 年制的学生易俭所做的题为“Drinking coffee accelerated experimental orthodontic tooth movement”的汇报一举夺得冠军，并获得登士柏公司全额资助参加一次国际口腔医学学术会议的机会。

中华口腔医学会第三届口腔预防医学专业委员会换届会议在上海召开

2013 年 8 月 16 日，口腔预防医学专业委员会 2013 年年会暨第三届口腔预防医学专业委员会换届会议在上海举行。16 日上午主题是口腔预防医学专业委员会 2013 年会——国际口腔疾病预防现状和趋势，会议由四川大学华西口腔医学院胡德渝教授主持。邱蔚六院士用简洁的话语讲述了什么是口腔医学中的上帝粒子，总结了医学科学、外科学、口腔医学、口腔颌面外科学的“上帝粒子”，对于口腔预防医学中的上帝粒子，邱教授表示希望后辈们能努力探索发掘总结。芬兰土尔库大学牙医学院 Juha Varrela 教授及香港大学牙学院卢展名教授分别做了题为“早期预防性矫正的有效方法”和“龋病——已知的与未知的”专题讲座。

16 日下午主题是在中华口腔医学会领导下进行的中华口腔医学会第三届口腔预防医学专业委员会换届会议，51 名委员参加了会议。经过投票选举，上海交通大学冯希平教授当选为第三届口腔预防医学专业委员会主任委员，武汉大学台保军教授全票当选为副主任委员及候任主任委员，北京大学口腔医学院徐韬教授、第四军医大学口腔医院李刚教授、中山大学光华口腔医学院林焕彩教授、福建医科大学附属口腔医院卢友光教授当选为副主任委员。

2013 年“中华口腔医学会——登士柏口腔医学青年人才奖”评比大赛

2013 年 8 月，由中华口腔医学会与登士柏(天津)国际贸易有限公司合作设立、中华口腔医学会中青年医师工作委员会主任委员单位广东省口腔医院承办的“中华口腔医学会——登士柏口腔医学青年人才奖”开评。评委组收到了 11 家院校，共 19 名选手的踊跃报名。相较去年的 9 家参赛院校，此奖项的影响力在逐年扩大。经过专家评审组初审网评，选出 9 名入围者进入壁报展示现场评选环节，最后角逐出三名获奖者，分别是北京大学的刘燕博士、广东省口腔医院的刘克瑾博士、第四军医大学的焦凯博士。

此奖项旨在促进中国高等院校口腔医学教育事业的发展，提高中国口腔院校的国际学术交流水平，搭建与国际知名院校开展科学研究的平台。每年评选一次，每次角逐出三名获奖者，将由登士柏(天津)国际贸易有限公司资助，赴海外三所著名口腔医学院校之一：荷兰 Academic Centre of Dentistry Amsterdam(ACTA)、香港大学 The University of Hong Kong 以及加拿大不列颠哥伦比亚大学 University of British Columbia, Canada(UBC)进行医疗、科研领域的短期访问交流活动。

中华口腔医学会口腔医学设备器材分会 2013 学术年会暨换届工作会议在苏州举行

2013 年 11 月 11 日，中华口腔医学会口腔医学设备器材分会 2013 学术年会暨换届工作会议在江苏省苏州市举行。来自全国口腔医疗机构、设备器材生产和经销领域的 146 名代表参加了会议。此次会议参会人员就“口腔医学的过去、现在与将来”、“口腔种植与 CBCT”、“中国口腔产品注册法规现状与趋势”、“民营口腔企业的发展之路”、“世界牙科产品市场发展趋势”等问题进行了热烈的学术讨论。会议随后进行了换届选举工作，共产生名誉主任委员 1 名，顾问 1 名，主任委员 1 名，副主任委员 7 名，常务委员 32 名，委员 71 名，学术秘书 1 名，工作秘书 1 名。首都医科大学附属北京口腔医院名誉院长孙正同志全票当选为第二届口腔医学设备器材分会主任委员。中华口腔医学会秘书长王渤根据选举结果，代表中华口腔医学会为新当选的主任委员、副主任委员、常务委员及委员颁发了聘书，新一届主任委员、北京口腔医院名誉院长孙正做了题为《继承、创新、拼搏、发展》的就职演讲。

中华口腔医学会口腔医学设备器材分会于 2009 年 12 月在厦门成立，委员由口腔医疗机构、口腔设备器材厂商及经销商、口腔学术团体三部分代表组成，首届主任委员单位为第四军医大学口腔医学院。来自全国口腔医疗机构、设备器材生产和经销领域的 146 名代表参加了会议。

院校新闻动态

曾融生教授当选广东省口腔医师协会第一届会长

2013 年 2 月，广东省口腔医师协会第一次会员代表大会在广州召开。来自全省各地 86 家口腔医疗机构的 168 位口腔医师代表出席，广东省民政厅社会组织管理局龙仕运处长，中华口腔医学会王兴会长、王渤秘书长，中国医师协会口腔医师分会栾文民名誉会长、俞光岩会长，广东省口腔医学会凌均棨会长等应邀出席。大会通过了《广东省口腔医师协会章程》，选举产生了广东省口腔医师协会第一届理事会、监事会，中山大学附属口腔医院副院长曾融生教授当选为第一届广东省口腔医师协会会长。

广东省口腔医师协会是全国首家批准成立的省级口腔医师协会，挂靠单位为中山大学附属口腔医院。

程磊副教授和周学东教授发表论文获得 2013 年国际牙科研究协会（IADR）Williams J Gies 奖

2013 年 3 月 20—23 日，国际牙科研究协会（IADR）年会在美国西雅图召开。在 3 月 20 日举行的开幕式上，四川大学华西口腔医学院程磊副教授作为第一作者，周学东教授作为通讯作者发表在《Journal of Dental Research》上的论文“Anti-biofilm dentin primer with quaternary ammonium and silver nanoparticles.”获得了 2013 年度“Williams J Gies”奖。William J Gies 奖以国际牙科研究协会创始人 William J Gies 命名，颁发给上一年度国际牙科领域顶级期刊《Journal of Dental Research》发表的最佳研究论文，评奖由国际口腔医学权威专家投票选出，是国际牙科研究协会年度颁发的最重要的奖项。该论文是关于纳米防龋材料抑制牙菌斑生物膜的研究报道，由四川大学华西口腔医学院与美国马里兰大学牙学院 Huakun Xu 教授的国际合作项目资助完成。

李精韬博士获第六届斯坦福大学整形外科学术年会“最佳基础研究奖”

2013 年 4 月 9 日，四川大学华西口腔医学院口腔颌面外科学系石冰教授指导的 2011 级博士研究生李精韬应邀在第六届斯坦福大学整形外科学术年会上做了题为“瘢痕挛缩在体模型构建（An in Vivo Model for Wound Contraction）”的学术演讲，获得了与会专家的一致好评。历经 3 个月评审，夺得年会“最佳基础研究奖”（Sixth Stanford Plastic Surgery Research Symposium. Best Basic Science Oral Presentation Award），成为首位获此殊荣的中国青年学者，充分展示了华西口腔学子的综合素质、学术水平和国际竞争力。

国际口腔激光应用学会中国专家委员会成立

2013 年 4 月 12 日，国际口腔激光应用学会中国专家委员会在北京协和医院隆重召开成立大会。中国专家委员会由世界权威的口腔激光学术组织——国际口腔激光应用学会(International Society for Oral Laser Applications,SOLA)授权中国医学科学院北京协和医院组建,中国专家委员会组织者、主任委员赵继志教授宣布国际口腔激光应用学会中国专家委员会正式成立。中华口腔医学会会长王兴教授为国际口腔激光应用学会中国专家委员会总顾问。Moritz 教授、中华口腔医学会副会长、解放军总医院口腔医学中心主任刘洪臣教授和广东省口腔医院院长章锦才教授为荣誉主任委员。奥地利维也纳大学牙学院范晓慧教授、山东省口腔医院院长徐欣教授、上海交通大学附属第九人民医院牙周科主任束蓉教授、中日友好医院口腔科主任徐宝华教授任副主任委员。

邓锋、路振富教授获评 2013 年"全国五一劳动奖章"

2013 年 4 月 23 日,中华全国总工会 2013 年全国五一劳动奖状、奖章和全国工人先锋号评选工作已经完成。重庆医科大学口腔医学院院长邓锋教授、中国医科大学口腔医学院院长路振富教授获得"全国五一劳动奖章"殊荣。2013 年全国 31 个省(区、市)和 10 个全国产业工会以及国直、中直机关工会等 43 个单位共推荐奖状 312 个、奖章 1 224 个、工人先锋号 1 084 个。据全国总工会的资料,自 1985 年开始,全国总工会开展全国五一劳动奖状、奖章评选表彰活动,除召开全国劳模大会的年份外,每年"五一"期间表彰,2008 年开始命名全国工人先锋号。自 1985 年至 2012 年底,全总先后表彰了 26 037 个全国五一劳动奖章先进个人、8 045 个全国五一劳动奖状先进单位和 6 538 个全国工人先锋号。

孙正教授荣获"中国女医师协会五洲女子科技奖"

2013 年 5 月 18 日,"第三届中国女医师协会五洲女子科技奖"颁奖大会在人民大会堂隆重召开。国家卫生和计划生育委员会副主任刘谦,中国人民解放军总后勤部卫生部副部长李清杰,科学技术部副部长陈小娅等领导出席大会。北京口腔医院孙正教授荣获医务(卫生)管理科研创新奖。

"中国女医师协会五洲女子科技奖"是我国首次为女医务工作者设立的科研奖励,是面向全国女医务工作者的终身荣誉科学奖,设有"基础医学科研创新奖"、"临床医学科研创新奖"和"医务(卫生)管理科研创新奖"。

丁鸿才教授百年华诞

丁鸿才教授生于 1914 年 5 月,江苏涟水人,1941 年毕业于中央大学医学院牙本科。中国著名口腔颌面外科学专家、口腔医学教育家,中国口腔颌面外科学奠基人之一。曾任第四军医大学口腔颌面外科主任医师、教授、科主任,中国制冷学会陕西分会副理事长,国际制冷学会低温医学委员会委员。1963 年创立了Ⅲ度腭裂手术一次修复的"丁鸿才氏法",编著出版了我国第一部《口腔组织胚胎学》,在颌面肿瘤、颌面部冷冻外科方面卓有建树,为中国口腔颌面外科的建立发展做出了大量开创性工作。丁教授参与和见证了中国口腔医学历经风雨坎坷、最终蓬勃发展的峥嵘岁月。

西藏有了第一个口腔诊疗中心

2012 年 8 月,四川大学华西口腔医院院长周学东教授率团赴西藏自治区开展医疗学术交流活动期间,与西藏自治区人民医院签署了对口支援协议,确定了共同筹建西藏地区第一个口腔诊疗中心事宜。经过一年的努力,于 2013 年 9 月 7 日,四川大学华西口腔医院与西藏自治区人民医院共建西藏地区第一个口腔诊疗中心正式挂牌。该中心的建立,必将促进西藏口腔医学事业的发展,全面提升西藏地区的口腔诊疗水平,提高藏族群众口腔健康水平。

《健康报》2013 年 9 月 24 日第 8 版以"西藏有了口腔诊疗中心"为题对此进行了宣传报道。

雷雅燕教授获中国教科文卫体工会全国委员

会授予的 2013 年“全国医德标兵”光荣称号

2013 年 9 月,全国职工职业道德建设先进——医德楷模、医德标兵和艺德楷模、艺德标兵评选活动揭晓,谢爱娥等 10 人获“全国医德楷模”称号,姜玉新等 95 人获“全国医德标兵”称号。昆明医科大学口腔医学院雷雅燕教授获中国教科文卫体工会全国委员会授予的 2013 年“全国医德标兵”光荣称号。

全国医德楷模、标兵和全国艺德楷模、标兵评选活动,由中国教科文卫体工会分别联合国家卫生和计划生育委员会与文化部举办。此次评选表彰向一线倾斜,医德楷模、标兵中,90% 以上为一线医务工作者。他们都是本行业领域中的先进人物,既有在医疗卫生事业中作出重大贡献的领军者,也有常年工作在艰苦环境中的医务人员、乡村医生。大家岗位不同,但都有一个共同的特点——对病人满腔热忱,对工作认真负责,以高尚的医德医风、精湛的医疗技术在平凡的岗位上救死扶伤,履行“白衣天使”的神圣职责。

徐礼鲜教授获中华医学会“驼人医疗器械科技创新奖”一等奖

9 月 22 日,中华医学会第二十一届全国麻醉学术年会在天津梅江会展中心召开,第四军医大学口腔医院徐礼鲜教授研发的“微型便携式多功能输液系统”获得了“驼人医疗器械科技创新奖”一等奖。该系统是徐教授率领的研究团队,历经十余年,结合了现代生物医学技术并融合机械工程、电子自动化等多门交叉学科研究成功的,具有体积小、携带方便等优点。

“驼人医疗器械科技创新奖”是由国家部委批准的首家由民营企业设立的医疗器械科技创新奖,目的是为了提高我国麻醉与护理医疗器械研发领域的自主创新能力和国际竞争力。奖励对象为在我国麻醉与护理医疗器械科技研发领域的科技创新、技术改造、新材料研发及循环应用、行业标准建立、科技成果与产业转化等工作中做出突出贡献的集体和个人。本次评比共有来自 90 多个单位的 110 余项成果,经过前期评审,仅有 20 项进入终审环节。最终由于其研发的“微型便携式多功能输液系统”具有良好临床应用价值和转化前景,获得了评委的一致好评,被评为本次比赛唯一的一等奖。

国际牙医师学院 2013 年国际理事会在成都举行

2013 年 9 月 25—27 日,国际牙医师学院(International College of Dentists, ICD)国际理事会在成都隆重举行。ICD 国际主席 Leon Aronson、秘书长 John Hinterman、候任主席 Woong Yang、副主席 Joseph Kenneally、司库 Clive Ross、前任主席 Ronald Johnson、前任主席 Manfred Seidemann、编辑 Sheldon Dov Sydney 及来自 ICD 全球 15 个分区的 30 余位国际理事、分区主席和特邀嘉宾参加了此次会议。ICD 国际理事周学东教授代表 ICD 中国区出席了此次会议。

ICD 国际理事会是 ICD 的最高权力机构,ICD 的重大事务均须国际理事会投票表决。在本次会议中,国际理事会对 ICD 上年度的工作情况、下一年度的工作计划等多向重要议题进行了讨论和表决,并确定 2014 年 ICD 国际理事会将在澳大利亚悉尼举行。同时,ICD 前任主席、ICD 中国区特邀顾问 Manfred Seidemann 和 ICD 前任主席 Ronald Johnson 由于为 ICD 发展做出突出贡献,被理事会授予了 ICD 的最高荣誉 Ottofy-Okumura 奖。

国际牙医师学院中国区 2013 年度新院士授予仪式在成都隆重举行

2013 年 9 月 25 日,国际牙医师学院中国区(International College of Dentists Section XIII-China, ICD China Section)2013 年度新院士授予仪式在成都隆重举行。ICD 国际主席 Leon Aronson、秘书长 John Hinterman、ICD 副主席 Joseph Kenneally、司库 Clive Ross、前任主席 Ronald Johnson、前任主席 Manfred Seidemann 和编辑 Sheldon Dov Sydney,ICD 国际理事、中

国区主席周学东教授，中华口腔医学会会长王兴教授，以及来自 ICD 全球 14 个区的 ICD 国际理事、嘉宾等 60 余人出席盛会。大会由 ICD 中国区秘书长陈谦明教授主持。

ICD 院士（Fellow of ICD, FICD）候选人由 ICD 各区遴选推荐，报总部审核批准后，由 ICD 国际主席在年度授予仪式上颁发证书和象征 FICD 荣誉的金钥匙及金别针。ICD 中国区本年度授予仪式首先由 ICD 前任主席 Johnson，向来自全国口腔医学领域的 37 名新当选 ICD 院士，发表了介绍 ICD 历史沿革和使命的主旨演讲。随后，仪式在庄重的中华人民共和国国歌和 ICD 主题曲中开始。ICD2013 年国际主席 Aronson、秘书长 Hinterman、周学东教授及王兴会长分别代表 ICD 总部、ICD 中国区以及中华口腔医学会致辞，并为每位新 Fellow 颁发证书以及 ICD 金钥匙和金别针。

周学东教授获颁国际牙医师学院主席特别奖

2013 年 9 月 27 日，国际牙医师学院（International College of Dentists, ICD）国际理事会在成都召开期间，会议全票通过决议，决定 ICD 自 2013 年起设立主席特别奖（Presidential Citation）。ICD 国际主席 Leon Aronson 将此奖项首次颁给周学东教授，以表彰其领导下 ICD 中国区的出色工作和对 ICD 发展所做出的突出贡献。

2013 年儿童口腔科 STA 交流会成功举办

2013 年 10 月 10 日，广西医科大学口腔医学院举办了 2013 年儿童口腔科 STA（Single Tooth Anesthesia，STA，口腔无痛注射）交流会。中华口腔医学会副会长、广西医科大学口腔医学院副校长、口腔医学院周诺教授出席交流会并致辞，来自全国知名口腔医学院校的 16 名儿童口腔医学专家出席了会议。中华口腔医学会理事、中华口腔医学会儿童口腔医学专业委员会主任委员、北京大学口腔医学院儿童口腔科葛立宏教授受邀作了题为《中国儿童口腔医学现在与未来》的精彩讲座，自治区内外近 300 名口腔医务工作者、学生聆听了讲座。

周诺副校长代表口腔医学院指出，儿童口腔健康是一生健康的基础，儿童口腔医学是研究胎儿至青少年口腔器官的生长发育、保健和疾病预防的口腔医学分支科学。人们对儿童口腔疾病防治认识不断提高，牙科材料、器械的发展也提高了儿童口腔科治疗水平。他希望此次的交流会为儿童口腔医学的理论与实践注入新的元素，为口腔临床工作提供新思路，更好地服务儿童口腔健康。

沈刚教授荣获"爱丁堡皇家外科学院口腔正畸专业考官"资格

2013 年 10 月，经爱丁堡皇家外科学院委员会审议，授予中华口腔医学会口腔正畸专委会副主委、上海交大医学院附属第九人民医院口腔正畸科主任沈刚教授"爱丁堡皇家外科学院口腔正畸专业考官"资格。英国爱丁堡皇家外科学院（The Royal College of Surgeons of Edinburgh）是世界著名且历史最为悠久的外科学院，成立于 1505 年。该学院的正畸专业考试始于 1989 年，是国际正畸学界两大专业资格认证考试之一。在英国及其他英联邦国家，只有通过此项考试，才能获得正畸专业医师临床执业资格。

2012 年，沈刚教授指导的冯静、胡铮医师赴港参加了爱丁堡皇家外科学院口腔正畸专业考试，并顺利通过。2013 年，沈刚教授指导徐子卿医生完成的疑难病例入选口腔正畸国际顶级杂志《美国口腔正畸与颌面矫形学杂志》（*American Journal of Orthodontics and Dentofacial Orthopedics*，2013），这是中国内地口腔正畸医生首次获得该项殊荣。

青年教师彭强在 2013 年日本广岛口腔学科学会议上获奖

2013 年 10 月 12—13 日，2013 年第五届广岛口腔学科学大会在日本广岛国际会议中心召开。该会议每隔一年举办一次，旨在为各国学者提供一个展示最新研究成果及学术交流的平台，本次会议共吸引了超过 14 个国家和地区的 400 余位学者参加。口腔疾病研究国家重点实验室青年教师彭强在大会上做题为“Protective effect of albumin corona on nanoparticles”的大会演讲，展示其课题组在纳米粒方面的最新研究成果。因为其研究内容新颖且具有良好的临床应用前景，彭强老师的演讲受到了与会专家的高度赞扬和肯定，并获得大会颁发的 Travel Award 奖。

黄炎、马丽、向琳入围欧洲骨整合大会(EAO2013)基础研究竞赛奖

口腔疾病研究国家重点实验室的三名博士生黄炎、马丽、向琳受邀于 10 月 17—19 日在爱尔兰都柏林举办的第二十二届欧洲骨整合大会(基础研究竞赛)报告了他们的最新研究。大会主席 Mr. Alcoforado 盛赞道“在这么多高质量的研究中挑选一名获奖实在很难。来自中国学者的报告很精彩。”

黄炎博士是四川大学华西口腔医学院公派比利时的博士生，他的报告题目是“Innervation in peri-implant hard and soft tissues following immediate and delayed implant loading”，他围绕种植体骨感知现象进行了细致而深入的研究。向琳和马丽博士则分别报告了“Effect of α CGRP overexpression on osteogenic differentiation of human periodontal ligament cells in periodontal tissue engineering”和“Roles of α CGRP on attachment, proliferation and differentiation of mice BMSCs cultured on titanium surfaces”从不同侧面探索了钙基因调节蛋白的成骨作用和生长特性。

欧洲骨整合大会是目前国际最高规模口腔种植专业大会之一，年均参加人数达 2 800 人，收到的学术摘要大约在 600 份，其中只有 10 份有资格入选基础研究竞赛，10 份入选临床竞赛。本届都柏林会议首次邀请多达三名来自中国的学者加入基础研究竞赛，而且三名学者均来自华西口腔。

边专教授荣获宝钢优秀教师特等奖

2013 年 11 月 16 日，宝钢教育奖 2013 年度颁奖典礼在上海宝钢人才开发院大礼堂隆重举行。来自全国 114 所高校和科研单位的领导及师生代表出席盛典，口腔医学院边专教授荣获“宝钢优秀教师特等奖”。经过宝钢教育奖评审工作委员会委员两轮投票，边专教授以其特色的 PBL 教学模式、以人为本的治学理念、开放式教学实践和显著的教学研究成果荣获特等奖。

2013 年度，共有来自全国高校和科研院所的 1 213 名师生荣获了本年度宝钢教育奖。其中，武汉大学共有 33 人获奖。除了口腔医学院边专教授荣获“宝钢优秀教师特等奖”，还有 4 名教师获得“宝钢优秀教师奖”、1 名学生获得“宝钢优秀学生特等奖”、27 名学生获得“宝钢优秀学生奖”。

李峥同学荣获 2013 年度“宝钢优秀学生特等奖”

2013 年 11 月 16 日，宝钢教育奖 2013 年度颁奖典礼于上海宝钢人才开发院大礼堂隆重举行，四川大学华西口腔医学院 09 级本科生李峥同学荣获宝钢优秀学生特等奖，代表四川大学赴上海参加颁奖典礼并作为优秀学生代表上台领奖。

自四川大学于 1994 年成为宝钢教育奖评审学校(原称之为宝钢理事学校)，仅有 6 人荣获宝钢优秀学生特等奖，且均为研究生及博士生。09 级本科生李峥同学获此殊荣，充分展示了华西口腔学子的风采，再一次体现了华西口腔医学院在本科教学方面高标准、严要求、注重科研能力和综合素质培养、争创一流的教学理念，是本科生“创新人才培养计划”取得的可喜成绩。

北京大学口腔医院获“国家科技国际联合研究中心”认证

2013 年 11 月 30 日，2013 年度国家国际科技合作基地证书授予仪式暨国合基地工作座谈会在山西太原隆重召开。来自全国各个行业的大专院校、科研院所、企业和科技管理部门的 200 多人参会。会议由国家科技部国际合作司靳晓明司长主持，科技部曹健林副部长与会并做了重要讲话。北京大学口腔医院获"国家科技国际联合研究中心"认证，并由郭传瑸院长代表医院上台领取认证证书。

《华西口腔医学杂志》影响因子再次位列口腔医学类期刊榜首

2013 年 12 月，《中国学术期刊影响因子年报(自然科学与工程技术)》(简称《年报》)2013 年(第 11 卷)在北京发布。《年报》以《中国学术期刊网络出版总库》为统计基础，由《中国学术期刊(光盘版)》电子杂志社和清华大学图书馆联合成立的中国科学文献计量评价研究中心权威发布，是度量期刊学术创新影响力和整体学术水平的主要指标。2013 年卷对 3 681 种科技期刊进行了统计分析和定量评价，《华西口腔医学杂志》的复合影响因子、综合影响因子及技术研究类影响因子均位列口腔医学类第一名。这是《华西口腔医学杂志》继 2011、2012 年复合影响因子位列第一名之后，连续第三次位居首位。

教育部高等学校口腔医学教学指导委员会 2013 年专业认证工作顺利结束

2013 年 12 月 1—16 日，教育部高等学校口腔医学教学指导委员会组成专家组按照教育部高教司([2013]117 号)《关于组织实施天津医科大学等 5 所高等院校口腔医学专业认证试点工作的通知》要求，分别对昆明医科大学、西北民族大学、重庆医科大学、天津医科大学、中山大学 5 所大学口腔医学本科专业开展认证工作。

专家组按照《中国口腔医学教育本科专业认证实施方案》相关要求，认真听取了各学校本科教育基本情况和口腔医学专业认证自评汇报；考察了口腔医学实验教学中心和临床实习基地；查阅了教育教学体系、课程设置、教学管理、教学质量监控等相关资料；观摩了专业核心课程；召开了专业课教师、学生以及教学行政和业务管理人员座谈会等多个环节，对口腔医学本科专业进行全面评价。

专业认证的实施旨在通过建立专业标准和认证办法，进一步深化高等教育教学改革，提高高等教育质量，加强教育行政部门对高等学校医药学科(专业)教学工作的宏观调控，推进宏观决策的科学化和民主化，充分发挥专家学者对高等医药教育教学改革与建设的研究和指导作用，培养口腔医学合格人才。

傅豫川教授荣获"生命英雄"荣誉称号

2013 年 12 月 6 日，由国家卫生和计划生育委员会指导，健康报社主办的首届"生命之托希望之诺——医药卫生界 30 年生命英雄"推选活动在北京揭晓，全国首次评选出 30 名"生命英雄"。武汉大学口腔医院傅豫川教授获此荣誉称号，是全国口腔界及湖北省唯一获此殊荣者。

据了解，此次推选活动通过搜集整理《健康报》等权威媒体 30 多年来报道的医疗、公共卫生、科研教学等岗位重大先进典型材料，坚持公平、公正、公开、真实的原则，采取群众自发投票和专家评委投票相结合的方式进行，并开设了活动专题网站，公示候选人事迹接受公众投票。最终根据公示结果和网络投票结果，由推选活动委员会确定了包括 3 名院士在内的全国 30 名"生命英雄"。颁奖评语这样写着：他用心捧起了"被上帝吻过的苹果"，精细地雕琢和修复，用精湛的技术和博大的爱心滋养唇腭裂孩子生命中的快乐。

***International Journal of Oral Science*[国际口腔科学杂志(英文)]入选"中国科技期刊国际影响力提升计划"并获得最高类别资助**

中国科协、财政部、教育部、国家新闻出版广电总局、中国科学院、中国工程院六部委于 2013 年组织实施"中国科技期刊国际影响力提升计划"。*International Journal of Oral Science*[国际口腔科学杂志(英文)]通过严格评审，成为医学类期刊组的第一名，入选"中国科技期刊国际影响力提升计划"，获得最高类别(A 类)资助。每年资助 200 万元，连续 3

年，以加快期刊的国际化发展。

同年 11 月 5 日，*International Journal of Oral Science* 杂志编辑部荣获教育部主持评选的中国高校科技期刊优秀团队奖，编辑部胡兴戎副编审被评为 2013 年中国高校科技期刊优秀编辑。这次评奖在全国范围共评出高校科技期刊优秀团队 30 个、优秀编辑 50 名。12 月 10 日，中国学术期刊（光盘版）电子杂志社、清华大学图书馆和中国学术文献国际评价研究中心共同发布“2013 中国最具国际影响力学术期刊、中国国际影响力优秀学术期刊发布报告”，*International Journal of Oral Science* 杂志凭借所取得的优异成绩，成功入选“2013 中国最具国际影响力学术期刊”。

林云峰教授获第十三届中国青年科技奖

2013 年 12 月 16 日，中国科协会员日暨第十三届中国青年科技奖颁奖大会在北京人民大会堂举行，大会授予全国 99 位科技工作者第十三届中国青年科技奖，有 19 名来自医药卫生领域，四川大学华西口腔医学院林云锋教授获得表彰。

中国青年科技奖由中央组织部、人力资源社会保障部、中国科协共同设立并组织实施，面向全国广大青年科技工作者。该奖旨在造就一批进入世界科技前沿的青年学术和技术带头人，表彰奖励在国家经济发展、社会进步和科技创新中作出突出成就的青年科技人才，激励广大青年科技工作者为实现全面建设小康社会的奋斗目标，加快推进社会主义现代化建设作出新的贡献。该奖项是 1987 年由钱学森、朱光亚等老一辈科学家提议设立的，每两年评选一次，每届获奖者不超过 100 人。本届获奖者来自全国 17 个省（区、市）和香港特别行政区，平均年龄为 38 岁，最年轻的 31 岁。截至目前，共有 1 297 位青年科技工作者以及 1 个集体获此殊荣。

王存玉教授当选中国工程院外籍院士

2013 年 12 月 19 日，中国工程院网站消息公布 2013 年增选的 51 名新院士和 6 名外籍院士名单，王存玉教授当选中国工程院外籍院士。王存玉教授现任美国加州大学洛杉矶分校（UCLA）口腔生物学和医学系主任、教授，1989 年获北京大学口腔医学院口腔临床医学博士学位，曾任北京大学口腔医学院“长江学者”讲座教授。2011 年 10 月，当选为美国国家医学院院士，是首位被授予美国国家医学院院士的来自中国大陆的华裔科学家。他的主要研究领域为肿瘤细胞死亡的调控和转移、口腔炎症发病机理、口腔炎症的骨丧失、代谢性骨丧失以及口腔干细胞分化的分子调控等。

周学东、路振富、杨学银、张勇教授等荣获 2013 年度医院服务“改革创新人物奖”

由健康报社主办、国家卫生计生委医政医管局支持的 2013 年度医院服务“改革创新人物奖”、“改进服务推进人物奖”交流会暨颁奖典礼在北京举行，97 家三级医院、5 家军队医院、71 家县（市）级医院的管理者获评“改革创新人物”，20 位卫生计生行政管理者荣获“改进服务推进人物”称号。四川大学华西口腔医院院长周学东教授、中国医科大学附属口腔医院院长路振富教授、宁夏医科大学口腔医院院长杨银学教授、乌鲁木齐市口腔医院院长张勇教授等荣获 2013 年度医院服务“改革创新人物奖”。

评选活动自 2010 年开展以来每年都设立不同的主题，2013 年的评选活动先后收到来自 25 个省（区、市），共计 60 位各级党委（政府）负责人、卫生厅（局）长，220 位三级医院管理者，160 位县级医院管理者的推荐材料。经主管部门、专家和媒体组成的评委会评选，最终遴选出了 193 名获奖者。

四川大学华西口腔医学院编辑部获第三届中国出版政府奖先进出版单位奖

2014 年 1 月 4 日，国家新闻出版广电总局在北京召开第三届中国出版政府奖表彰大会，总结成绩、表彰先进。总局党组书记、副局长、第三届中国出版政府奖评奖工作领导小组组长蒋建国出席会议并讲话,总局副局长孙寿山宣布表彰决定。本届于 2013 年 12 月评出 50 家先进出版单位奖,四川大学华西口腔医学院编辑部荣获第三届中国出版政府奖先进出版单位奖。中国出版政府奖既是对近 3 年来中国优秀出版成果、先进出版单位和先进人物的一次集中展示和全面检阅,又是对提高国家文化软实力、建设社会主义文化强国的积极推动。

中国出版政府奖是国家设立的新闻出版行业的最高奖,2007 年首次开评,每三年评选一次,在引领出版导向、催生精品力作、推动人才队伍建设、促进文化繁荣发展方面发挥了重要作用。第二届中国出版政府奖优秀出版人物奖在 2010 年于全国范围共评选出优秀编辑 26 名,其中科技学术期刊只有 3 名,四川大学华西口腔医学院编辑部主任王晴编审获评“中国出版府奖优秀出版人物奖”。

人 物

2013 年全国医德标兵

雷雅燕

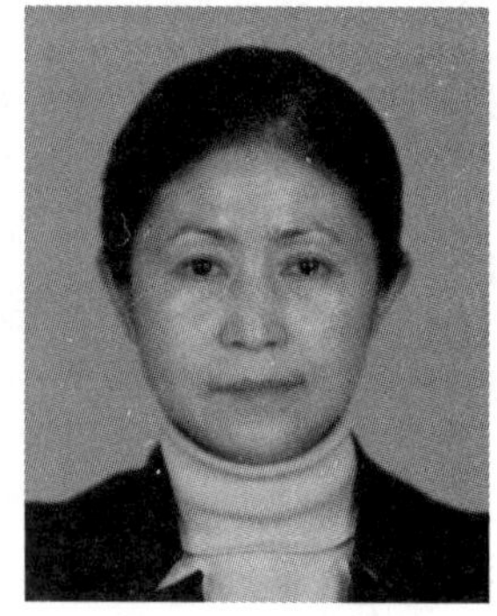

雷雅燕，女，1963 年 11 月出生。教授，硕士生导师。1985 年毕业于四川医学院口腔医学系，获口腔医学硕士学位，现任昆明医科大学口腔医学院口腔内科学教研室主任、附属口腔医院口腔内科主任，任中华口腔医学会牙体牙髓病专业委员会委员、云南口腔医学会理事、昆明医科大学学术委员会委员，2012 年到香港大学牙学院学习。多次被评为昆明医学院优秀教师，2004 年评为昆明医学院第一附属医院职业道德建设先进个人和昆明医学院青年骨干教师；1994、2002 及 2005 年获昆明医学院教学成果奖 4 项；2009 年获云南省教学成果奖一等奖，发表论文 40 篇，其中一作发表论文 17 篇，参编规划教材 1 部。主持教育厅级科研课题 2 项、昆明医学院科研课题 1 项、省厅级科研课题 2 项；参加国家自然基金项目 2 项；参加省级项目 5 项；参加厅级项目 1 项；主持校级教改项目 2 项，参加校级教改项目 4 项。获云南省科技进步三等奖 1 项（第 3），2012 年获昆明医科大学武达观奖教金二等奖、云南省卫生系统职工职业道德建设标兵称号；2013 年获中国教科文卫体工会全国委员会授予的“全国医德标兵”光荣称号。

（昆明医科大学口腔医学院供稿）

2013 年新增列口腔医学博士研究生导师

（按姓名汉语拼音顺序排列）

陈发明

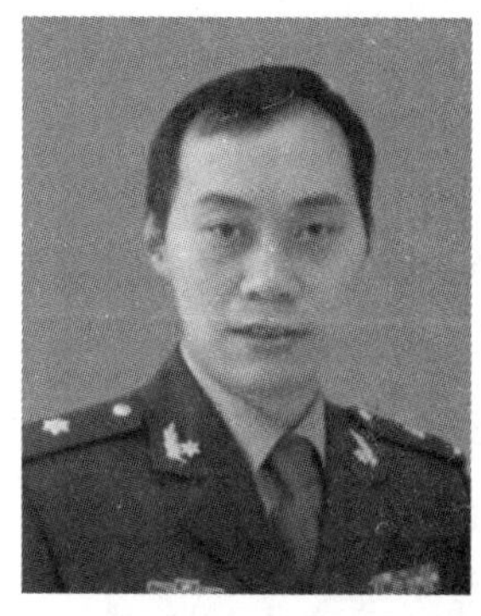

陈发明，男，1972 年 6 月生于安徽太湖。1996 年毕业于第四军医大学口腔医学院，2002 年在青岛大学医学院获得口腔临床医学硕士学位，2006 年在第四军医大学口腔医学院获得口腔临床医学博士学位，2007 年至 2008 年在伯明翰大学牙医学院从事博士后研究。现任第四军医大学口腔医学院牙周黏膜病科主任、教授、主任医师、博士研究生导师，口腔医院转化医学中心副主任。兼任中华口腔医学会牙周专业委员会常委，解放军口腔医学会青年委员会副主任委员，陕西省口腔医学会理事、西安市口腔医学会委员，《实用口腔医学杂志》、《医学争鸣》和《牙体牙髓牙周病学杂志》编委，国家基金委评审专家，*Adv Funct Mater*、*Biomaterials*、*J Control Release* 等 20 余杂志审稿专家。

擅长牙周炎的综合治疗、牙周组织再生技术。长期聚焦牙周组织再生的基础和临床研究，在生长因子控制释放、再生生物材料研制、机体与材料相互作用方面作出重要贡献。第一或通讯作者在国内外专业期刊发表学术论文 100 余篇，其中 SCI 收录论著 33 篇，参编国际专著 2 部、卫生部统编研究生教材 2 部。先后负责国家自然科学基金 3 项、省部级科研项目 4 项。获省部级科技进步奖一等奖 1 项。2012 年入选教育部新世纪优秀人才支持计划、总后科技新星。

（第四军医大学口腔医学院供稿）

程　辉

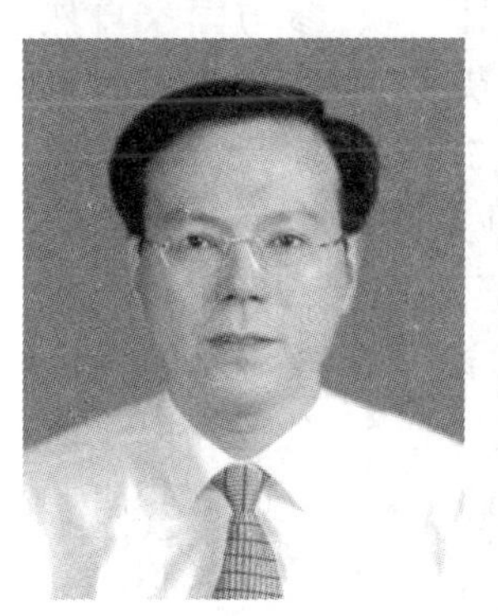

程辉，1964 年 12 月生，福建福州人。教授、主任医师、博士研究生导师。1986 年毕业于福建医科大学口腔医学系并获学士学位，1991 年毕业于华西医科大学口腔医学院并获硕士学位，2005 年毕业于武汉大学口腔医学院并获博士学位。2004 年至 2005 年国家公派赴日本长崎大学齿学部访问学习，并被长崎大学聘为客座研究员、副教授。现任福建医科大学口腔医学院常务副院长、附属口腔医院副院长，享受国务院政府特殊津贴，福建省百千万人才工程人选、福建医科大学学科带头人，福建医科大学口腔生物力学和美学研究中心主任，兼任中华口腔医学会理事、中华口腔医学会修复学专业委员会常务委员、中华口腔医学会材料学专业委员会常务委员、福建省口腔医学会副会长、福建省口腔医学会口腔修复和材料工艺专业委员会主任委员；《中华口腔医学杂志》、《口腔医学研究》、《中国实用口腔科学杂志》等学术期刊特约审稿专家、常务编委、编委等职。

主持国家自然基金、福建省科技重大科研项目、福建省教改重大项目、福建省自然科学基金项目等科研课题 10 余项，在国内外学术刊物上发表 90 余篇论文，参编卫生部“十一五”规划教材即全国高等学校研究生规划教材《口腔修复学》和《口腔生物力学》，以第一作者获福建省科技进步二等奖 1 项、福建省科技进步三等奖 1 项、福建省医学科技进步二等奖 1 项、福建省医学科技进步三等奖 1 项、福建省自然科学优秀论文奖一等奖 1 项、福建省自然科学优秀论文奖二等奖 2 项。每年招收硕士、博士研究生 2 ~5 名。

（福建医科大学口腔医学院供稿）

邓　婧

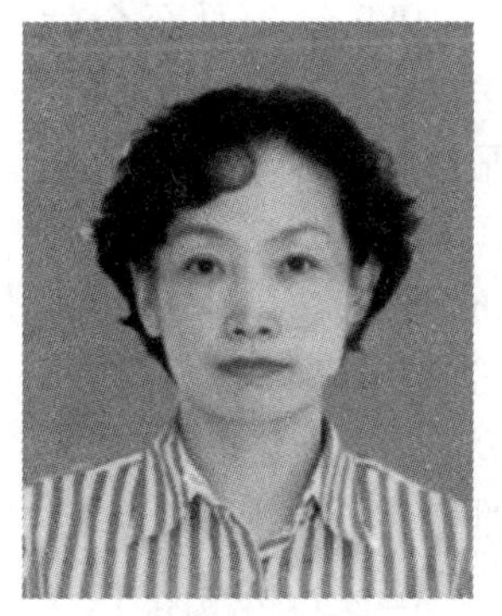

邓婧，女，1963 年 4 月出生，山东青岛人。1985 年硕士毕业于山东医学院口腔系，2001 年博士毕业于青岛大学医学院口腔医学院。从事口腔内科医疗、教学、科研工作 28 年。现任中华口腔医学会理事会理事、中华口腔医学会牙体牙髓专业委员会委员、中华口腔医学会口腔医学教育专业委员会委员、山东省医师协会口腔医师分会牙体牙髓病学专委会副主任委员、青岛市口腔医学会牙体牙髓专业委员会主任委员及青岛大学医学院口腔系系主任、青岛大学医学院口腔系牙体牙髓教研室主任、青岛大学医学院附属医院口腔医学中心主任、口腔科主任。

主要研究方向为海洋药物在牙体牙髓病、牙周病及口腔黏膜病的应用。在根管充填剂、牙齿美白、口腔扁平苔癣，具有较强的解决疑难、复杂、危重病能力；在本地重大疾病如牙齿的保存及美白治疗、口腔黏膜疾病、龋齿预防诊治上有突出贡献。发表专业论文

60 余篇，数篇被 SCI、MEDLINE 等收录，获省市科委资助项目 10 余项，参加编写专著 3 部，获奖多项。

（青岛大学医学院供稿）

董艳梅

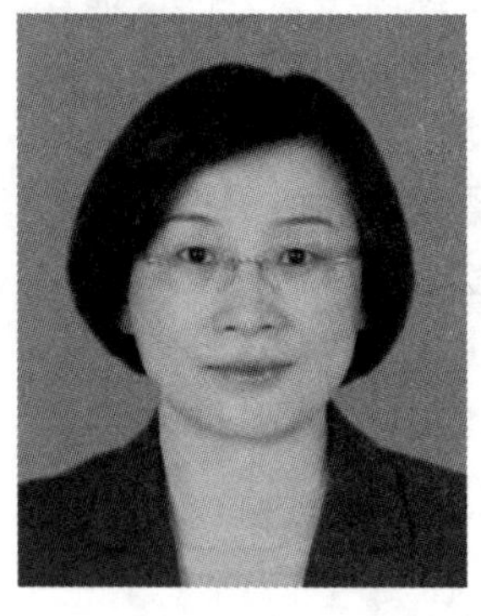

董艳梅，女，1965 年 6 月出生于天津市。1989 年 6 月毕业于原北京医科大学口腔医学院获医学学士学位；2000 年 6 月获北京大学医学硕士学位，2006 年 1 月获北京大学口腔医学博士学位。主要工作经历：1989 年 7 月至今就职于北京大学口腔医学院牙体牙髓科，现为教授、主任医师、博士研究生导师。曾先后在美国宾夕法尼亚大学牙医学院牙髓病系（2012 年）、美国 Forsyth 研究院（2000—2001 年）和新西兰惠灵顿医学院牙科研究所（1996 年）做临床/研究访问学者。主要业务专长为牙体牙髓常见病及疑难病的诊治及教学；目前主要研究方向为生物活性材料诱导牙髓牙本质及骨再生的应用及基础研究。研究课题多次获得原卫生部及国家自然基金的资助；曾荣获北京市科技进步奖二等奖和中华医学科技奖三等奖；已在国内外专业期刊发表论文近 20 篇；担任牙体牙髓病学和临床龋病学（北京大学医学出版社）、口腔医学实验教程（人民卫生出版社）等教材的副主编，参加了实用口腔科学、牙髓病学等著作的编写工作。

（北京大学口腔医学院供稿）

何文喜

何文喜，男，1974 年 2 月出生，湖北武汉人。1997 年毕业于第四军医大学口腔医学系，2000 年获医学硕士学位，2003 年获医学

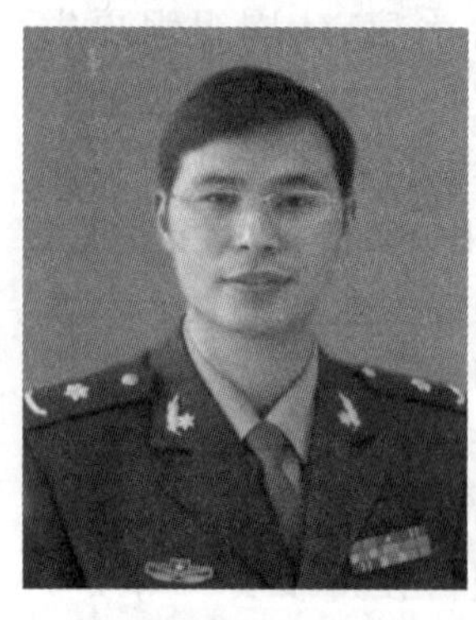

博士学位，2006 年至 2007 年赴英国伯明翰大学牙医学院进行博士后研究。2012 年 4—6 月赴美国宾夕法尼亚大学牙科学院短期临床研修。历任第四军医大学口腔医学院住院医师、助教、主治医师、讲师、副教授、副主任医师。中华口腔医学会第三届、第四届牙体牙髓病学专业委员会委员，全军口腔医学专业委员会青年委员，国际 IADR 会员，中华口腔医学会会员。《牙体牙髓牙周病学杂志》编委。负责国家自然科学基金项目 4 项，参与国家自然科学基金项目 5 项。获得 2012 年陕西省科学技术奖一等奖 1 项，2007 年陕西青年科技奖 1 项。在国内外专业杂志上共发表论文 80 篇，其中第一作者或通讯作者 60 篇，被 SCI 收录论文 25 篇。学术论文在国际及国内会议汇报 20 余次。参编专著 5 部，辅导博士研究生 6 名，指导硕士研究生 9 名。第一届和第二届全国根管治疗竞赛分获二等奖和三等奖 1 项。临床擅长显微根管治疗及嵌体修复。研究方向：炎性环境下牙髓牙本质复合体再生信号调控机制的研究。

（第四军医大学口腔医学院供稿）

胡文杰

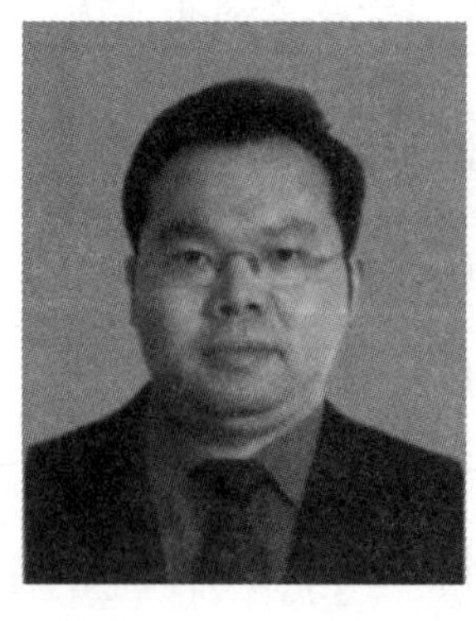

胡文杰，男，1967 年 11 月出生，浙江宁波人。1991 年本科毕业于北京医科大学口腔医学院，1999 年毕业于北京医科大学口腔医学院，获博士学位。2002 年晋升为副主任医师、2003

年增聘副教授,2008 年晋升为主任医师,2013 年增聘教授。2010 年任北京大学口腔医学院牙周科副主任,2011 年至 2012 年,在美国华盛顿大学牙医学院做高级访问学者。医疗专长:牙周病的诊断和规范化治疗、牙周治疗和口腔各学科的综合治疗设计、前牙美学治疗和牙周种植治疗、CBCT 在疾病诊断和治疗中的应用、各种牙冠延长术。科学研究:牙周病综合治疗和设计,前牙美学修复系列研究,微笑美学研究、CBCT 在牙周疾病诊断和治疗中的作用,牙周病学与口腔其他学科的关系,口腔与胃内幽门螺杆菌关系的研究、牙周医学研究。研究基金和文章发表:作为负责人和主要参与者,分别主持承担并完成国家自然科学基金 1 项(口腔与胃内幽门螺杆菌基因型分析)、国际合作项目多项和卫生部临床重点学科项目 2 项,首都卫生行业发展基金 1 项、首都临床特色专项 1 项、教育部留学回国启动基金 1 项,临床新技术新疗法、教学改革和青年科研基金项目共 16 项,发表论文 45 篇,参编译专著 6 部,目前指导毕业和在研硕士、博士研究生 14 名。

(北京大学口腔医学院供稿)

贾　荣

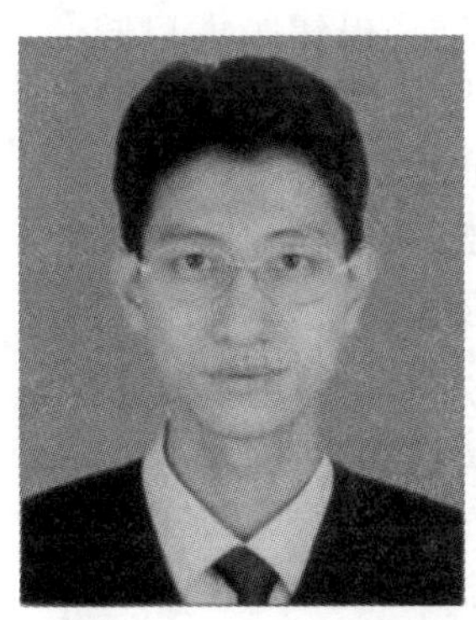

贾荣,男,1972 年 7 月出生,江苏张家港人。1994 年毕业于南京医科大学口腔医学院,2004 年获武汉大学口腔医学博士学位,2005 年至 2010 年在美国国立卫生院癌症研究所进行博士后研究。历任南京医科大学附属口腔医院住院医师,武汉大学口腔医学院讲师、主治医师、副教授、副主任医师。现任武汉大学口腔医学院教授、主任医师、博士研究生导师、口腔生物学教研室主任和口腔生物医学教育部重点实验室(武汉大学)副主任。

从事牙体牙髓病学和口腔生物学的教学、科研和临床工作。主要研究方向为从 RNA 加工的调控入手研究口腔黏膜免疫应答的调控机制和口腔黏膜异常增生的发病机制,以及龋病免疫学防治等。以第一作者或通讯作者发表学术论文 19 篇,其中 SCI 收录 10 篇,参编本科生第四版《口腔生物学》教材,主持国家自然科学基金资助项目 2 项,教育部项目 1 项,参与国家自然科学基金重点项目和"十一五"国家科技支撑计划等科研项目,作为发明人获批 6 项发明专利。曾获湖北省优秀硕士论文,中华医学科技二等奖和教育部提名国家科技进步奖一等奖各 1 项。

(武汉大学口腔医学院供稿)

蒋灿华

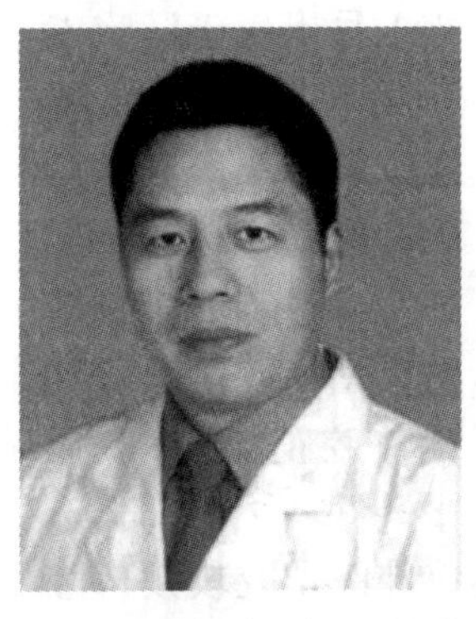

蒋灿华,男,1971 年 10 月出生,湖南湘乡人。1994 年毕业于原湖南医科大学口腔医学系并留校工作,1999、2005 年分别获中南大学口腔临床医学硕士学位和外科学博士学位。2007 至 2008 年在美国得克萨斯州圣安东尼奥医学中心任访问学者。现任中南大学湘雅医院口腔医学中心副主任、口腔颌面外科主任、主任医师、教授、博士生导师,中南大学口腔医学院口腔颌面医学影像诊断学教研室主任,中南大学口腔癌前病变研究所免疫研究室主任。兼任中华口腔医学会口腔颌面外科专业委员会青年委员、全科口腔医学专业委员会委员、中国医师协会口腔医师分会理事、中国康复医学会修复与重建外科专业委员会再植与再造学组委员、湖南省口腔医学会副会长(秘书长)、湖南省口腔医学会口腔颌面外科专业委员会副主任委员、《中国实用口腔科杂志》编委、《中华临床医师杂志(电子版)》特邀审稿专家。

主要从事口腔颌面头颈部肿瘤与整形的基础与临床工作,侧重术后缺损的组织移植与功能重建方面。主持国家自然科学基金面上项目 2 项、湖南省科技厅资助项目 3 项。作为主要完成人获教育部科技进步二等奖 1 项、中华医学科技奖三等奖 2 项、湖南省科技进步二等奖 1 项、湖南省医学科技奖一等奖 1 项。2006 年入选湖南省普通高校青年骨干教授培养对象。参编专著 5 部,以第一或通信作者发表学术论文 50 余篇,其中 SCI 收录 10 篇。已培养毕业研究生 10 人。

(中南大学口腔医学院供稿)

金作林

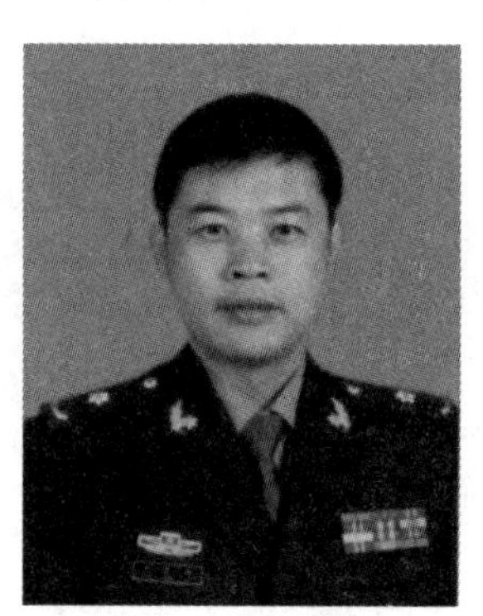

金作林,男,1969 年 1 月出生于辽宁省鞍山市。1992 年毕业于第四军医大学口腔医学院;1996 年至 1999 年年在第四军医大学口腔医学院攻读口腔正畸学,获硕士学位;1999 年至 2002 年在第四军医大学口腔医学院攻读口腔正畸学,获博士学位;2002 年至 2004 年在四川大学华西口腔医学院从事口腔正畸学博士后研究。2010 年在美国哥伦比亚大学牙科学院从事口腔临床流行病研究及正畸学进修。现任第四军医大学口腔医院正畸科副主任、教授、副主任医师、博士研究生导师。兼任中华口腔医学会正畸专业委员会委员(COS),陕西省口腔正畸专业委员会常委。

临床擅长反合患者的生长发育与临床综合矫治,多学科联合治疗复杂成人错合畸形以及唇腭裂患者的正畸序列治疗。研究方向为颅颌面生长发育及错合畸形生长发育及其机制、牙囊细胞的生物学特性及其在牙周缺损修复及牙周病治疗中的应用与机制基础研究。以第一作者和通讯作者在中外期刊发表研究论著 60 余篇,SCI 收录论文 7 篇。以负责人获得国家自然科学基金 3 项,陕西省科技攻关计划 6 项。获得陕西省科技进步二等奖、军队医疗成果二等奖各 1 项,发明专利 3 项。副主编著作 1 部(《牙颌面畸形诊断与治疗》2003);主译 2 部(《口腔正畸学》2013、《正畸学专业术语大全》2005);副主译 1 部(《现代牙颌面畸形治疗学》)。

(第四军医大学口腔医学院供稿)

林 实

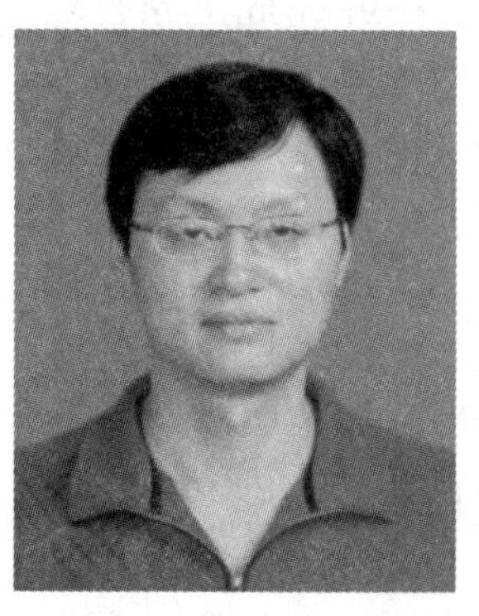

林实,男,1968 年 5 月出生,福建福州人。教授、主任医师、博士研究生导师。1990 年毕业于福建医科大学口腔系,获口腔医学学士学位;1996 年毕业于苏州大学医学院,获医学硕士学位;2006 年毕业于浙江大学医学院,获口腔临床医学博士学位;2007 年香港大学牙髓病与家庭牙医学系访问学者。现任福建医科大学口腔医学院副院长、福建医大口腔全人医学研究中心主任、挂任广西医科大学副校长。系福建省百千万人才工程人选、福建医科大学第四批学科带头人、福建省青年联合会委员、广西青年联合会特聘常委、福建省青年科学家协会副会长、福建省口腔全科医学专委会主任委员、福建福州市政协常委、福州市口腔医学会口腔内科学专委会主任委员。《中华口腔医学杂志》特约审稿专家、《口腔医学研究》、《健康心理学》特聘编委。获福建省科技进步二等奖 1 项、三等奖 2 项,医药卫生科技进步二等奖 1 项(均为第一完成人),荣获福建省第五届青年科技奖、第九届运盛青年科技奖、第九届福建科技工作者优秀建议奖。

主持或参与国家自然科学基金、教育部重点实验室、福建省重点科技项目、国家重点引智项目等多项研究课题。研究涉及激光牙医学、口腔材料学、口腔全科与家庭牙医学、社会医学与卫生事业管理等领域。在 *Cryst Eng Comm*, *Journal of Nanoscience and Nanotechnology* 等SCI刊物发表多篇论文,在Medline及CSCD等国内核心刊物上发表论文30余篇,参加国家卫生部“十一五”、“十二五”规划教材编写,主编、参编学术专著十余部。每年招收硕士、博士研究生2~4名。

(福建医科大学口腔医学院)

龙 洁

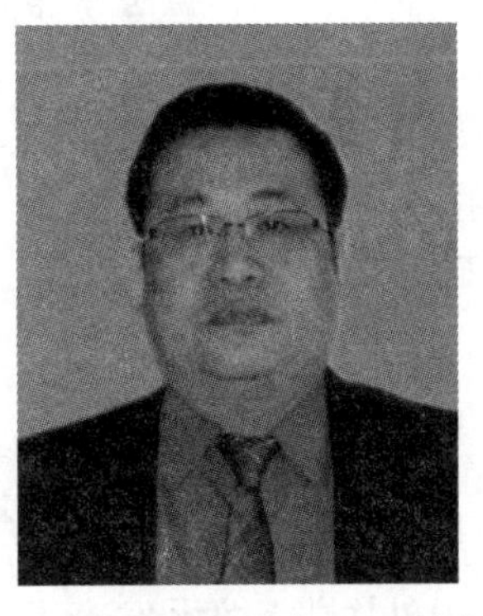

龙洁,男,1973年3月出生于四川泸州。医学博士,教授,博士研究生导师。1991年至1997年于华西医科大学口腔医学院7年制本硕连读,1998年获口腔临床医学硕士学位,2000至2003年于四川大学华西口腔医学院攻读博士研究生,2003年获四川大学口腔临床医学博士学位。2003年至2005年于四川大学生物力学工程实验室从事博士后研究工作。2005年开始于四川大学华西口腔医院口腔颌面外科从事医教研工作。

擅长于口腔颌面部缺损与畸形的修复与重建,研究方向为骨组织工程研究及数字化外科技术的研发与应用。作为项目负责人已承担国家自然科学基金2项,“863”子课题一项,部省级课题4项。作为骨干主研人员参加科技部重大基础研究2项和其他省部级课题10余项。在骨组织工程及颌面部创伤畸形整复等研究方面开展了系统深入的工作,取得了大量的有重要意义的科研成果,已发表高质量论文60余篇,其中第一作者或通讯作者28篇,10篇被SCI收录;主编参编7部专著。分别担任中国康复医学会修复重建外科专业委员会颅颌面外科学组委员、四川省医学会运动医学专业委员会委员、重庆市中西医结合学会口腔专业委员会委员等学术任职,目前为国际坚强内固定学会讲师团成员。

(四川大学华西口腔医学院供稿)

卢晓峰

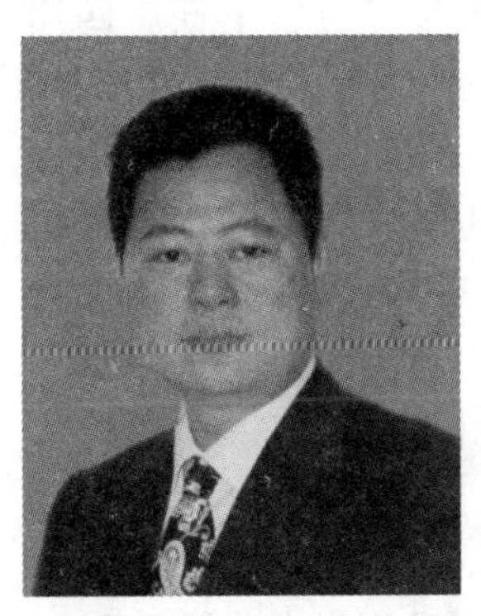

卢晓峰,男,1962年7月出生。博士,教授,博士研究生导师。1986年毕业于浙江医科大学口腔系,获学士学位。1996年毕业于上海第二医科大学研究生院,获博士学位。2004年作为访问学者赴美国研修。现任口腔颅颌面科主任医师。兼任中国医师协会睡眠医学专业委员会副主任主委员、中华口腔医学会口外专委会睡眠呼吸障碍协作组副组长、上海康复学会呼吸康复专委会委员、上海口腔医学会口外专委会委员。长期从事颅颌面畸形诊疗和睡眠呼吸障碍诊疗工作与研究。发表第一作者和通讯作者论文50余篇;其中被SCI收录6篇;参编9部中文专著。负责承担和完成国家、省部级课题6项;主持或参加完成其他项目12项目,荣获上海科技进步奖等7项。

(上海交通大学口腔医学院供稿)

潘 剑

潘剑,男,1971年9月出生,湖南长沙人,医学博士。1989年考入华西医科大学口腔医学院7年制,1996年毕业获得口腔医学硕士学位,同年留校工作。1999年至2002年在四

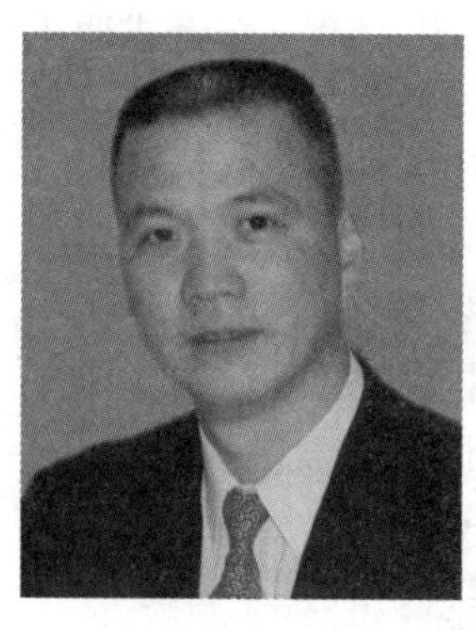

川大学华西口腔医学院攻读博士学位，2007 年至 2008 年在美国北卡罗来纳大学教堂山分校（UNC-CH）从事博士后研究。现为四川大学华西口腔医（学）院教授，主任医师，博士研究生导师，口腔颌面外科门诊部及牙槽外科教研室主任，微创拔牙专科门诊主任。四川省第十批学术和技术带头人后备人选，四川省卫生厅第十批学术和技术带头人后备人选，中华口腔医学会口腔颌面外科专委会口腔颌面头颈肿瘤学组委员，四川省医学会口腔专业委员会委员、四川省抗癌协会头颈专业委员会委员，四川省口腔医学会口腔颌面外科专委会常委兼秘书，四川省口腔医学会口腔全科委员会常委。担任《中国口腔颌面外科学杂志》与《国际口腔医学杂志》编委。

长期从事口腔颌面外科的医疗、教学与科研工作。临床工作主要侧重于口腔颌面部肿瘤的防治，各种良恶性肿瘤的手术治疗与组织缺损的修复重建，以及牙和牙槽外科。基础研究方向为口腔癌的淋巴道转移机制研究。主持 2 项国家自然基金项目和 1 项教育部留学回国人员科研基金项目，3 项四川省科技厅科技支撑计划项目，以及 1 项成都市科技局科技攻关项目。发表学术论文 40 余篇，参编专著 13 部，以主要参研者身份获得过教育部和成都市科技进步奖各 1 项。

（四川大学华西口腔医学院供稿）

尚　伟

尚伟，男，1963 年 1 月出生，山东青岛人。1980 年至 1985 年山东医科大学临床医学本科。1988 年至 1989 年北京医科大学口腔医学院口腔颌面外科进修。1997 年至 1999 年美国南加州大学牙学院学习并获牙医学博士学位。2001 年至 2012 年美国南加州大学牙学院口腔颌面外科和颅面分子生物学中心研修。1985 年至今青岛大学附属医院口腔颌面外科，历任医师、主治医师、副主任医师、主任医师（教授）。现任青岛大学医学院口腔系副主任，青岛大学附属医院口腔颌面外科主任，口腔医学重点实验室主任。兼任全国颅底外科多学科协作组委员，中华口腔医学会口腔颌面外科专业委员，中华口腔医学会口腔颌面外科专业委员会口腔颌面-头颈肿瘤学组委员，头颈肿瘤内科学组委员，中华口腔医学生物学专委会委员，山东省口腔医学会常务理事，青岛市口腔医学会副理事长、口腔颌面外科专委会主任委员。主要研究方向为口腔颌面部肿瘤的诊疗和基础研究、口腔颌面部软组织和骨损伤及畸形的诊疗、口腔颌面部缺损修复。

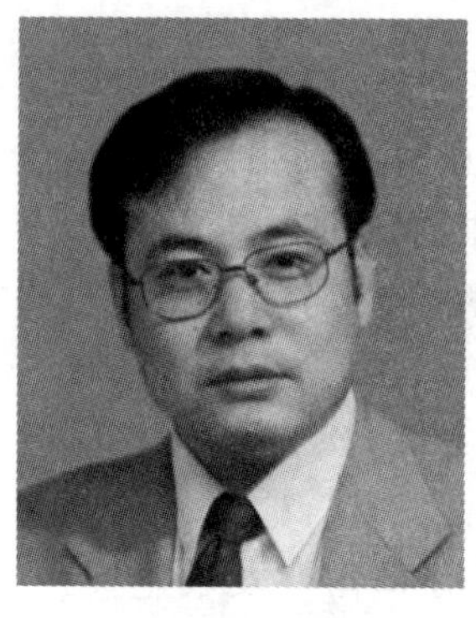

擅长口腔颌面肿瘤的诊断及手术治疗，颌面部软组织外伤、上下颌骨骨折的手术治疗。发表论文 50 余篇，在《国外医学》编译发表了头颈癌诊断治疗的标准与规范，主译了《AJCC（美国癌症联合委员会）癌症 TNM 指南》的头颈癌分期标准，在《中国口腔颌面外科杂志》发表头颈癌生存分析，头颈部鳞癌发病机制与治疗研究进展等文章，参编了著名口腔肿瘤专著《口腔颌面部肿瘤学》，获省市科研成果奖励 6 项，承担国家省部级课题 4 项。

（青岛大学医学院供稿）

宋亚玲

宋亚玲，女，1970 年 6 月出生，湖北安陆人。1992 年毕业于湖北医科大学口腔医学院并留校任教。2002 年获武汉大学口腔医学硕士学位，2005 年获武汉大学口腔医学博士学

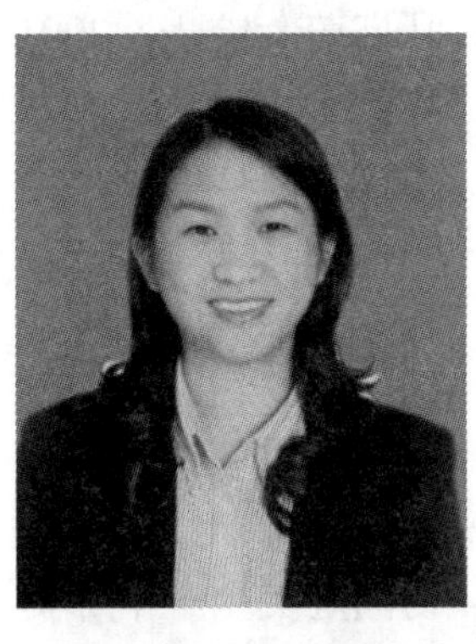

位。历任湖北医科大学口腔医院口腔内科医师、主治医师，武汉大学口腔医（学）院牙体牙髓科副主任医师、副教授、硕士研究生导师。现任武汉大学口腔医（学）院牙体牙髓病学教研室副主任，牙体牙髓一科副主任，教授，主任医师，博士研究生导师。兼任国家医师资格考试试题开发专家委员会委员，《口腔生物医学》编委，湖北省青年科技工作者协会理事，湖北省口腔医疗质量控制中心专家组成员，国家自然科学基金同行评议专家及国际牙科研究会会员。

从事牙体牙髓病学的医疗、教学和科研工作。研究方向为牙体牙髓病学及口腔遗传病学，主要专注于牙髓病机制和治疗及牙发育相关疾病的早期诊断和防治、致病基因及分子机制研究。主持国家自然科学基金面上项目 2 项及湖北省杰青项目 1 项，参加国家自然科学基金重点项目、"973"前期研究专项及教育部科技重大项目等的研究。参编专著 2 部。作为参与者获国家科技进步二等奖 1 项。发表学术论文 20 余篇，其中第一或通讯作者 SCI 论文 10 篇。指导和培养硕士研究生 7 名，协助指导博士研究生 3 名。

（武汉大学口腔医学院供稿）

唐国华

唐国华，男，1971 年 10 月出生于江苏常熟。1996 年毕业于上海第二医科大学口腔医学系，获得硕士学位。2000 年至 2003 年于香港大学牙医学院深造，2004 年获香港大学博士学位。通过英国爱丁堡皇家外科学院口腔正畸专科医师资格认证。现任上海交通大学医学院附属第九人民医院口腔正畸科主任医师，教授，博士研究生导师。上海市口腔正畸专委会常务委员，中国口腔正畸学会专家组成员，《上海口腔医学》杂志编委。

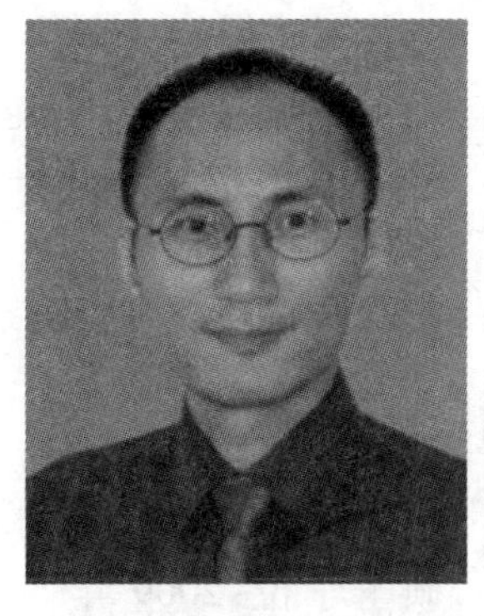

主要从事颌骨生长改良和调控、生物干预辅助的正畸治疗和个体化矫治技术等研究。精通各种直丝弓矫治技术，以青少年骨性错合的生长改良、成人舌侧矫治和隐形矫治为临床特色，对成人牙颌畸形、牙周病等疑难病例的正畸治疗有相当的经验。获上海市科技启明星和启明星追踪人才培养计划。承担国家自然科学基金、上海市科委、上海市教委等多项科研项目。发表论文 60 余篇，其中 SCI 收录 10 篇。

（上海交通大学口腔医学院供稿）

王晓燕

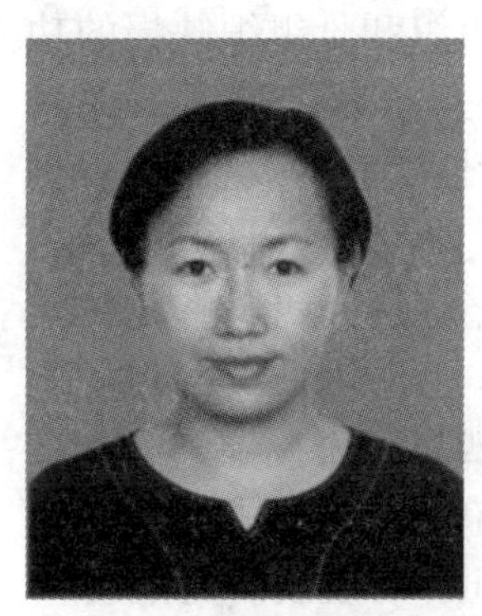

王晓燕，女，1971 年 11 月出生，山西人。1994 年北京医科大学口腔医学本科毕业，2000 年获北京大学口腔医学专业博士学位，2007 年获新加坡国立大学 PhD 学位。在北京大学口腔医学院历任住院医师、主治医师、副主任医师、副教授，主任医师和教授。现任中华口腔医学会牙体牙髓病学专委会委员、北京市口腔医学会牙体牙髓病学专委会委员。临床业务专长：牙体牙髓病的诊治。主要研究方向：生物材料在牙体牙髓病学的应用基础研究、牙齿硬组织的修复与增强。承担国家级省部级科研项目 3 项，发表第一作者（通讯作者）论文 40 余篇。北京大学医学部教材《牙体牙髓病学》第二版副主编。

（北京大学口腔医学院供稿）

王晓毅

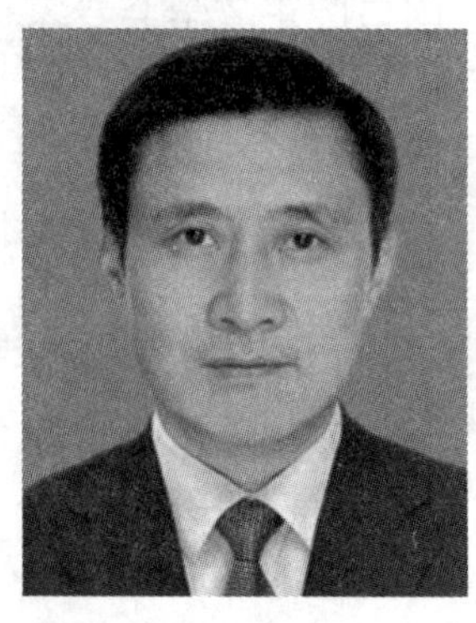

王晓毅,男,1963年7月出生于四川。1987年7月毕业于华西医科大学口腔医学专业,获医学学士学位;1997年6月于华西医科大学获医学硕士学位;2009年6月于四川大学获口腔基础医学博士学位。现任四川大学华西口腔医学院口腔颌面外科主任医师,博士研究生导师,兼任中华口腔医学会口腔颌面外科专委会脉管疾病学组副组长、中华口腔医学会口腔颌面外科专委会涎腺学组成员、中华医学会整形外科学分会肿瘤整形外科学学组委员、四川省口腔医学会副会长、四川省抗癌协会头颈肿瘤专委会常务理事。

擅长口腔颌面部良恶性肿瘤的诊断、治疗以及口腔颌面部软组织和骨组织缺损的功能性修复重建。研究方向为口腔颌面部鳞癌、唾液腺肿瘤和脉管性疾病的发生、发展机制和诊断治疗的研究。作为基金负责人,主持了国家自然科学基金项目、四川省科技支撑计划项目各一项;作为主研人员参加了国家自然基金面上项目四川省公益项目等多个项目;作为参研人员,获得省部级科研奖励6项。以第一作者或通讯作者发表研究论文30余篇,其中SCI、Medline收录论文11篇,参编论著6部。

(四川大学华西口腔医学院供稿)

王旭东

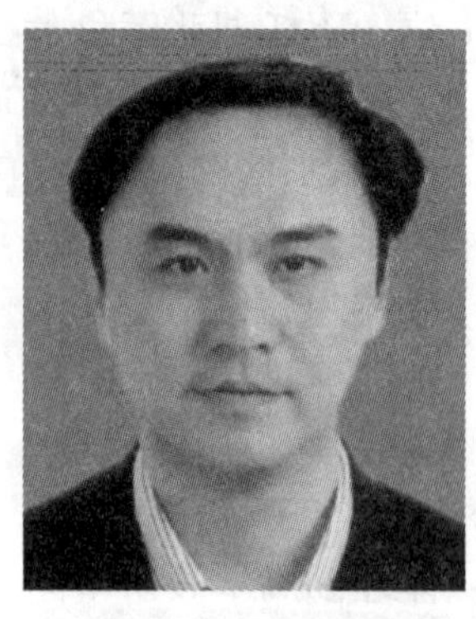

王旭东,男,1970年10月出生,福建泉州人。医学博士,主任医师,教授,博士研究生导师。1995年于原上海第二医科大学第一届口腔医学七年制毕业,获硕士学位。2000年于原上海第二医科大学毕业,获博士学位,师从邱蔚六院士。2001年至2002年作为博士后,赴美国加州大学旧金山分校研修。2007年至2008年访问美国罗切斯特大学医学中心颅颌面发育中心研修。2013年访问赴美国辛辛那提儿童医院颅颌面发育中心研修。现任上海交通大学医学院附属第九人民医院口腔颅颌面科主任医师,科主任助理。兼任中华口腔医学会口腔颌面外科专委会正颌学组委员,国际口腔颌面外科医生协会会员、国际牙科研究协会会员、中华医学遗传学会会员、国际内固定组织(AO)亚太区讲师、中国生物医学工程学会会员等。

擅长牙颌面畸形的正颌外科,各种原因(肿瘤、外伤、炎症等)造成的颌面部缺损,下颌角整形、颧骨整形,利用导航等计算机技术进行更精细更准确地颌面部骨组织修复,利用微创的内镜技术进行下颌骨髁突骨折复位固定和髁突肿瘤的切除手术。两度赴美学习颅颌面畸形发育机制的研究。以第一作者和通讯作者发表论文53篇,其中SCI收录16篇;副主编1部专著,参编6部专著(英文1部)。拥有专利3项。负责承担和完成包括省部级课题在内的5项课题。目前在研国家自然基金课题1项。主持或参加完成包括“863”项目子课题等8项课题。2004年入选上海市科技启明星计划,2005年入选上海市优秀青年医学人才计划,2007年获得上海市“银蛇奖提名奖”。2007年获“上海市医学科技奖三等奖”及“中华医学科技奖三等奖”,2009年获“上海市科技进步奖三等奖”。2013年获“上海市科技进步奖二等奖”及“中华医学科技奖二等奖”。

(上海交通大学口腔医学院供稿)

辛海涛

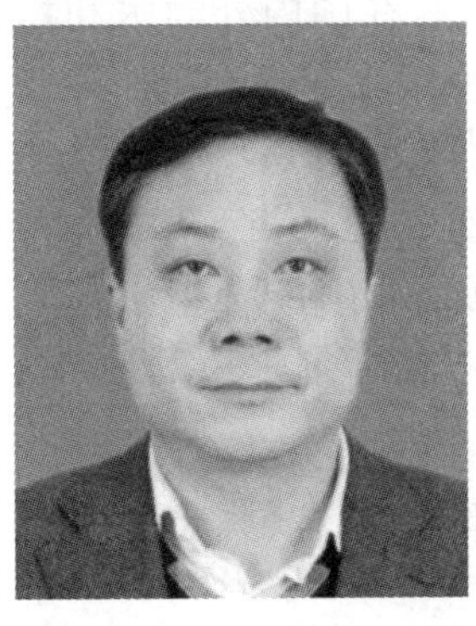

辛海涛,男,1965年3月出生,陕西商州人。医学博士、生物材料与力学博士后。第四军医大学口腔医学院修复学教研室教授、主任医师(资格),博士研究生导师。1990年本科毕业于第四军医大学口腔医学院,1999年在第四军医大学获硕士学位,2002年在第四军医大学获博士学位,2002年至2004年在西北工业大学做博士后研究工作。中华口腔医学会会员,中华口腔医学会口腔修复学专业委员会会员。1990年本科毕业后留校工作,主要从事口腔生物力学、口腔修复材料的研究以及口腔修复学教学与临床工作,国内多家口腔医学杂志审稿人。先后负责和参与国家、陕西省科研课题十余项,获国家专利2项,在国内外学术期刊发表学术论文四十余篇,其中SCI论文10余篇,主编、副主编专著2部,培养硕士、博士研究生20余名。

(第四军医大学口腔医学院供稿)

徐　莉

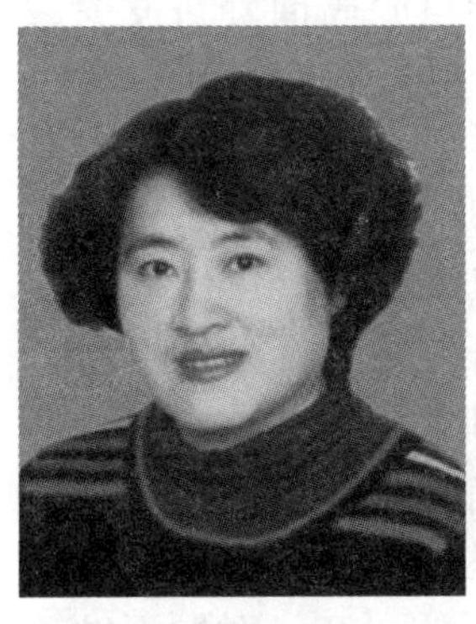

徐莉,女,1965年2月生于黑龙江省齐齐哈尔市,江苏省江阴市人。1988年毕业于北京医科大学口腔医学院,在职研究生学历,口腔医学博士学位。1988年毕业后留校(牙周科)工作至今,2001年晋升为副教授和硕士研究生导师,2004年晋升为主任医师,2013年晋升为教授和博士研究生导师。曾赴荷兰阿姆斯特丹大学牙周中心访问学习1年。长期从事牙周病的发病机理及临床应用研究,如牙周病的病因和牙周危险因素(基因因素、吸烟和精神紧张等)的研究,对于复杂牙周炎的诊治、牙周病的全身及局部易感因素(如牙根形态异常)和侵袭性牙周炎长期疗效的相关因素分析等研究方面有独到之处。近年来主要参与侵袭性牙周炎家系和牙周炎与全身健康关系的研究。在国内、外学术杂志发表论文和翻译文章60余篇。作为编委参与6部教材和专业书的编写和翻译工作。参加和完成了7项国家和首都科研基金项目。培养和协助指导硕士或博士研究生9名。

(北京大学口腔医学院供稿)

徐立群

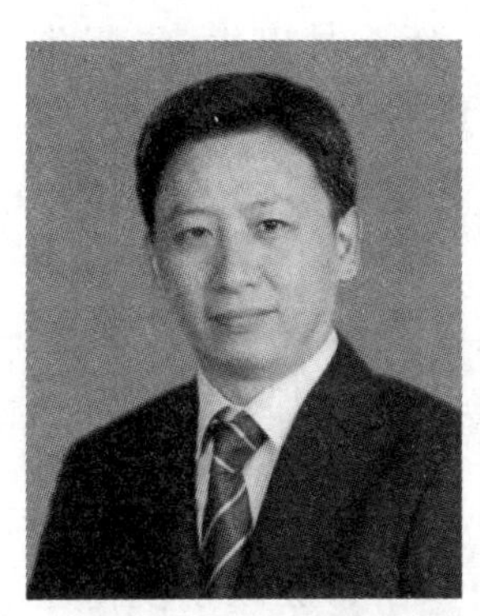

徐立群,男,1969年2月出生。教授,博士研究生导师。1993年毕业于原上海第二医科大学,获学士学位;2002年毕业于原上海第二医科大学,获硕士学位;2005年毕业于原上海第二医科大学,获博士学位。2006年至2008年作为高级访问学者(Visiting Senior Fellow),赴新加坡国立大学牙学院研修。现任上海交通大学医学院附属第九人民医院口腔颌面-头颈肿瘤科主任医师。兼任上海市抗癌协会头颈肿瘤专业委员会常委;上海市口腔医学会口腔颌面头颈肿瘤专业委员会委员;国际颅颌面内固定协会(AO/CMF)亚太区讲师;《中国组织工程研究杂志》执行编委;《中华临床医师杂志》特约审稿专家。

从事口腔颌面-头颈肿瘤临床工作达15年,擅长各类型口腔颌面-头颈肿瘤的外科根治术,以及各类大型、特大型复合组织缺损的一期血管化组织瓣修复,尤其擅长颌骨缺损的功能性重建。主攻研究领域为口腔颌面-头颈肿瘤与修复重建,内容涵盖口腔颌面-头颈肿瘤的基础与临床研究、各类复合组织缺损的修复重建与功能康复、计算机辅助外科、颌骨生物力学研究以及全异质植入体生物工程学设计、表面处理等。发表论文40余篇,其中SCI收录12篇,参编专著4部。负责承担和完成省部级课题2项。参加完成的"下颌骨缺损的形态与功能重建"项目荣获2010年上海市科学技术进步一等奖,以及"口腔颌面部肿瘤根治术后缺损的形态与功能重建"项目荣获2007年国家科学技术进步二等奖。

(上海交通大学口腔医学院供稿)

徐　普

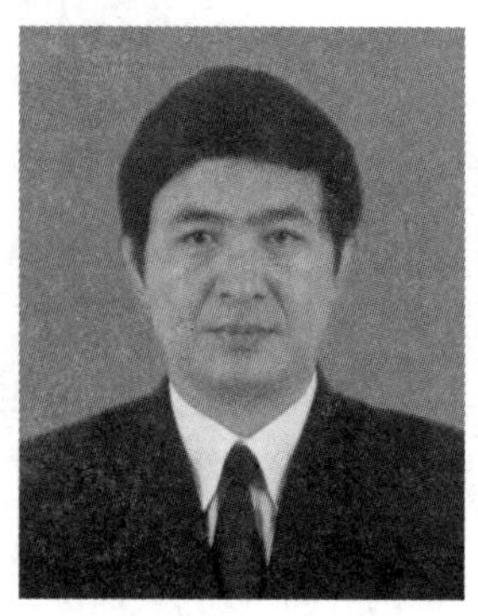

徐普,男,1963年4月出生,贵州省遵义市人。1985年毕业于遵义医学院口腔系并留校工作;1991年考入北京医科大学口腔医学院攻读硕士研究生,1994年获得口腔医学硕士学位;2000年考取北京大学口腔医学院博士研究生,2003年获北京大学医学博士学位。1985年起在遵义医学院口腔系工作,任助教、讲师,口腔修复科(教研室)副主任;1996年到海口市人民医院口腔科工作,历任口腔科第一副主任、主任,讲师/主治医师、副主任医师和主任医师;2006年任中南大学湘雅医学院附属海口医院口腔中心(海南省口腔医学中心)主任,教授/主任医师、硕士研究生导师和博士研究生导师。2007年成为国务院特殊津贴专家。

研究方向为口腔种植修复中的即刻种植即刻负重修复技术,种植体周围骨缺损修复机制,以及牙槽骨增量的基础研究。长期从事口腔种植修复的教学、临床和科研工作,比较擅长于即刻种植即刻负重,骨量不足和疑难口腔种植的修复。先后在国内外学术刊物上发表论文60余篇,主编专著2部;有科技成果9项,9次荣获海南省和海口市科技进步奖。《1次手术即刻负重种植义齿》获中南大学医疗成果二等奖,也是海南省青年科技奖获得者。目前主持和参加3项国家级及省部级科研课题。

(中南大学口腔医学院供稿)

杨建军

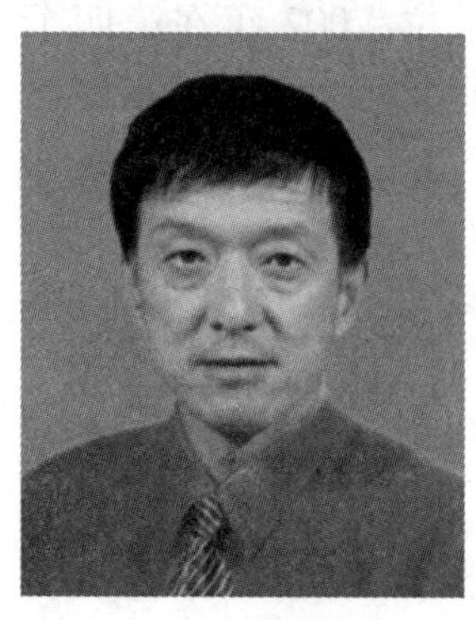

杨建军,男,1959年12月出生,山东青岛人。1978年至1983年于昌潍医学院临床医学本科学习,1984年至1985年于山东医学院口腔系进修,1990年至1991年于北京大学口腔医学院颌面外科进修。1992年在山东省率先开展了牙种植科研和临床工作。2004年当选首届山东省医药卫生中青年重点科技人才。现任中华口腔医学会口腔种植专委会委员,中华口腔医学会颞下颌关节病学及学专业委员会委员,中华口腔颌面外科专委会牙槽外科学组委员,中华口腔颌面外科专委会创伤学组委员,中国医师协会口腔医师分会委员,山东省口腔医学分会颌面外科专业委员会委员,青岛市口腔医学会副会长,青岛市医学会理事,青岛市口腔医学会第二届口腔种植专业委员会副主任委员。

主要从事牙种植和颞下颌关节紊乱病研究。对骨量不足和伴有错合畸形的牙列缺损患者有独特的种植修复方法,特别是对美学区域的牙种植有较深入的研究。对颞下颌关节紊乱病和口腔颌面部创伤有较深入、系统的研究。曾多次获省、市科技进步奖,获国家发明专利、实用新型专利多项,发表学术论文

50多篇，SCI收录2篇，EI收录1篇，主编著作1部。

（青岛大学医学院供稿）

杨　凯

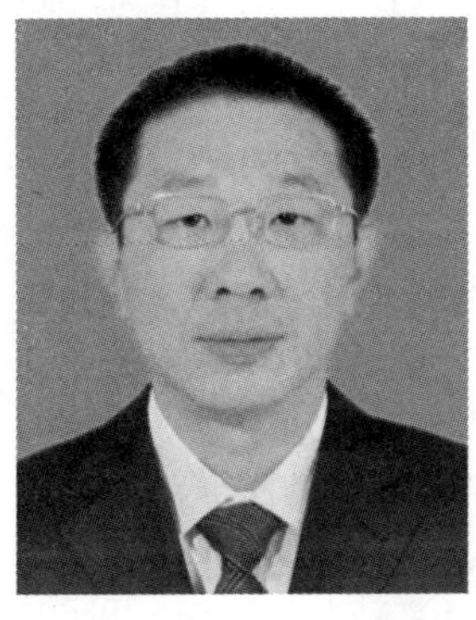

杨凯，男，1965年11月出生，重庆人。1989年毕业于华西医科大学口腔医学系并获医学学士学位；2001年于四川大学华西口腔医学院研究生毕业，获医学博士学位。历任重庆医科大学附属第一医院口腔颌面外科主治医师、副主任医师、副教授、主任医师、教授。现任重庆医科大学附属第一医院口腔颌面外科主任、教授、主任医师、博士研究生导师。兼任中华口腔医学会口腔颌面外科专委会口腔颌面-头颈肿瘤学组及口腔颌面-头颈肿瘤内科学组委员，重庆市口腔医学会副会长，重庆市口腔医学会口腔生物医学专委会主任委员及口腔颌面外科专委会副主任委员，重庆市司法鉴定和伤残鉴定专家组专家，重庆市高等学校优秀中青年骨干教师。

从事口腔颌面外科临床、科研和教学工作。研究方向为口腔颌面-头颈部肿瘤的临床治疗及相关基础研究。以第一作者或通讯作者在国内外发表医学论文100余篇（其中SCI收录20篇），作为课题负责人获国家自然科学基金3项和省市级医学研究课题10余项，以排名第一获4项省市级医学科学进步奖，参编《头颈肿瘤诊断治疗学》等专著2部。已培养研究生20余名。

（重庆医科大学附属第一医院供稿）

姚　华

姚华，女，1973年11月出生，浙江人。博

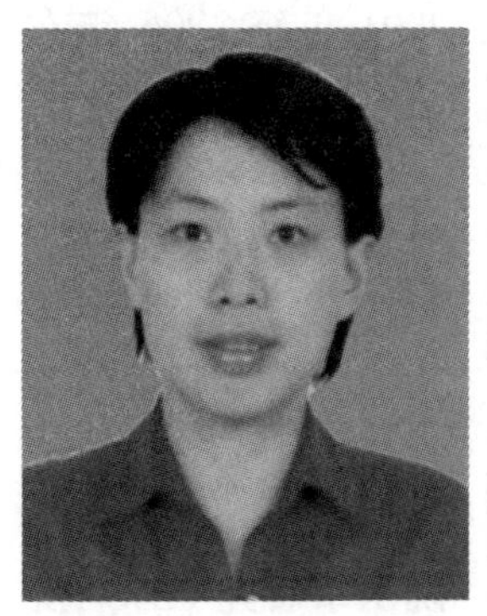

士，主任医师，博士研究生导师。1995年6月从原浙江医科大学口腔医学系本科毕业，1998年浙江医科大学口腔医学系硕士毕业，2005年6月浙江大学医学院口腔医学专业博士毕业并获博士学位。2007年至2008年在美国肯塔基大学医学院博士后训练，并作为短期访问学者多次到该校研究访问。现任浙江大学口腔医学院口腔内科教研室副主任，中华口腔医学会中西医结合委员会委员，浙江省口腔医学会口腔内科专委会委员，中华口腔医学会全科医学专委会青年委员。

从事口腔内科疾病临床诊治、教学和科研工作18年，负责浙江大学实习生、硕士生和留学生口腔内科教学工作。对口腔黏膜病、牙体牙髓病、牙周疾病等各类疾病具有丰富临床经验，擅长复杂根管治疗、牙体牙周病微创治疗、口腔黏膜疾病系统治疗。已主管多项全国单中心或多中心的口腔药物临床药理研究。研究方向为口腔黏膜癌前病变的预防和诊治。完成主持包括国家自然科学基金在内的科研项目12项，主参7项；发表SCI收录论文13篇，中华级或其他国内期刊发表论文20余篇；科研成果曾获得浙江省政府科技进步二等奖、浙江省医药卫生科技进步一等奖、浙江省自然学术奖二等奖等奖项。连续多年获得浙江大学医学院先进工作者。

（浙江大学口腔医学院供稿）

张　旗

张旗，女，1971年3月出生于湖北武汉。1994年毕业于武汉大学（原湖北医学院）口腔系，1999年获武汉大学（原湖北医科大学）口腔临床医学博士学位。2000年至2001年在日本大学松户牙学院生化系从事博士后研究。

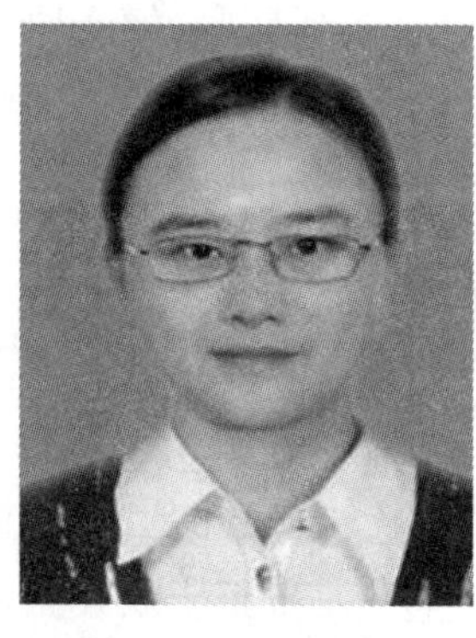

2001 年至 2006 年在荷兰 Radboud 大学医学中心学习研究，并获得医学博士学位。2011 年至 2012 年作为访问学者赴美国德州农机（工）大学健康科学中心贝勒牙学院从事研究工作。历任武汉大学口腔医学院讲师、主治医师、副教授、副主任医师、硕士生研究生导师。2012 年 10 月起在同济大学口腔医学院、同济大学附属口腔医院工作，现任副院长、牙体牙髓病学教研室主任，教授、主任医师、博士研究生导师。兼任中华口腔医学会牙体牙髓专委会委员；口腔颞下颌关节病学及合学专委会委员；上海市口腔医学会理事。

主要从事牙体牙髓病学医疗、教学、科研工作，研究方向为牙体牙髓病学、牙髓生物学、口腔预防医学及硬组织生物学。SCI 收录 18 篇。先后主持国家自然科学基金青年项目 1 项、面上项目 2 项，及多项省部级和市级科研项目。2008 年入选教育部新世纪优秀人才支持计划。培养和指导博士研究生 6 名，硕士研究生 23 名。

（同济大学口腔医学院供稿）

张玉峰

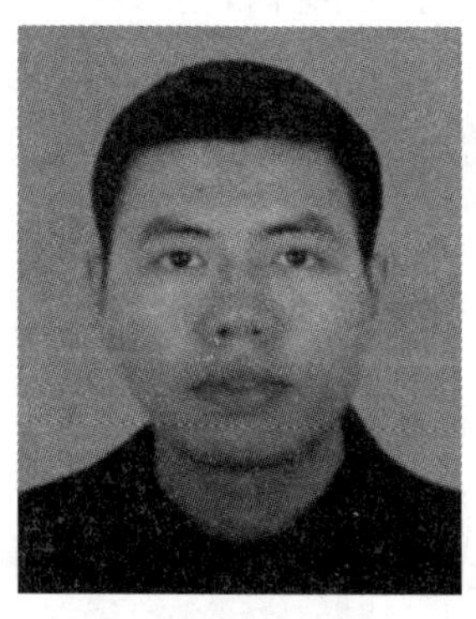

张玉峰，男，1979 年 10 月出生，湖北恩施人。2002 年武汉大学口腔医学院本科毕业，2006 年获武汉大学口腔临床医学博士学位，同年进入武汉大学口腔医学院种植科工作。2008 年获澳大利亚国家健康医学基金（NHMRC）赴昆士兰理工大学进行了两年种植体周骨生物学研究（NHMRC Research Fellow）。2010 年底获国际口腔种植协会（ITI）基金赴瑞士伯尔尼大学牙学院进行了半年的种植临床及科研工作（ITI Scholar）。历任武汉大学口腔医学院讲师、主治医师、副教授、副主任医师，硕士生导师。现任武汉大学口腔医学院副教授、主任医师、博士研究生导师、珞珈青年学者。兼任杂志 *OA Oral & Maxillofacial Surgery* 编委成员（Editorial Board）；杂志 *Biomaterials*, *Acta Biomaterial*, *Journal of Periodontology*, *Tissue engineering*, *Plos One*, *Journal of Cellular and Molecular Medicine* 等国际期刊审稿人；International Team for Implantology（ITI） Study Club Director。

主要从事口腔种植外科及修复的临床、教学、研究工作。研究方向为种植体周、牙周骨及韧带再生，主要研究干细胞三维培养，组织工程生物材料的表面修饰，骨替代材料在口腔及骨再生的应用。近 5 年主持澳大利亚国家健康医学研究中心（NHMRC）项目 1 项，国家自然科学基金项目 2 项，参与 3 项，国际合作项目 2 项，2011 年获教育部新世纪优秀人才基金和湖北省杰出青年基金。在国内外期刊发表学术论著 40 余篇，SCI 收录 32 篇、获国家发明专利 2 项。

（武汉大学口腔医学院供稿）

赵信义

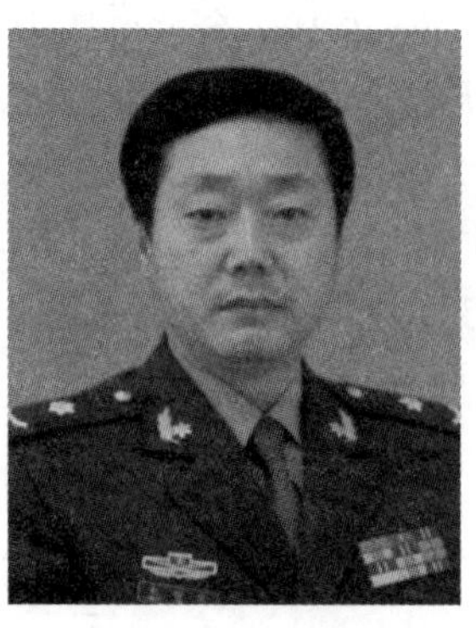

赵信义，男，1962 年 11 月出生，陕西西安人。1985 年本科毕业于西安医科大学口腔系，1988 年硕士毕业于上海第二医科大学口腔医学院口腔修复材料专业，1995 年博士毕业于第四军医大学口腔医学院口腔修复专业。2007 年至

2008 年在美国 Loma Linda 大学牙学院做访问学者。历任第四军医大学口腔医学院口腔材料教研室讲师、主治医生、副教授、副主任医师、教授、教研室主任及博士研究生导师。兼任中华口腔医学会理事、口腔材料学专业委员会副主任委员，中国生物材料学会理事、全国口腔材料器械暨设备标准化技术委员会委员、《口腔材料器械杂志》副主编及其他多本口腔医学学术期刊编委。

主要从事口腔材料的研制开发、应用基础研究及口腔材料学的教学工作，研究工作主要集中在口腔高分子材料的研制开发、口腔材料的性能研究及生物相容性研究方面。主持国家自然科学基金 4 项，省部级基金 8 项，研制了牙科复合树脂、黏接剂、义齿软衬材料、牙龈赝复材料、氟化物防龋涂膜材料等，产品获得国家食品药品监督管理局颁发的Ⅲ类医疗器械产品注册证 2 个，研究成果获军队科技进步二等奖 3 项，三等奖 4 项，发明专利 3 项。发表学术论文 70 余篇，其中 SCI/EI 收录论文 7 篇，出版专著 7 部，主编卫生部口腔医学专业本科规划教材《口腔材料学》第五版。获得总后勤部育才银奖，是第四军医大学精品教员，负责的《口腔材料学》课程获得陕西省精品资源共享课程。

（第四军医大学口腔医学院供稿）

周国瑜

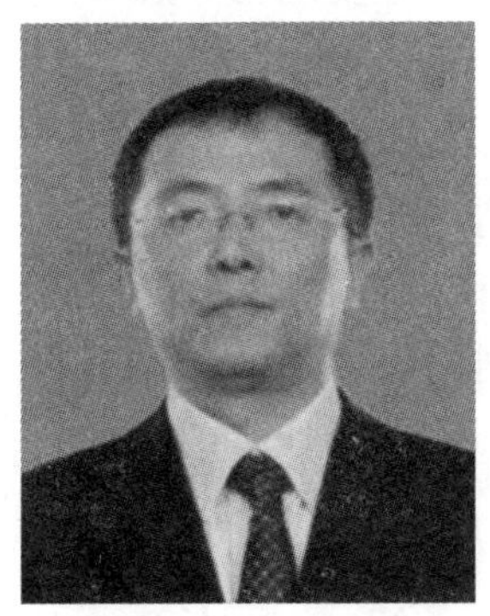

周国瑜，男，1963 年 10 月出生，江苏武进人。上海交通大学医学院附属第九人民医院口腔颌面-头颈肿瘤科主任医师，博士研究生导师。口腔颌面外科激光医学博士。从事激光医学应用研究 26 年。1997 年起担任美国激光医学学会会员，现任中国光学学会激光医学专业委员会常委，中国抗癌协会光动力治疗专家委员会会员，中国医师协会美容与整形医师分会激光亚专业委员会常委，上海市激光学会激光医学与工程专业委员会主任委员，《亚洲美容导向》杂志编委。《实用皮肤科学杂志》编委。多次应邀参加美国 ASLMS、AAD、IMCAS 会议；亚太激光医学 APAMS 会议，法国、德国及中国举办的国际激光医学会议和口腔颌面外科国际会议。主办四届国家级成人继续教育学习班。荣获 2010 年国家科学技术进步奖二等奖（第三人），2009 年上海市科学技术进步奖一等奖（第三人），2003 年上海市科学技术进步奖二等奖（第二人），2002 年中华医学奖三等奖（第二人）。参编国内外论著 18 部，论文 23 篇（第一作者、通讯作者）。

（上海交通大学口腔医学院供稿）

朱　松

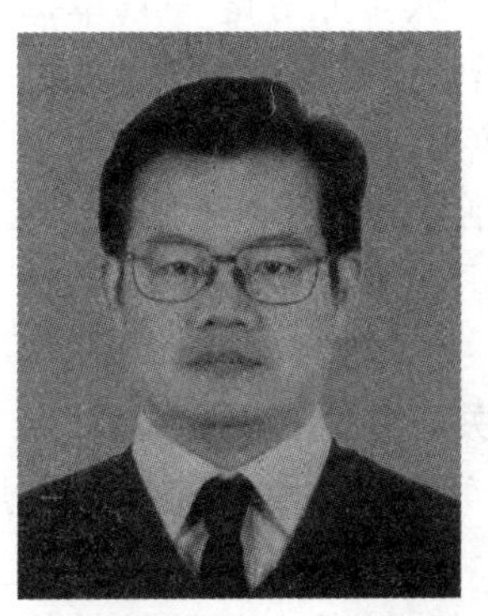

朱松，男，1965 年 5 月出生，吉林长春人。1990 年本科毕业于原白求恩医科大学口腔医学系，2006 年获得吉林大学口腔医学博士学位。本科毕业至今一直在吉林大学（原白求恩医科大学）口腔医学院工作，现为修复科副主任、教授、主任医师、博士研究生导师，中华口腔医学会口腔材料专业委员会常务委员，口腔修复专业委员会委员，中国整形美容协会美容修复学术委员会常务委员，全国高等医药院校本科生统编教材《口腔材料学》编委，全国高等学校研究生统编教材《口腔生物材料学》编委，国家自然科学基金同行评议专家。2008 年至 2009 年，国家公派美国印第安纳大学口腔医学院作访问学者进修学习一年。长期从事口腔修复临床工作，擅长残根残冠的保留、全口咬合重建、咬合关系异常的修复及牙齿美容、美白。

科研方向主要为口腔修复材料学的研究工作，积极开展跨学科领域合作，作为项目负责人获国家自然科学基金面上项目两项，省部级科研课题 10 余项，获吉林省科技进步三等奖两项，在各种专业学术期刊上发表学术论文 60 余篇，其中 10 余篇为通讯作者或第一作者的 SCI、EI 收录论文。

（吉林大学口腔医学院供稿）

逝世人物

张琼仙（1910—2013）

中国首位牙医学女博士、著名口腔医学专家、口腔医学教育家张琼仙教授，因病医治无效，于 2013 年 2 月 20 日在成都逝世，享年 103 岁。

张琼仙教授，1910 年出生于四川简阳。1928 年考入当时的华西协合大学牙学院，1936 年毕业成为中国首位牙医学女博士，之后便一直留校任教，一生大部分时间致力于口腔固定修复学的教学、临床医疗和科研工作。张琼仙教授医术高超，曾为朱德、贺龙等老一辈革命家治疗过牙病，她与华西口腔医院同岁，见证了华西口腔医院的百年历史，曾被誉为华西口腔医院的“活字典”、“活化石”。

张琼仙教授曾在国内率先开展了根管治疗的教学工作并担任主讲，是中国利用针型固位的首创者。她的关于在离体牙上进行嵌体修复针道固位的研究结果，为口腔修复体设计提供了理论依据，在教学和临床中长期应用并收录在《口腔修复学》的全国统编教材中。张琼仙教授桃李满天下，许多学生已经成为口腔医学界的专家、学者，全国唯一口腔学科的中国工程院院士邱蔚六也在其列。

王光和（1926—2013）

中国著名口腔医学专家、口腔医学教育家，原北京大学口腔医学院院长王光和教授，因病医治无效，于 2013 年 3 月 18 日在北京逝世，享年 86 岁。

王光和教授，1926 年出身，天津市人。1950 年毕业于北京大学医学院口腔系，1958 年在莫斯科口腔医学院获副博士学位。1958 年至 1974 年在中国医学科学院整形外科医院工作并任主治医师，后调北京医学院口腔医院工作，历任口腔医院主治医师、副主任医师、主任医师、副教授、教授。1984 年至 1988 年任北京医科大学口腔医学院院长、口腔医院院长。曾担任口腔医学院专家委员会主任委员，全国牙病指导组顾问，全国唇腭裂协作组顾问，《中华口腔医学杂志》等多本杂志编委等职。

王光和教授长期从事口腔颌面部整形的医教研工作，于 1988 年建立全国首家腭裂语音实验室，1991 年成立首家唇腭裂治疗中心；先后发表论文 50 余篇，参加编写专著 8 部。王光和教授主编的《唇腭裂序列治疗》一书为国内该领域的首部专著，对中国全面开展规范化唇腭裂序列治疗具有重要的指导意义。

欧阳喈（1933—2013）

中国著名口腔医学教育家、口腔病理学家、吉林大学口腔医学院（原白求恩医科大学口腔医学院）的主要创始人之一欧阳喈教授因病医治无效，于 2013 年 7 月 18 日在北京逝世，享年 81 岁。

欧阳喈教授，1933 年 5 月生于江西省彭泽县。1951 年 7 月响应抗美援朝号召参军入伍，经考试合格先后就读于中国人民解放军第六军医学院(天津)和第五军医大学(南京),1956 年毕业后分配至第一军医大学(原白求恩医科大学前身,2000 年合校为吉林大学),先后从事口腔颌面外科及口腔组织病理学的医疗、教学和科研工作。1984 年 3 月被任命为白求恩医科大学口腔医学系主任兼第二临床学院副院长,同年 12 月被任命为白求恩医科大学口腔医院院长。1985 年被评为吉林省有突出贡献中青年科技专家并被授予吉林英才奖。1995 年新建白求恩医科大学口腔医学研究所,被任命为该研究所所长。

欧阳喈教授治学严谨、教书育人,先后培养硕、博士研究生各 18 名,大多成为学科带头人或学术骨干。发表学术论文 120 余篇,主编、参编医学专著 6 部。承担国家自然科学基金、卫生部、省科委等多项科研课题,是全国高等医学院校统编教材《口腔组织病理学》编写组成员。

刘　正(1931—2013)

中国著名口腔微生物学专家、牙体牙髓病学专家、口腔预防医学专家、口腔医学教育家、上海市首批医学领先专业口腔内科学科带头人刘正教授,因病医治无效,于 2013 年 8 月 6 日在上海逝世,享年 83 岁。

刘正教授,1931 年出生,天津市人。1955 年毕业于北京医学院口腔医学系,曾经担任过中华口腔医学会牙体牙髓学专业委员会顾问、中华预防医学会口腔卫生保健专业委员会顾问、上海市医学会口腔专业委员会主任委员、上海第二医学院口腔系副主任、上海市口腔医学研究所所长、名誉所长、上海第二医科大学附属第九人民医院口腔内科主任,上海市口腔医学会顾问、上海交通大学口腔医学院口腔医学系名誉主任。

刘正教授擅长于口腔龋病病因学和预防学的研究,临床特色为牙体牙髓病的诊治。近年主编的著作有普通高等教育“十一五”国家级教材、卫生部“十一五”规划教材《口腔生物学》第 1、2、3 版(人民卫生出版社)、《口腔微生物学》(南京出版社)、《口腔科手册》、《上海市医疗护理常规一口腔科诊疗常规》、《名医谈百病丛书——龋病和牙周病》(上海科学技术出版社)、《中华口腔科学——口腔微生物学》(人民卫生出版社)及《口腔医学精粹丛书——保存牙科学》(世界图书出版公司)等,其中《口腔生物学》获全国高等学校医药优秀教材奖(二等奖)。刘正教授所领衔的研究课题多次获得国家自然科学基金资助,其中多项课题成果获奖,在教学实践和临床医疗中勤恳执着,荣获上海市先进教师、卫生部先进工作者、上海市劳动模范等荣誉。

曹家信(1926—2012)

我国著名的口腔医学专家,解放军总医院口腔科副主任曹家信教授因病医治无效,于 2012 年 12 月在北京逝世,享年 87 岁。

曹家信教授,1926 年出生,扬州市人。1946 年考取南京中央大学牙医班,师从国内口腔科的创始人之一陈华教授。南京解放后,中央大学军管。1950 年毕业于南京大学医学院牙科,被华东军区分配到上海第二军医大学长海医院(原国防医学院)口腔科工作。1954 年在第二军医大学病理科进修半年。1958 年在解放军总医院口腔科工作,历任该院主治医师、教授、主任医师、硕士研究生导师、口腔科副主任、解放军总医院专家组成员。少校军衔,曾负责南楼保健工作,担任许多中央领导人的医疗保健。

曹家信教授从事牙周病、口腔黏膜病临床诊治,重点是老年人口腔疾病的诊治、较严重牙周病同时并发牙髓、牙周、根尖周感染的综合治疗和远期疗效观察等。曹家信教授把毕生的精力都贡献给口腔医学事业,对工作兢兢业业,对患者一视同仁,技术精益求精,从不向组织提任何个人要求。66 岁时从临床一线退下来,身体严重透支。晚年身体多病,一直以乐观的态度对待人生。

法律法规

教育部 国家发展改革委 财政部 关于印发《中西部高等教育振兴计划（2012—2020 年）》的通知

教高［2013］2 号

有关省、自治区、直辖市教育厅（教委）、发展改革委、财政厅（局），新疆生产建设兵团教育局、发展改革委、财务局：

为贯彻落实《国家中长期教育改革和发展规划纲要（2010—2020 年）》，振兴中西部高等教育，服务国家西部大开发战略、东北地区等老工业基地振兴战略和中部崛起战略的深入实施，服务区域经济社会发展需要，教育部、国家发展改革委、财政部制定了《中西部高等教育振兴计划（2012—2020 年）》，现印发给你们，请按有关要求认真贯彻执行。

附件：中西部高等教育振兴计划（2012—2020 年）

教育部　国家发展改革委　财政部

二〇一三年二月二十日

中西部高等教育振兴计划（2012—2020 年）

为贯彻落实《国家中长期教育改革和发展规划纲要（2010—2020 年）》，振兴中西部高等教育，服务国家西部大开发、振兴东北地区等老工业基地和中部崛起战略的深入实施，服务区域经济社会发展需要，特制定《中西部高等教育振兴计划（2012—2020 年）》（以下简称《振兴计划》）。

一、战略意义

中西部高等教育是我国高等教育的重要组成部分，普通高校数和在校生数接近全国三分之二，承担着为国家特别是中西部地区经济社会发展提供人才支持和智力支撑的重要使命。改革开放以来，特别是进入新世纪以来，中西部高等教育规模快速发展，为我国实现高等教育大众化作出了重要贡献；经费投入大幅增长，办学条件日益改善，教育教学改革逐步深化，办学水平稳步提高。

党中央、国务院高度重视中西部地区经济社会发展，深入实施一系列相关区域经济社会发展规划，为加快发展中西部高等教育提供了难得的历史机遇。国务院各部门和各地政府日益完善的政策支持体系，为加快发展中西部高等教育创造了良好条件。中西部地区转变经济发展方式的迫切需求，为振兴中西部高等教育提供了强劲的改革发展动力。中西部高等教育呈现出新的发展态势。但是，当前中西部高等教育仍然存在着诸多薄弱环节和突出问题。国家高水平大学和重点学科数量相对偏少，学科专业设置和师资队伍结构不尽合理，服务区域经济社会发展能力不强，教育观念相对落后，教育体制机制改革亟待深化。

振兴中西部高等教育，是深入实施西部大开发、振兴东北地区等老工业基地和中部崛起战略、促进区域协调发展的迫切需要，是促进边疆和民族地区经济社会跨越式发展和长治久安的必然要求，是提升中西部高等教育整体水平、全面提高高等教育质量、加快推进高等教育强国建设的重大举措。必须把振兴中西部高等教育作为推动高等教育改革发展的战略重点，抓住机遇，加快解决突出问题，促进中西部高等教育在新的历史起点上实现内涵式发展的新跨越。

二、指导原则

实施中西部高等教育振兴计划，要以科学发展观为指导，服务国家发展战略，适应中西部经济社会发展需要，整合中央和地方的政策资源，发挥中西部地方政府和高校的积极性、主动性和创造性，努力提高办学质量和水平。

突出应用服务。加强应用型、复合型、技能型人才的培养，加强应用研究和科研成果转化，增强社会服务能力。

支持区域急需。着重支持与区域经济社会发展契合度高的学科专业建设，着重支持区域支柱产业、特色领域等急需紧缺人才的培养。

强化特色发展。因地因校制宜，明确发展定位，打造优势学科专业和团队，彰显办学特色。

发挥主体作用。强化地方和高校主体意识，系统规划，整体推进，提高自主发展能力和自我管理水平，实现可持续发展。

注重分类指导。根据中西部不同地区、不同高校特点，实行分类的政策引导和资源配置。

三、发展目标

到 2020 年，中西部高等教育结构更加合理，特色更加鲜明，办学质量显著提升，建成一批有特色、高水平的高等学校，为整体提升我国高等教育发展水平、建设高等教育强国奠定坚实基础。

中西部高校办学条件得到根本改善；高层次人才培养和引进取得明显成效，教师队伍素质整体提升；学科专业建设和人才培养更加适应经济社会发展和人的全面发展需要；体制机制改革取得较大进展；国际化水平明显提高；文化传承创新能力显著增强；科学研究、科技成果转化对区域产业升级和社会发展的支撑度、贡献度大幅提升。

四、主要任务

（一）加强优势特色学科专业建设

1. 优化学位授权点布局

加强中西部博士、硕士学位授予单位建设。加强对中西部高校“服务国家特殊需求博士人才培养项目”和“服务国家特殊需求硕士人才培养项目”试点工作的指导。引导中西部高校积极发展专业学位研究生教育。

2. 支持特色学科专业发展

继续实施特色重点学科项目，对中西部地方高校的国家重点学科给予重点支持，提升学科服务经济社会发展的能力。开展专业综合改革试点，加大力度支持优势特色专业、战略性新兴产业相关专业和国防、海洋、农林、水利、地矿、石油等行业相关专业及服务民生专业建设。引导中西部高校优化本科和高职专业结构，支持增设以培养应用型、技能型人才为主的专业、区域经济社会发展急需人才相关专业。支持老工业城市调整改造和资源型城市可持续发展急需的学科专业和人才队伍建设。加强建设与发展涉及保护和弘扬优秀民族传统文化及西部地域特色文化、边疆文化、中原文化等地域特色文化的专业，以及民族传统工艺相关专业。

（二）加强人才队伍建设

3. 加强高层次人才队伍建设

发挥高层次人才引领作用，建立优先支持政策机制。在“长江学者奖励计划”、“创新团队发展计划”、“新世纪优秀人才支持计划”等各项人才计划实施中，优先支持中西部高校。在推荐“千人计划”、“国家高层次人才特殊支持计划”、“青年拔尖人才支持计划”人选时向中西部高校倾斜。在“海外名师项目”中，重点支持中西部高校聘请一批具有国际一流水平的海外名师来校任教和合作科研。

4. 加强教师培养培训

大力加强师德师风建设，建立长效机制，加强教师职业道德规范和制度建设，加强教师职业理想、职业道德、学术规范教育，形成良好学术道德和学术风气。以提升中青年教师教学科研水平为重点，大力开展教师培训工作。组建高校教师教学发展中心，促进教师培训工作制度化、常态化。实施“西部之光”等访问学者项目，支持中西部高校骨干教师到东部高水平大学研修访学。实施“千名中西部大学校长海外研修计划”，进一步开阔中西部地区高校领导国际视野。在对口支援西部高校工作中，支持 1 万名西部受援高校教师和管理干部到支援高校进修锻炼。加强民族地区双语教师培养培训基地建设，培养培训一批双语教师，提高双语教学水平。培训一批民族团结教育课程主讲教师，加强民族团结教育课程建设。实施就业指导队伍培训项目，用 5 年时间，将中西部高校就业指导教师和就业工作骨干人员轮训一遍，提升就业指导水平。加大国家公派留学政策对中西部地区倾斜力度。

（三）深化教育教学改革

5. 推进本科教育教学改革

发挥国家和省两级教改项目的引领示范作用，引导中西部地方高校深化教育教学改革、加强教学基本建设、提高人才培养质量。实施“中西部教师教育创新计划”，支持部属师范大学与中西部师范院校组成教师教育联盟，协同推进教师教育人才培养模式改革与创新，大力提高未来教师培养质量。在“卓越教师教育培养计划”中，重点支持中西部高等师范院校面向中西部和农村地区培养优秀教师。在“卓越工程师教育培养计划”中，支持中西部高校开展与地方经济社会发展高度契合的学科专业领域的改革试点。在“卓越医生教育培养计划”中，重点支持中西部高校开展五年制临床医学和面向农村基层的全科医生人才培养模式改革试点，全面提高中西部高校医学人才培养质量。在“卓越法律人才教育培养计划”中，遴选建设西部地区基层法律人才教育培养基地，培养一批优秀基层法律人才。在“卓越农林人才教育培养计划”中，支持中西部高校建设一批农科教合作人才培养基地，培养一批优秀基层农林人才。加强就业创业教育和就业指导服务，促进中西部高校毕业生充分就业，提高就业质量。完善高校毕业生就业政策，引导和促进高校毕业生到民族地区、贫困地区、艰苦边远地区和农村、基层一线就业。

6. 推进研究生培养机制改革

引导中西部高校研究生教育发展方式从注重规模发展向注重质量提升转变。大力推进与科研机构、其他高等学校联合培养研究生工作，着重提高学术学位研究生综合素质和创新能力。支持开展专业学位研究生教育综合改革试点工作，强化专业学位研究生培养与行业、企业的结合。

7. 推进高等职业教育改革

按照现代职业教育体系建设目标，根据技术技能人才成长规律和系统培养要求，坚持德育为先、能力为重、全面发展，以就业为导向，加强学生职业技能、就业创业和继续学习能力的培养。推进工学结合、校企合作、顶岗实习，围绕区域支柱产业、特色产业，引入行业、企业新技术、新工艺，校企合办专业、共建实训基地、共同开发专业课程和教学资源。推动高职教育与产业、学校与企业、专业与职业、课程内容与职业标准、教学过程与生产服务工程有机融合。加快“双师型”教师队伍建设,建立技能型人才职业教育从教制度,完善专业教师到对口企事业单位定期实践制度,提升专业教师双师素质和教学能力。健全高等职业教育质量评价体系,把行业规范、职业标准和企业用人要求作为质量评价的重要依据,积极推进学历证书和职业资格证书“双证书”制度。引导和支持高职学校的基础能力建设。

(四)提升科研创新水平

8. 加强科研平台建设

加强中西部高校国家级科研平台培育和建设,新建一批体现中西部区域学科集群优势和特色的教育部重点实验室、工程研究中心和学科创新引智基地。鼓励探索新的科研组织模式和改革试点。加强中西部高校人文社会科学重点研究基地建设,推动与中央有关部门和地方政府共建一批重点研究基地,支持中西部高校和东部高校以基地为平台,开展人员交流与学术合作,建立学术联盟。

9. 加强科研经费和项目支持

积极承担国家科研任务,有条件的中西部地区要逐步设立高校基本科研业务费专项资金。加大对中西部高校自然科学、哲学社会科学研究项目支持力度,重点支持中西部高校服务区域发展的基础研究和特色研究项目,继续实施西部和边疆地区项目以及新疆、西藏项目,逐步扩大中西部高校受益范围。

(五)增强社会服务能力

10. 协同服务区域经济社会发展

面向区域发展需求,开展多种形式的协同创新,与地方政府共建联合研究院、工业技术研究院、新农村发展研究院、软科学研究基地、技术应用与服务中心等校地合作平台,促进科研成果转化应用。完善地方高校服务区域经济社会发展机制。与地方政府、行业部门(协会)、龙头企业共建一批发展战略研究院,开展产业发展研究和咨询,充分发挥智囊团和思想库作用,积极开展咨政服务,为区域经济建设、政治建设、文化建设、社会建设以及生态文明建设服务。积极参与实施“高等学校创新能力提升计划”,提升服务区域发展能力。中西部高职学校要与地市政府密切合作,共建一批中小企业技术服务与促进中心,积极开展技术应用服务。鼓励中西部高校开展有关地区、国别国际问题研究,服务中西部对外开放和国家外交战略。

11. 加强继续教育服务能力建设

推动中西部高校成人高等学历教育和非学历继续教育、电大远程开放教育教学综合改革,建设一批适应中西部经济社会发展需要的继续教育特色专业、品牌项目和精品课程。推动校校合作、校企合作、校地合作,新建一批中西部高校继续教育示范基地、实践教学基地和产学研基地,建成一批示范性继续教育校外学习中心站。在中西部地区高校优先安排国家继续教育公共信息管理与服务平台、学分银行建设。

(六)促进优质资源共享

12. 加强信息化公共服务平台建设

加强中西部高校信息技术基础设施建设,充分利用互联网、广播电视网、移动通信网、卫星通信等载体发展现代远程教育。加强数字化教室、数字化图书馆等信息化条件建设,将东部高校和中西部中央部委属高校的优质教学资源输送到中西部地方高校。

13. 推进优质数字化资源共建共享

结合国家开放大学建设,大力推进中西部信息技术与教育深度融合。加快中西部高校信息化建设,利用现代信息技术改造传统教学,推动教学方式方法改革。建立东中西部高校之间、中西部高校之间优质数字化资源共建共享机制。国家精品视频公开课程和精品资源共享课程,向中西部高校免费开放。完善数字化教学支持、使用、评价等服务体系,促进教育信息资源与课堂教学的有机结合,加速实现各种优质教育资源的集成共享。

(七)扩大中西部学生入学机会

14. 坚持新增招生计划向中西部高等教育资源短缺地区倾斜

继续实施“支援中西部地区招生协作计划”，将招生计划增量和对东部高校调整出的生源存量计划投向中西部高等教育升学压力较大的地区。适度降低东部地区中央部门高校属地计划比例，继续将学校从属地调出计划及学校计划增量投向中西部优质高等教育资源相对较少的地区，逐步缩小东中西部地区招生录取率的差距。对中西部地区学科专业特色优势明显的地方高校，在研究生招生计划特别是博士生招生计划安排上予以倾斜支持。

15. 继续实施专项招生计划

继续实施面向贫困地区定向招生专项计划，“十二五”期间，每年在全国招生计划中专门安排 1 万名左右以本科一批招生为主的指标，面向集中连片特困地区参加全国统考的考生，实行定向招生。适度扩大少数民族高层次骨干人才计划，在研究生招生计划中单列。继续支持高校开展“援藏计划”招生。积极为新疆 7 所高校安排高层次双语人才培养专项推荐免试生计划。适度扩大少数民族预科班、民族班、高校招收内地西藏班、内地新疆高中班毕业生以及“非西藏生源定向西藏就业”等专项招生计划，加快培养少数民族地区急需人才。

（八）优化院校布局结构

16. 优化中西部地区院校设置工作

中西部各省份要根据地方经济社会发展需要与支撑能力，制定实施本地区“十二五”高等学校设置规划。教育部在高等学校设置工作中，对中西部地区实行单列审批，推动区域内高等教育协调发展。

17. 深入推进省部共建地方高校

扩大省部共建范围，鼓励有关部门、行业与地方共建行业划转院校。统筹政策、资金等多方资源，推动共建高校深化体制机制改革，提升办学水平，增强为区域和行业产业发展服务的能力。

18. 加强中西部高校基础能力建设

“十二五”期间，重点支持 100 所左右有特色、高水平的地方普通本科高校加快发展。围绕强化本科教学、提高本科教育教学质量，夯实办学基础，改善教学条件，提高学校本科教学基础能力。

19. 支持中西部高校提升综合实力

在没有教育部直属高校的省份，“十二五”期间重点支持每个省份建设 1 所地方高水平大学。促进这些大学重点加强特色学科和师资队伍建设，提高人才培养质量和科学研究水平，增强为国家和区域经济社会发展服务的能力，扩大区域内优质高等教育资源，发挥高水平大学的示范、引领作用，带动本地区高等教育科学发展。

（九）加强交流与合作

20. 加强区域内外高校交流与合作

充分发挥东部高校的支持带动作用，继续实施对口支援西部高校计划。扩大对口支援规模，使受援高校增加到 100 所。创新对口支援方式，继续实施团队式对口支援，根据受援高校的不同办学定位和办学特色，分类制订不同模式的团队式支援方案，以学科建设为重点，深入开展科研合作，共建优质教学资源和科研资源共享平台，促进受援高校的师资队伍水平、人才培养质量、科研服务能力和学校管理水平显著提升。推动中西部高水平大学对口支援省域内地方高校，发挥部属高校优质资源辐射作用，实现省域内高校资源共享、优势互补，提升高校办学整体水平，促进省域内高校协调发展。

21. 扩大对外交流与合作

中西部高校要充分利用中国-东盟教育交流、中国-阿拉伯国家大学校长论坛等交流平台，扩展与周边国家教育交流与合作。在对口支援中建立支援高校、受援高校与国外高校的多方交流合作模式，提高中西部高校对外交流与合作水平。加强中外合作研究基地建设，积极参与建设国际合作联合实验室、研究中心，以及集科学研究、人才培养、学术交流于一体的新型基地。办好一批中外合作办学项目，引进国际先进理念和优质资源。

22. 支持中西部高校学生出国留学和回国创业发展

支持中西部高校学生出国留学，在派出名额、学科选择、培养模式等方面向中西部高校倾斜。鼓励在外优秀留学人员参与中西部地区的教育、科技交流与合作。中西部地方政府和有关部门积极搭建留学人员回国发展平台，引导、带动和促成优秀留学人员赴中西部地区工作和创业。

23. 支持中西部高校接收来华留学生

在中国政府来华留学奖学金项目、"中国-东盟双十万交流计划"等重点项目框架内，支持中西部高校扩大来华留学生规模，发挥特殊优势，更多招收周边国家来华留学生。加强留学生管理干部队伍建设，全面提升留学生管理队伍素质，推动中西部地区来华留学事业发展。

（十）健全投入机制

24. 完善中西部地方高校预算拨款制度

地方政府要加大所属高校经费投入，健全投入机制。进一步完善中西部高校预算拨款制度，健全拨款标准动态调整机制。中央财政继续对中西部地方普通本科高校生均拨款给予奖补支持。要进一步加强高校财务管理，坚持依法理财，强化制度建设，完善监控机制，确保各项资金资产使用的规范、安全和有效。

25. 建立健全高校财务风险控制长效机制

建立健全高校建设项目规划、银行贷款审批制度和高校债务情况动态监控机制，从严控制新增贷款，严格审批程序，规范高校贷款行为，促进高校持续健康发展。

26. 加大中西部地方高校家庭经济困难学生资助力度

国家奖助学金名额和资金向中西部地方高校倾斜。生源地信用助学贷款风险补偿金和国家助学贷款奖补资金向中西部省份倾斜。继续实施学费补偿和国家助学贷款代偿办法，引导和鼓励高校毕业生到中西部地区和艰苦边远地区基层单位就业。

五、组织管理

《振兴计划》是全面支持中西部高等教育改革发展的综合性计划，覆盖范围广，必须周密部署、精心组织、认真实施，确保各项改革发展任务落到实处。

加强组织领导。教育部、国家发展改革委、财政部联合组建《振兴计划》实施工作领导小组，决定重大方针政策和实施方案，协调解决重大问题，指导《振兴计划》组织实施工作。领导小组办公室设在教育部高等教育司。

加强省级统筹。中西部各省级教育、发展改革、财政部门要加强组织领导，强化对区域内高等教育的统筹，会同编制部门做好本地区高等教育发展规划，积极创造条件，完善支持所属高校改革发展的政策体系和工作机制。省级教育行政部门要加强对所属高校的业务指导和项目管理，确保计划顺利实施。

建立协商机制。充分发挥中央部委的综合协调作用，教育部、国家发展改革委、财政部与中西部各省（区、市）和新疆生产建设兵团建立定期协商机制，及时共同研究协调解决重大问题。

强化高校责任。实施《振兴计划》的关键在高校，各高校要在充分调研论证的基础上，根据本校实际研究提出推进教育教学综合改革的实施方案、路线图和时间表，精心组织，扎实推进，确保达到预期成效。

加强监督评价。建立《振兴计划》实施情况的跟踪、监督机制。建立健全评价方式，充分发挥专家组织作用，定期组织各工程（项目）的绩效评价。加强工程（项目）管理和经费使用的审计工作，提高建设效益。

国家卫生和计划生育委员会令　第 3 号

《院前医疗急救管理办法》已于 2013 年 10 月 22 日经国家卫生计生委委务会议讨论通过，现予公布，自 2014 年 2 月 1 日起施行。

主任　李斌

二〇一三年十一月二十九日

院前医疗急救管理办法

第一章　总　则

第一条　为加强院前医疗急救管理，规范院前医疗急救行为，提高院前医疗急救服务水平，促进院前医疗急救事业发展，根据《执业医师法》、《医疗机构管理条例》、《护士条例》等法律法规，制定本办法。

第二条　本办法适用于从事院前医疗急救工作的医疗机构和人员。

本办法所称院前医疗急救，是指由急救中心（站）和承担院前医疗急救任务的网络医院（以下简称急救网络医院）按照统一指挥调度，在患者送达医疗机构救治前，在医疗机构外开展的以现场抢救、转运途中紧急救治以及监护为主的医疗活动。

第三条　院前医疗急救是政府举办的公益性事业，鼓励、支持社会力量参与。卫生计生行政部门按照"统筹规划、整合资源、合理配置、提高效能"原则，统一组织、管理、实施。

卫生计生行政部门应当建立稳定的经费保障机制，保证院前医疗急救与当地社会、经济发展和医疗服务需求相适应。

第四条　国家卫生计生委负责规划和指导全国院前医疗急救体系建设，监督管理全国院前医疗急救工作。

县级以上地方卫生计生行政部门负责规划和实施本辖区院前医疗急救体系建设，监督管理本辖区院前医疗急救工作。

第二章　机构设置

第五条　院前医疗急救以急救中心（站）为主体，与急救网络医院组成院前医疗急救网络共同实施。

第六条　县级以上地方卫生计生行政部门应当将院前医疗急救网络纳入当地医疗机构设置规划，按照就近、安全、迅速、有效的原则设立，统一规划、统一设置、统一管理。

第七条　急救中心（站）由卫生计生行政部门按照《医疗机构管理条例》设置、审批和登记。

第八条　设区的市设立一个急救中心。因地域或者交通原因，设区的市院前医疗急救网络未覆盖的县（县级市），可以依托县级医院或者独立设置一个县级急救中心（站）。

设区的市级急救中心统一指挥调度县级急救中心（站）并提供业务指导。

第九条　急救中心（站）应当符合医疗机构基本标准。县级以上地方卫生计生行政部门根据院前医疗急救网络布局、医院专科情况等指定急救网络医院，并将急救网络医院名单向社会公告。急救网络医院按照其承担任务达到急救中心（站）基本要求。

未经卫生计生行政部门批准，任何单位及其内设机构、个人不得使用急救中心（站）的名称开展院前医疗急救工作。

第十条　急救中心（站）负责院前医疗急

救工作的指挥和调度，按照院前医疗急救需求配备通讯系统、救护车和医务人员，开展现场抢救和转运途中救治、监护。急救网络医院按照急救中心（站）指挥和调度开展院前医疗急救工作。

第十一条　县级以上地方卫生计生行政部门根据区域服务人口、服务半径、地理环境、交通状况等因素，合理配置救护车。

救护车应当符合救护车卫生行业标准，标志图案、标志灯具和警报器应当符合国家、行业标准和有关规定。

第十二条　急救中心（站）、急救网络医院救护车以及院前医疗急救人员的着装应当统一标识，统一标注急救中心（站）名称和院前医疗急救呼叫号码。

第十三条　全国院前医疗急救呼叫号码为“120”。

急救中心（站）设置“120”呼叫受理系统和指挥中心，其他单位和个人不得设置“120”呼叫号码或者其他任何形式的院前医疗急救呼叫电话。

第十四条　急救中心（站）通信系统应当具备系统集成、救护车定位追踪、呼叫号码和位置显示、计算机辅助指挥、移动数据传输、无线集群语音通讯等功能。

第十五条　县级以上地方卫生计生行政部门应当加强对院前医疗急救专业人员的培训，定期组织急救中心（站）和急救网络医院开展演练，推广新知识和先进技术，提高院前医疗急救和突发事件紧急医疗救援能力与水平。

第十六条　县级以上地方卫生计生行政部门应当按照有关规定，根据行政区域内人口数量、地域范围、经济条件等因素，加强急救中心（站）的应急储备工作。

第三章　执业管理

第十七条　急救中心（站）和急救网络医院开展院前医疗急救工作应当遵守医疗卫生管理法律、法规、规章和技术操作规范、诊疗指南。

第十八条　急救中心（站）应当制定院前医疗急救工作规章制度及人员岗位职责，保证院前医疗急救工作的医疗质量、医疗安全、规范服务和迅速处置。

第十九条　从事院前医疗急救的专业人员包括医师、护士和医疗救护员。

医师和护士应当按照有关法律法规规定取得相应执业资格证书。

医疗救护员应当按照国家有关规定经培训考试合格取得国家职业资格证书；上岗前，应当经设区的市级急救中心培训考核合格。

在专业技术职务评审、考核、聘任等方面应当对上述人员给予倾斜。

第二十条　医疗救护员可以从事的相关辅助医疗救护工作包括：

（一）对常见急症进行现场初步处理；

（二）对患者进行通气、止血、包扎、骨折固定等初步救治；

（三）搬运、护送患者；

（四）现场心肺复苏；

（五）在现场指导群众自救、互救。

第二十一条　急救中心（站）应当配备专人每天 24 小时受理“120”院前医疗急救呼叫。“120”院前医疗急救呼叫受理人员应当经设区的市级急救中心培训合格。

第二十二条　急救中心（站）应当在接到“120”院前医疗急救呼叫后，根据院前医疗急救需要迅速派出或者从急救网络医院派出救护车和院前医疗急救专业人员。不得因指挥调度原因拒绝、推诿或者延误院前医疗急救服务。

第二十三条　急救中心（站）和急救网络医院应当按照就近、就急、满足专业需要、兼顾患者意愿的原则，将患者转运至医疗机构救治。

第二十四条　急救中心（站）和急救网络医院应当做好“120”院前医疗急救呼叫受理、

指挥调度等记录及保管工作，并按照医疗机构病历管理相关规定，做好现场抢救、监护运送、途中救治和医院接收等记录及保管工作。

第二十五条　急救中心（站）和急救网络医院按照国家有关规定收取院前医疗急救服务费用，不得因费用问题拒绝或者延误院前医疗急救服务。

第二十六条　急救中心（站）应当按照有关规定做好突发事件紧急医疗救援的现场救援和信息报告工作。

第二十七条　急救中心（站）和急救网络医院不得将救护车使用于非院前医疗急救服务。

除急救中心（站）和急救网络医院外，任何单位和个人不得使用救护车开展院前医疗急救工作。

第二十八条　急救中心（站）应当按照相关规定作好应急储备物资管理等相关工作。

第二十九条　急救中心（站）和急救网络医院应当向公众提供急救知识和技能的科普宣传和培训，提高公众急救意识和能力。

第四章　监督管理

第三十条　县级以上地方卫生计生行政部门应当加强对院前医疗急救工作的监督与管理。

第三十一条　县级以上地方卫生计生行政部门应当加强急救中心（站）和急救网络医院的设置管理工作，对其执业活动进行检查指导。

第三十二条　县级以上地方卫生计生行政部门发现本辖区任何单位及其内设机构、个人未经批准使用急救中心（站）的名称或救护车开展院前医疗急救工作的，应当依法依规严肃处理，并向同级公安机关通报情况。

第三十三条　上级卫生计生行政部门应当加强对下级卫生计生行政部门的监督检查，发现下级卫生计生行政部门未履行职责的，应当责令其纠正或者直接予以纠正。

第三十四条　急救中心（站）和急救网络医院应当对本机构从业人员的业务水平、工作成绩和职业道德等情况进行管理、培训和考核，并依法依规给予相应的表彰、奖励、处理等。

第五章　法律责任

第三十五条　任何单位或者个人未经卫生计生行政部门批准擅自开展院前医疗急救服务的，由县级以上地方卫生计生行政部门按照《医疗机构管理条例》等有关规定予以处理。

第三十六条　急救中心（站）和急救网络医院使用非卫生专业技术人员从事院前医疗急救服务的，由县级以上的地方卫生计生行政部门按照《执业医师法》、《医疗机构管理条例》和《护士条例》等有关法律法规的规定予以处理。

第三十七条　医疗机构有下列情形之一的，由县级以上地方卫生计生行政部门责令改正、通报批评、给予警告；对直接负责的主管人员和其他直接责任人员，根据情节轻重，依法给予警告、记过、降低岗位等级、撤职、开除等处分：

（一）未经批准擅自使用“120”院前医疗急救呼叫号码或者其他带有院前医疗急救呼叫性质号码的；

（二）未经批准擅自使用救护车开展院前医疗急救服务的；

（三）急救中心（站）因指挥调度或者费用等因素拒绝、推诿或者延误院前医疗急救服务的；

（四）违反本办法其他规定的。

第六章　附　则

第三十八条　本办法所称医疗救护员，是指人力资源社会保障部第四批新职业情况说明所定义，运用救护知识和技能，对各种急症、意外事故、创伤和突发公共卫生事件施行现场初步紧急救护的人员。

第三十九条　本办法所称救护车，是指符合救护车卫生行业标准、用于院前医疗急救的特种车辆。

第四十条　在突发事件中，公民、法人和其他单位开展的卫生救护不适用于本办法。

第四十一条　本办法自 2014 年 2 月 1 日起施行。

中华人民共和国教育部令　第 34 号

《学位论文作假行为处理办法》已经 2012 年 6 月 12 日第 22 次部长办公会议审议通过，并经国务院学位委员会同意，现予发布，自 2013 年 1 月 1 日起施行。

教育部部长

二○一二年十一月十三日

学位论文作假行为处理办法

第一条　为规范学位论文管理，推进建立良好学风，提高人才培养质量，严肃处理学位论文作假行为，根据《中华人民共和国学位条例》、《中华人民共和国高等教育法》，制定本办法。

第二条　向学位授予单位申请博士、硕士、学士学位所提交的博士学位论文、硕士学位论文和本科学生毕业论文（毕业设计或其他毕业实践环节）（统称为学位论文），出现本办法所列作假情形的，依照本办法规定处理。

第三条　本办法所称学位论文作假行为包括下列情形：

（一）购买、出售学位论文或者组织学位论文买卖的；

（二）由他人代写、为他人代写学位论文或者组织学位论文代写的；

（三）剽窃他人作品和学术成果的；

（四）伪造数据的；

（五）有其他严重学位论文作假行为的。

第四条　学位申请人员应当恪守学术道德和学术规范，在指导教师指导下独立完成学位论文。

第五条　指导教师应当对学位申请人员进行学术道德、学术规范教育，对其学位论文研究和撰写过程予以指导，对学位论文是否由其独立完成进行审查。

第六条　学位授予单位应当加强学术诚信建设，健全学位论文审查制度，明确责任、规范程序，审核学位论文的真实性、原创性。

第七条　学位申请人员的学位论文出现购买、由他人代写、剽窃或者伪造数据等作假情形的，学位授予单位可以取消其学位申请资格；已经获得学位的，学位授予单位可以依法撤销其学位，并注销学位证书。取消学位申请资格或者撤销学位的处理决定应当向社会公布。从做出处理决定之日起至少 3 年内，各学位授予单位不得再接受其学位申请。

前款规定的学位申请人员为在读学生的，其所在学校或者学位授予单位可以给予开除学籍处分；为在职人员的，学位授予单位除给予纪律处分外，还应当通报其所在单位。

第八条　为他人代写学位论文、出售学位论文或者组织学位论文买卖、代写的人员，属于在读学生的，其所在学校或者学位授予单位可以给予开除学籍处分；属于学校或者学位授予单位的教师和其他工作人员的，其所在学校或者学位授予单位可以给予开除处分或者解除聘任合同。

第九条 指导教师未履行学术道德和学术规范教育、论文指导和审查把关等职责，其指导的学位论文存在作假情形的，学位授予单位可以给予警告、记过处分；情节严重的，可以降低岗位等级直至给予开除处分或者解除聘任合同。

第十条 学位授予单位应当将学位论文审查情况纳入对学院（系）等学生培养部门的年度考核内容。多次出现学位论文作假或者学位论文作假行为影响恶劣的，学位授予单位应当对该学院（系）等学生培养部门予以通报批评，并可以给予该学院（系）负责人相应的处分。

第十一条 学位授予单位制度不健全、管理混乱，多次出现学位论文作假或者学位论文作假行为影响恶劣的，国务院学位委员会或者省、自治区、直辖市人民政府学位委员会可以暂停或者撤销其相应学科、专业授予学位的资格；国务院教育行政部门或者省、自治区、直辖市人民政府教育行政部门可以核减其招生计划；并由有关主管部门按照国家有关规定对负有直接管理责任的学位授予单位负责人进行问责。

第十二条 发现学位论文有作假嫌疑的，学位授予单位应当确定学术委员会或者其他负有相应职责的机构，必要时可以委托专家组成的专门机构，对其进行调查认定。

第十三条 对学位申请人员、指导教师及其他有关人员做出处理决定前，应当告知并听取当事人的陈述和申辩。

当事人对处理决定不服的，可以依法提出申诉、申请行政复议或者提起行政诉讼。

第十四条 社会中介组织、互联网站和个人，组织或者参与学位论文买卖、代写的，由有关主管机关依法查处。

学位论文作假行为违反有关法律法规规定的，依照有关法律法规规定追究法律责任。

第十五条 学位授予单位应当依据本办法，制定、完善本单位的相关管理规定。

第十六条 本办法自 2013 年 1 月 1 日起施行。

索　引